Guidelines for Writing Drug Labeling

药品说明书撰写指南

（供化学药品和治疗用生物制品用）

萧惠来 主编
中国医药质量管理协会 组织

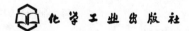
化学工业出版社
·北京·

内 容 提 要

本书由中国医药质量管理协会组织，国家药品监督管理局药品审评中心人员参考国外规范，结合我国实际，详细介绍了药品说明书撰写的具体建议。

全书共 20 章，第 1~16 章主要介绍药品说明书各相关项目的撰写建议；第 17~20 章介绍 4 种不同类别药品说明书的特殊撰写建议。各章主要按照首先说明撰写要点，然后列举案例，最后介绍国内外有关法规与指导原则的结构编写，以期使读者从理论到实践，更加立体、全面地掌握药品说明书的撰写。

本书适用于医药企业药品说明书撰写及相关药品监管人员。也可供药品说明书使用者，药物研究机构和医药院校师生阅读。

图书在版编目（CIP）数据

药品说明书撰写指南/萧惠来主编 . —北京：化学
工业出版社，2020.9
ISBN 978-7-122-37178-2

Ⅰ.①药… Ⅱ.①萧… Ⅲ.①用药法-产品说明书-写作-指南 Ⅳ.①R452-62

中国版本图书馆 CIP 数据核字（2020）第 096362 号

责任编辑：杨燕玲　　　　　　　　　　装帧设计：史利平
责任校对：王佳伟

出版发行：化学工业出版社（北京市东城区青年湖南街 13 号　邮政编码 100011）
印　　刷：北京京华铭诚工贸有限公司
装　　订：三河市振勇印装有限公司
710mm×1000mm　1/16　印张 24¼　字数 393 千字　2020 年 9 月北京第 1 版第 1 次印刷

购书咨询：010-64518888　　　　　　　售后服务：010-64518899
网　　址：http://www.cip.com.cn
凡购买本书，如有缺损质量问题，本社销售中心负责调换。

定　　价：96.00 元

编写人员名单

主　　编　萧惠来

编写人员　萧惠来　徐　敢　张　豪　高丽丽　王玉珠

丁发明　黄芳华　邵　雪　刘淑洁　李　敏

张　明　李　强　孙　昱

组　　织　中国医药质量管理协会

序

近年来，全国药监系统坚持以习近平新时代中国特色社会主义思想为指导，深入贯彻党中央、国务院决策部署，以党的建设为统领，全面落实"四个最严"要求，加强药品安全监管，法制建设成效显著，审评审批制度改革持续深化，监管执法全面加强，监管体系不断健全。

药品监管工作将进一步统筹做好防风险、抓改革、提质量、强基础各项工作，不断强化党建引领，完善制度体系，优化运行机制，充实监管力量，创新方式方法，推进药品监管体系和监管能力现代化。

药品说明书作为药品安全监管的重要载体，在促进患者合理用药方面起到关键作用。药品说明书是由药品上市许可持有人提出，经药品监管部门审核而产生的重要药品监管文件，主要包含药品安全有效性研究的详细信息和总体效益-风险评估结果，也包含与应用密切相关的必要的少数药学信息。因此，药品说明书是医疗专业人员安全、有效使用药品的信息基础。在我国只有一种药品说明书，所以它也承担向患者传递这种信息的责任。药品上市时的药品说明书，是药品上市许可持有人根据支持上市许可研究结果起草的，在药品监管部门审核通过后，成为药品上市许可不可分割的组成部分。药品上市后，随着新的疗效或安全性数据的出现，在药物产品的整个生命周期中药品说明书要不断更新，以反映对药品的最新认识。目前，我国的药品说明书一定程度上还存在信息不够详实、安全性信息更新缓慢等问题。

本书由中国医药质量管理协会组织国家药品监督管理局药品审评中心专家撰写，根据我国药品说明书撰写的实际要求，同时借鉴和参考美国食品药品管理局（FDA）、欧洲药品管理局（EMA）说明书的撰写模式，提出我国药品说明书的撰写建议，并对特定类别的药品说明书提供针对性的撰写方案。

本书具有专业、实用、及时的特点，体现了药品监管理念、药品审评要求等层面的内容，总结了药品说明书的具体要求，提炼出说明书撰写要点，并结合实例展示了说明书的审评思路及审评要点，为业界充分了解说明书撰写提供有益经验和参考，同时能更好地满足医生、药师和患者对用药指导的需求，进一步提升我国安全用药水平。

张鹤镛

2020 年 6 月

前言

药品说明书是由药品上市许可持有人提出，经国家药品监督管理部门核准而形成的重要的药品管理文件，具有法律效力。药品说明书主要包含药品安全有效性研究的详细信息（以临床资料为主）和总体效益-风险评估结果，同时也包含与使用和质量稳定密切相关的、必要的药学信息。药品说明书不仅是指导医疗人员合理用药的科学依据，也承担了向患者传递合理用药信息的重要责任。

我国2006年发布的《化学药品和治疗用生物制品说明书规范细则》，规定药品说明书应包括："警示语"、【药品名称】、【成分】、【性状】、【适应证】、【规格】、【用法用量】、【不良反应】、【禁忌】、【注意事项】、【孕妇及哺乳期妇女用药】、【儿童用药】、【老年用药】、【药物相互作用】、【药物过量】、【临床试验】、【药理毒理】、【药代动力学】、【贮藏】、【包装】、【有效期】、【执行标准】、【批准文号】和【生产企业】24个项目，并提出了对上述各个项目以及"核准和修改日期""特殊药品、外用药品标识"和"说明书标题"的内容要求。

如上所述，药品经国家药品监管部门审核而获准上市时，药品说明书是它不可分割的组成部分。虽然该说明书是药品上市许可持有人根据上市前全部研究结果起草的，也经国家药品监督管理部门核准通过，但是仍有局限性。因为药品上市前的临床研究过程中，会受到许多客观因素限制，例如，试验病例数少、研究时间短、试验对象年龄范围窄、用药条件控制较严等。因此，尚不可能完全暴露与药品临床应用相关的所有安全性和有效性信息。药品上市后，随着新的疗效或安全性数据的出现，药品说明书应在药物产品的整个生命周期中不断更新，以反映对药品的最新认识。药品上市许可持有人应依法及时修订药品说明书。国家药品监督管理部门也可以根据药品不良反应监测、药品上市后再评价结果等信息，要求药品上市许可持有人修订药品说明书。

药品说明书是指导药品科学使用的重要依据。但撰写和修订药品说明书并不是一件简单容易的事。首先，撰写者需要具备一定的法律素养和药事管理知识，即应熟悉药品说明书管理的有关法律法规，掌握药品说明书撰写的指导原则和规范要求。其次，撰写者需要具备很高的医药学专业素养。从科学意义上讲，药品说明书是研究出来的，而不是"写"出来的。药品说明书中的每个信息都必须有科学数据作支撑。只有系统、全面、准确地掌握药物研究和开发过程中的资料和数据，才能"研究"并"撰写"出一份合格的药品说明书。撰写合格的药品说明书要求撰写者有扎实的医学、药学专业知识和实践经验作为基础，并有一个多学科且有效协作的团队。再次，药品说明书作为药品重要信息的法定文件，其内容的撰写必须科学、规范。药品说明书应按法律法规规定的格式和体例撰写，内容不仅包含药品有效性的全面科学数据、结论和信息，还应当充分包含禁忌、药品不良反应、注意事项、特殊人群用药等安全用药信息，不得随意增删、缩减。同时，用语必须规范，不易产生歧义，避免用药信息误读。另外，在我国药品说明书的阅读者除医师、药师、护师等专业人士以外，也包括患者、患者家属和其他非医药专业人士，故要求药品说明书的表述应在一定程度上达到"雅俗共赏"的程度。既不能写得过于专业化和晦涩，影响一般患者阅读，又不能写得太通俗，专业问题表达不准确。

我国《中华人民共和国药品管理法》（以下简称《药品管理法》）和《药品注册管理办法》对药品说明书都做出了具体规定。2006 年我国发布了《药品说明书和标签管理规定》，并发布了配套的《化学药品和治疗用生物制品说明书规范细则》《非处方药说明书规范细则》《抗菌药物说明书撰写技术指导原则》等，对药品说明书应包括的项目和各个项目撰写要求做出了规定。但在实践中，对于大多数医药从业人员，撰写药品说明书仍是较为专业和困难的事情，尤其是要做到科学、规范地撰写说明书安全性和有效性资料信息。美国自 2006 年修订了处方药说明书的撰写规定之后，发布了一系列有关说明书撰写的指导原则，对说明书各个项目的具体内容和格式要求做出了详细说明，并对某些类别的药品说明书提出了特殊的具体要求。欧盟也有对药品说明书撰写的法规要求和指导原则。国际上的相关经验和文件资料为我们开展药品说明书管理和撰写提供了很好的借鉴。

本书针对我国说明书撰写现状和实际需求，主要借鉴美国 FDA 说明书管理的具体做法，同时也参考 EMA 的做法，提出了对我国化学药品和治疗用生物制品说明书主要项目撰写的具体建议以及某些类别药品说明书的特殊撰写建议。期望对我国这类说明书起草和修订有所帮助，对提高我国这类药品说明书质量有所促进。

本书共分 20 章，主要介绍了说明书各相关项目的撰写建议和 4 种不同类别药物的特殊撰写建议。各章的撰写体例是首先介绍撰写要点，包括撰写的主要内容、格式和注意事项；然后列举说明书合格和不合格的案例，对不合格案例指出存在的问题，并指明如何正确撰写，使读者从正反两方面认识撰写要点；最后介绍我国和欧美有关说明书撰写法规和指导原则，拓宽读者视野，使读者从中获取更多的启迪。

需要强调的是，全书始终贯穿下列药品说明书撰写的基本原则：①要有充分科学依据。载入药品说明书的信息要有足够的试验数据及公认的结论。②描述要精准。信息描述要精确，不能随意夸大或缩小。③资料要全面。既要涵盖有效性资料，又要有安全性资料。收集资料要全面，不得有遗漏，特别是重要安全性信息。④要及时更新。药品上市后发现了新的重要信息或获得了新的科学认知，应及时更新药品说明书。⑤内容与格式要规范。要严格遵守国家规定的内容和格式，不得擅自改动或遗漏。不论医药专业项目（如，警示语）还是管理项目（如，批准和修改日期）都不得遗漏。⑥各个项目之间要相互呼应。涉及相同内容的项目，要繁简得体，相互关联，避免重复或遗漏。

本书编者绝大多数是目前在国家药品管理机构药品说明书核准工作一线的审核人员，对国内外化学药品和治疗用生物制品说明书状况有实际了解并积累了如何写好药品说明书的一些认识。希望能为从事药品说明书研究和管理的同仁提供实用的研究素材，为药品使用者正确理解和解读药品说明书提供新的视角。

2019 年 8 月 26 日第十三届全国人大常委会再次修订了《药品管理法》，2020 年 1 月 15 日国家市场监督管理总局审议通过了新修订的《药品注册管理办法》。随着新版《药品管理法》和《药品注册管理办法》的修订、发布和实施，有关药品说明书的管理规定可能会重新修订。如前所述，本书对目前我国化学药品和治疗用生物制品说明书现状做了多方面深入具体的分析，并收集了大量近年来欧美特别是美国的药品说明书的管理细则，可为药品说明书管理规定的修订提供参考，并可为落实新的药品说明书规定，修订具体的药品说明书提供参考。

本书不仅对药品说明书撰写者有参考价值，而且对药品说明书的使用者也有参考价值。如今的药品说明书与以往不同，已成为公认的药品安全性、有效性信息的大全（如果起草得好，又能随时补充新的信息）。由于本书揭示了药品说明书的主要内容和结构，可使药品说明书使用者，包括医务人员和患者，拿到打开阅读药品说明书的钥匙，迅速找到所需要的信息并抓住要点，解决实际用药中遇到的问题。

本书的编写和出版，得到众多专家和同事的帮助和支持，得到了中国医药质量管理协会的鼎力支持。借此机会，向各位领导、专家和学者表示衷心感谢，也对本书出版倾注心力的化学工业出版社的编辑表示衷心感谢！此外，还要感谢国家药品监督管理局药品审评中心对我们的培养及其提供的了解和研究药品说明书的平台。

本书是国内首次尝试编写有关如何撰写药品说明书的参考书，由于知识水平所限，不免存在错漏和不当之处，敬请读者朋友指正。

萧惠来　徐　敢

2020 年 7 月

目录

第1章

"警示语"的撰写

说明书"警示语"是指对药品严重不良反应及其潜在的安全性问题的警告，还可以包括药品禁忌、注意事项及剂量过量等需提示用药人群特别注意的事项。本章介绍说明书"警示语"项目的撰写内容、格式以及撰写的注意事项；举出实例说明目前该项目撰写存在的问题及其如何正确撰写；介绍我国和美国的相关法规与指导原则。

1.1 撰写要点

目前我国有关说明书撰写的法规与指导原则对"警示语"项目的撰写规定，都是原则性的，缺乏具体、细致的描述。因此本节主要参考 FDA 的相关法规与指导原则[1~3]，说明撰写要点。

1.1.1 撰写内容

"警示语"一般用于强调下列情况：①与药物的可能益处相比，不良反应很严重（例如，致命的、危及生命的或永久性致残的不良反应），以致在评价使用药物的风险和效益时必须考虑。②通过合理使用药物（例如，选择患者、严密监测、避免某种联合治疗、增加其他药物或以某种特殊方法处理患者、避免用于某种临床情况）可防止或减少其发生率、减轻其严重性的严重不良反应。③在少数情形下，"警示语"也可用于其他情况，以便强调特别重要的警告资料（例如，在某些患者群疗效降低）。因此，应注意分析说明书【注意事项】以及【禁忌】项目中所包括的资料，以便确定是否也应将其置于"警示语"中。④在一类药物中某些有独特的重要风险-效益问题的药品也可考虑置于"警示语"中（例如，某药是这类药中唯一有特殊风险的药物，并且因其风险仅用作二线治疗）。

"警示语"是提供给处方者的一份重要资料的简明摘要，包括销售或使用中的任何可能限制。

"警示语"一般以观察到的严重不良反应为依据，特殊情况下也可以预知的不良反应为依据。例如，以某药对妊娠期的人或动物有发育毒性的严重风险的证据为依据，通常会把该药所在类别的所有药物（甚至其他还没有发现此种不良反应的药物）置于"警示语"中。

1.1.2 撰写格式

"警示语"应置于说明书标题下，以粗体字印刷，可反映各项警示实质内容的简要标题位于首行，标题下每一项内容以前置粗体圆点形式或某些可选择的形式（如小标题）显示，并将其所有内容置于黑框内（所以常称之为"黑框警告"），以便使资料醒目。

1.1.3 撰写注意事项

① 应设"警示语"的品种，不要遗忘。因为"警示语"多涉及严重不良反应，遗忘"警示语"就埋下了隐患，可能损害患者健康，甚至危及其生命。欧洲药品说明书无"警示语"项，而我国和美国的相关法规和指导原则均对"警示语"项有关内容做出了要求，进口药、仿制药及创新药的企业应注意参照有关要求，对药品安全性进行分析，考虑是否需添加"警示语"内容。

② 随着上市药品的广泛应用，可能会发现新的严重不良反应，可能有新的"警示语"出现，因此要及时更新"警示语"内容，确保用药者的安全。

③ "警示语"只是信息的摘要，注意要与说明书正文有相关详细信息的项目相互呼应，一般在每项警示语末用括弧注明应阅读的说明书项目，尤其要注意与【注意事项】相关详细的描述相呼应。

④ 表达形式要规范。注意采取设标题，用加粗字体、加黑框等手段凸显警示语，引起重视。

1.2 案例分析

1.2.1 合格案例

案例1 奥美沙坦酯片

警告：胎儿毒性

- 当发现妊娠时，应尽快停服奥美沙坦酯片（见【注意事项】）。

> ● 直接作用于肾素-血管紧张素系统的药物可致发育胎儿损伤和死亡（见【注意事项】）。

【注意事项】

胎儿毒性

　　妊娠中、晚期使用作用于肾素-血管紧张素系统的药物，可降低胎儿肾功能，增加胎儿和新生儿的发病率和死亡率。羊水过少可能与胎儿肺发育不全和骨骼变形有关。潜在的新生儿不良反应包括颅骨发育不全、无尿、低血压、肾功能衰竭和死亡。当发现妊娠时，应尽快停服奥美沙坦酯片（见【孕妇及哺乳期妇女用药】）。

　　点评：该药可致胎儿损伤和死亡，属严重不良反应，应列入"警示语"。标题简要并可反应实质内容，每一项内容前置粗体圆点，全文用粗体字并置于黑框内，使资料醒目。"警示语"与【注意事项】相互呼应，后者详细诠释前者，包括胎儿毒性的具体表现和预防措施。可作为"警示语"撰写的典范。

1.2.2　不合格案例

　　本节从既往报送至国家药品监督管理局药品审评中心（以下简称"药审中心"或 CDE）的数百份处方药说明书样稿中，收集了 15 组缺陷"警示语"典型案例。根据我国法规要求和美国 FDA 网站公布的说明书对比的方法，逐一说明存在的问题[4]。

1.2.2.1　抗感染药

案例 1　乳酸左氧氟沙星氯化钠注射液和环丙沙星片

　　2008 年，FDA 通知全身使用的氟喹诺酮类抗菌药生产商，必须给说明书增加黑框警告（相当于我国说明书的"警示语"）。补充黑框警告和用药须知，以便加强氟喹诺酮类药物说明书中现在已有的警告资料。2011 年 2 月，FDA 批准，增加氟喹诺酮类药物说明书有关重症肌无力恶化风险的资料，其中包括增加黑框警告。我国注册申报进口的乳酸左氧氟沙星氯化钠注射液和环丙沙星片说明书样稿，在 FDA 通知发布后报送国内时未增加"警示语"。

　　FDA 批准说明书的黑框警告如下。

> **警告** 氟喹诺酮类药（包括左氧氟沙星）在所有年龄，与腱炎和肌腱断裂有关。这种危险在 60 岁以上的老年人，服用皮质类固醇类药物患者，肾、心或肺移植的患者进一步增加（见"警告和注意事项"）。氟喹诺酮类药（包括左氧氟沙星）可使重症肌无力患者肌无力加重。有重症肌无力病史的患者，应避免用左氧氟沙星（见"警告和注意事项"）。

警告和注意事项

①肌腱炎和肌腱断裂：氟喹诺酮类药（包括左氧氟沙星）与所有年龄的腱炎和肌腱断裂危险增加有关。这种不良反应往往涉及跟腱和跟腱断裂，可能需要外科修复。肩关节旋转肌群、手、二头肌、拇指和其他部位腱的肌腱炎和肌腱断裂也有报告。发生氟喹诺酮类药相关肌腱炎和肌腱断裂的危险，在 60 岁以上老年人，服皮质类固醇类药以及肾、心或肺移植的患者中，其风险进一步增加。除年龄和使用皮质类固醇类药外，会单独增加肌腱断裂危险的因素还包括剧烈的身体活动、肾衰竭和既往肌腱损害，例如风湿性关节炎。在没有上述危险因素，服用氟喹诺酮类药的患者也报告发生肌腱炎和肌腱断裂。肌腱断裂可出现在治疗期间或完成治疗后；有些病例完成治疗后数月出现。如果患者出现肌腱疼痛、肿胀、炎症或断裂，应停用左氧氟沙星。应劝告患者，在肌腱炎或肌腱断裂首个体征出现时，要休息并同他们的医疗保健提供者联系，更换为非喹诺酮类抗菌药（见【不良反应；患者须知】）。②重症肌无力加重：氟喹诺酮类药（包括左氧氟沙星）有神经肌肉阻断活性并且可使重症肌无力患者的肌无力加重。上市后严重不良事件，包括死亡和需要通气支持，与重症肌无力患者使用氟喹诺酮类药有关。有重症肌无力病史者，应避免使用左氧氟沙星（见【不良反应；患者须知】）。

点评：中文说明书"警示语"的发布滞后于美国说明书。

案例 2　利托那韦片

该进口药在 2011 年注册报送的中文说明书样稿，没有"警示语"；而 FDA 批准的该品种说明书有下面黑框警告内容。

> **警告** 本品同镇静催眠药、抗心律失常药或麦角碱制剂合用，可导致可能的严重和/或危及生命的不良事件，因为本品可能影响某些药物的肝脏代谢（见"禁忌"和"警告和注意事项"）。

点评：进口药中文说明书"警示语"缺失，而该品种 FDA 核准的说明书则有黑框警告。进口厂商同一品种的中英文说明书不应该有双重标准。

1.2.2.2 抗肿瘤药

案例 3 注射用异环磷酰胺

国产本品注册报送的中文说明书样稿没有"警示语"；而 FDA 批准的同品种说明书有如下黑框警告。

> **警告** 应在有肿瘤化学治疗药物使用经验的医师监督下，给药。本品可引起泌尿系统不良反应，尤其是出血性膀胱炎以及中枢神经系统毒性（如，意识模糊、昏迷），如果出现须停药。有严重骨髓抑制的报告（见"不良反应"）。

点评：起草中文说明书时，应注意收集 FDA 黑框警告资料。

案例 4 尼洛替尼胶囊

进口本品注册报送的中文说明书样稿没有"警示语"；而 FDA 批准的说明书有下列黑框警告。

> **警告** QT 间期延长和猝死：尼洛替尼延长 QT 间期。已有服用本品患者猝死报告。本品不应该用于低钾血症、低镁血症或长 QT 间期综合征。在给本品前，必须矫正低钾血症和低镁血症并应定期监测。应避免使用已知延长 QT 间期的药物和强 CYP3A4 抑制剂。患者在服药前 2h 和服药后 1h，避免进食。建议肝损伤的患者减少用量。在基线、初始给药后 7 天和随后，定期监测 QTc 间期；任何剂量调整后，也要监测 QTc 间期并应获取心电图。

点评：起草中文说明书时，应注意查阅 FDA 黑框警告资料。

案例 5 注射用奥沙利铂

2005 年，FDA 批准的同品种说明书就有黑框警告；而 5 年后，国产注册报送的说明书样稿仍无"警示语"。FDA 批准的说明书黑框警告内容如下。

> **警告** 过敏反应：有奥沙利铂过敏反应的报告并在给药后数分内发生。使用肾上腺素、皮质激素和抗组胺药，可缓解过敏反应症状（见"警告和注意事项"）。

点评：中文说明书"警示语"严重滞后于 FDA 核准的说明书。

案例 6　注射用盐酸多柔比星

存在问题：该进口品种注册申报的中文说明书样稿无"警示语"；而 FDA 批准的说明书早在 2004 年就有黑框警告。

审核后修改：增加下列警示语。

　　警告　①在给药期间，如发生药物外溢，将导致严重的局部组织坏死（见【用法用量】）。多柔比星不可肌内注射或皮下注射。②在多柔比星治疗期间及停止治疗后的数月至数年内，可能发生心肌毒性，最严重的心肌毒性表现为潜在致命的充血性心力衰竭。当多柔比星总累积剂量达到 $300mg/m^2$ 时，左心室射血分数（LVEF）下降约 $1\%\sim2\%$；达到 $400mg/m^2$ 时，下降约 $3\%\sim5\%$；达到 $450mg/m^2$ 时，下降约 $5\%\sim8\%$；达到 $500mg/m^2$ 时，下降约 $6\%\sim20\%$。当总累积剂量超过 $400mg/m^2$ 时，发生充血性心力衰竭的风险迅速增加。风险因素（活动性或非活动性心血管疾病，既往或同时接受纵隔/心脏周围区域的放射治疗，既往接受过其他蒽环类药物或蒽二酮药物的治疗，同时使用其他具有心脏毒性的药物）可能增加发生心脏毒性的风险。无论是否存在风险因素，多柔比星在较低累积剂量时，仍可能发生心脏毒性。儿科患者使用多柔比星后，发生迟发性心脏毒性的风险增加。③在使用蒽环类药物（包括多柔比星）治疗的患者中，出现了继发性急性粒细胞白血病（AML）或骨髓增生异常综合征（MDS）（见【不良反应】和【注意事项】）。在既往接受大剂量细胞毒药物治疗的患者或提高蒽环类药物给药剂量的患者中，当蒽环类药物与破坏 DNA 结构的抗肿瘤制剂或放疗合用时，难治和继发性 AML 或 MDS 的发生将更加常见。在美国乳腺与肠道外科辅助治疗项目（NSABP）的 6 个临床研究（包括 NSABP-15 研究）共 8563 例早期乳腺癌患者中，评估了继发性 AML 或 MDS 的发生率。这些患者接受标准剂量的多柔比星及标准剂量或高剂量的环磷酰胺辅助化疗，数年内随访 61810 例患者。在 4483 例接受常规剂量环磷酰胺治疗的患者中，观察到 11 例发生继发性 AML 或 MDS，发生率为 0.32/1000 例患者/年（95% CI，$0.16\sim0.57$），5 年的累积发生率为 0.2%（95% CI，$0.11\%\sim0.41\%$）。在得克萨斯大学医学院安德森肿瘤中心，1474 例接受含多柔比星

辅助治疗的乳腺癌患者中，10 年里继发性 AML 或 MDS 的发生率约为 1.5％。以上在接受了高剂量的环磷酰胺、放疗的患者或年龄＞50 岁的患者，发生继发性 AML 或 MDS 的风险增加。儿科患者也有发生继发性 AML 的风险。④肝功能受损的患者应降低给药剂量。⑤可能导致严重的骨髓抑制。⑥应在有肿瘤化疗药物使用经验的医师指导下使用多柔比星。

点评：药品说明书审核部门对说明书"警示语"缺失能主动把关。

1.2.2.3 抗高血压药

案例 7 厄贝沙坦氢氯噻嗪胶囊

存在问题： 国产厄贝沙坦氢氯噻嗪胶囊注册说明书样稿"警示语"空缺。

审核后修改： 补充如下。

警告 在孕妇中使用。药物能直接作用于肾素-血管紧张素系统。如在妊娠期后 6 个月服用此药，将使胎儿的发育受损甚至导致死亡。因而，一旦证实已怀孕，应立即停止服用本品（见【孕妇及哺乳期妇女用药】）。

点评：药品说明书审核部门对说明书"警示语"缺失能主动把关。

案例 8 雷米普利片、盐酸贝那普利片和赖诺普利片

进口雷米普利片注册报送的中文说明书样稿没有"警示语"；而 FDA 批准的同品种说明书有下列黑框警告。国产盐酸贝那普利片和赖诺普利片与雷米普利片同属血管紧张素转换酶抑制药，说明书样稿也没有"警示语"；而 FDA 批准的说明书有如雷米普利片的黑框警告。

警告 妊娠期用药：如果妊娠中晚期使用 ACE 抑制剂，可能损害发育的胎儿，甚至致死。如果发现妊娠，应尽快停用雷米普利。（见"警告：胎儿/新生儿损害和死亡"）。

点评：中文说明书起草者应注意查阅 FDA 相关说明书的黑框警告资料。

1.2.2.4 抗血小板药

案例 9 硫酸氢氯吡格雷片

该进口药注册报送的中文说明书样稿没有"警示语"；而 FDA 批准的同品

种 Plavix 说明书有如下黑框警告。

> **警告 慢代谢者有效性降低：Plavix 的有效性依赖于细胞色素 P450 （CYP）系统（主要是 CYP2C19）将其激活为活性代谢物（见"警告和注意事项"）。在 CYP2C19 慢代谢患者，推荐剂量产生活性代谢物较少，对血小板功能作用也较小。用推荐剂量治疗急性冠脉综合征或经皮冠状动脉介入的慢代谢者，心血管事件发生率较 CYP2C19 功能正常患者高。识别 CYP2C19 基因型的试验，有助于确定治疗方案（见"临床药理学"）。对 CYP2C19 慢代谢者，应考虑选择治疗方法和方案（见"用法用量"）。**

点评：厂家在中文说明书中不得隐瞒"警示语"的内容。

案例 10　西洛他唑片

该国产品种注册报送的说明书样稿"警示语"没有加黑框、不是加粗字且没有标题。说明书正文也没有提供相应的更详细的资料。

> 警示语　因服用本药可能会使心率增加而发生心绞痛，要特别注意对心绞痛症状（胸痛）等的观察和问诊。在日本完成的脑梗死后预防复发的试验中，有患者出现长时间血压心率积（pressure rate product）明显升高。此外试验药组出现心绞痛的发生率为 1.2%（6/516），安慰剂组则无发生（0/518）。

点评：应遵循有关"警示语"表达形式的要求并注意在说明书正文相关项目中有更详细的描述，与之呼应。

1.2.2.5　抗贫血药

案例 11　重组人促红素注射液（CHO 细胞）

该国产品种注册报送的中文说明书样稿"警示语""运动员慎用"之外的内容太简单。只是 FDA 批准的说明书的"警告"标题。

（1）中文说明书

> 警示语　运动员慎用。本品可能导致死亡率上升，增加患者严重心血管事件、血栓事件和卒中的风险，刺激患者肿瘤生长（见【注意事项】）。

（2）FDA 批准的同品种说明书（达贝波亭-α）

> 警告　增加死亡率、严重心血管事件、血栓栓塞事件、卒中和增加肿瘤进展或复发危险。

慢性肾衰竭：在临床研究中，给予促红细胞生成素类药物（erythropoi-esis-stimulating agents，ESA），使血红蛋白达到和超过 13g/dL 时，患者有死亡、严重心血管事件和卒中的较大危险。应个体化给药，使血红蛋白达到并维持在 10～12g/dL 内。

癌症：①在一些临床研究中，乳腺癌、非小细胞肺癌、头颈癌、淋巴癌和子宫颈癌的患者，ESA 可缩短整个生存期和/或增加肿瘤进展或复发的危险。②为降低这些危险以及严重心血管和血栓性血管事件的危险，应使用避免输入红细胞的最低剂量。③由于这些危险，处方者和医院应参加并遵守告知 ESA 肿瘤方案，以便给癌症患者开本品处方和分发。为参加告知 ESA 肿瘤方案，请访问 www.esa-apprise.com 或拨打电话 1-866-284-8089。ESA 仅用于治疗化疗伴发的骨髓抑制所致贫血。ESA 不宜用于接受骨髓抑制治疗而期望治愈的患者。完成化疗疗程后应停用。（见"警告：增加死亡率、严重心血管事件、血栓栓塞事件和卒中""警告：增加死亡率和/或增加肿瘤进展或复发的危险""适应证"以及"用法用量"）。

点评：注意"警示语"不能太简单，不能只是个标题。

1.2.2.6 解热镇痛抗炎药

案例 12 美洛昔康颗粒

2005 年，FDA 批准的原研厂同品种片剂说明书就有黑框警告（见下）；而 2008 年国产本品申报的注册说明书样稿仍没有"警示语"。

警告 严重心血管和胃肠事件风险。

心血管风险：非甾体抗炎药（nonsteroidal anti-inflammatory drug，NSAID）可使严重心血管血栓形成事件风险增大，且随用药时间持续而加大。有心血管疾病或心血管疾病风险因素的患者风险较大（见"警告和注意事项"）。本品禁用于冠状动脉旁路移植术手术期间的镇痛（见"禁忌"和"警告和注意事项"）。

胃肠风险：NSAID 可使严重的胃肠不良反应（包括胃或肠出血、溃疡和穿孔）风险增大，而且可能致死。这些事件可在用药期间任何时候发生，并可能没有先兆。

点评：起草和修订说明书时，应注意查阅 FDA 相关说明书的黑框警告。

1.2.2.7 免疫抑制药

案例 13 他克莫司胶囊

该进口品种注册报送的中文说明书样稿的内容较 FDA 批准的该公司同品种说明书简单，不利于引起读者重视。

（1）中文说明书

> **警示语** 免疫抑制可能导致感染易感性增加和淋巴瘤的发生。本品应由有免疫抑制治疗和器官移植患者管理经验的医师处方。服用本品的患者应由配备足够实验室设备和医护人员的医疗机构进行随访。负责维持治疗的医师应掌握进行随访所需的全部信息。

（2）美国说明书

> **警告** 恶性肿瘤和严重感染。
>
> 由于抑制免疫反应而增加发生淋巴瘤和其他恶性肿瘤（特别是皮肤）的危险（见"警告和注意事项"）。增加对细菌、病毒、真菌和原虫感染（包括条件致病菌感染）的易感性（见"警告和注意事项"）。
>
> 本品只能由对免疫抑制和器官移植治疗有经验的医生处方。患者应在配备并提供足够实验室和支持治疗资源的医疗机构接受本药治疗。负责维持治疗的医生应掌握随访患者所需的全部资料（见"警告和注意事项"）。

点评：中文说明书"警示语"描述太简单，不利于引起重视。

1.2.2.8 女性生殖系统药

案例 14 雌二醇屈螺酮片

2005 年，FDA 批准的同品种说明书就有黑框警告。而该药从 2009 年进口中国直至 2011 年修订中文说明书，一直未提供"警示语"。美国说明书黑框警告如下。

> **警告** 雌激素无论是否与黄体酮合用不能用于预防心血管疾病或痴呆（见"警告：心血管病证和痴呆"）。妇女健康初步研究（WHI）报告，绝经后妇女（50～79 岁）口服共轭马雌激素（conjugated equine estrogens, CEE, 0.625mg）和醋酸甲羟孕酮（medroxyprogesteroneacetate, MPA,

2.5mg)治疗 5 年，与安慰剂比较，可增加心肌梗死、卒中、乳腺浸润性癌、肺栓塞和深部静脉血栓的风险（见"临床药理学""临床研究"和"警告：心血管病症和恶性肿瘤、乳腺癌"）。妇女健康初步回顾（WHIMS）研究（WHI 研究中的小项目）报告，绝经后妇女（＞65 岁）单用共轭雌激素治疗 5.2 年及口服结合雌激素加醋酸甲羟孕酮治疗 4 年，与安慰剂比较，发生可疑痴呆的风险增加。尚不清楚这种发现是否适用于更年轻的妇女（见"临床药理学""临床研究""警告：痴呆"和"注意事项：老年人用药"）。虽然没有比较数据，可推测这种风险相似。因为这些风险，应以符合治疗目标和妇女个体风险的最小剂量和最短疗程，处方雌激素或雌激素加黄体酮。

点评：进口商不得隐瞒说明书"警示语"。

1.2.2.9 诊断用药

案例 15 钆贝葡胺注射液

该进口药注册报送的中文说明书样稿没有"警示语"；而 FDA 批准的该品种说明书有黑框警告（见下）。

警告 肾源性系统纤维化（nephrogenic systemic fibrosis，NSF）。

以钆为基础的对比剂（GBCA）可增加药物消除功能低下患者的 NSF 风险。这些患者应避免使用 GBCA，除非这种诊断资料是必要的而且没有非对比 MRI 或其他方法。NSF 引起致死的或致衰弱的全身纤维化，波及皮肤、肌肉和内脏。①NSF 高危患者如下：慢性严重肾脏疾病 $[GFR < (30mL/min)/1.73m^2]$；急性肾损伤。②筛查急性肾损伤和可致肾功能降低的其他疾病患者，对有慢性肾功能低下风险患者（例如，60 岁以上、高血压或糖尿病），应经实验室监察，评估肾小球滤过率（GFR）。③对 NSF 高危患者不应超过推荐剂量并应在重复给药前，留出药物从体内消除的足够时间（见"警告和注意事项"）。

点评：进口商不得隐瞒说明书"警示语"。

1.2.2.10 小结

总之，中文说明书"警示语"项目存在的问题涉及多种药物类别，表现多样。其中最常见的是该项目的缺失。其次有较美国说明书滞后，进口药厂商隐瞒"警示语"，内容太简单，表达形式不规范、不醒目，与说明书其他相关项目没有相互呼应，在其他关联项目中没有提供更详细的资料等。这些缺陷应引起说明书起草者和修订者关注，特别是在起草或修订"警示语"时要避免发生类似的错误。监管部门也应加强管理。因为"警示语"往往关系到重要的健康问题，甚至与生命息息相关，不能有半点疏忽。

1.3 我国和美国的相关法规与指导原则

本节介绍说明书中"警示语"项目撰写我国和美国的相关法规与指导原则。目的是使读者对撰写"警示语"项目有更广泛的视野，当遇到前述"撰写要点"之外的问题时，能在此找到答案。

1.3.1 我国的指导原则

1.3.1.1 《化学药品和治疗用生物制品说明书规范细则》[5]

该细则原则规定"警示语是指对药品严重不良反应及其潜在的安全性问题的警告,还可以包括药品禁忌、注意事项及剂量过量等需提示用药人群特别注意的事项。有该方面内容的，应当在说明书标题下以醒目的黑体字注明。无该方面内容的，不列该项。"

1.3.1.2 《化学药品、生物制品说明书指导原则（第二稿）》[6]

2004 年我国药审中心起草的该指导原则（征求意见稿），虽然未宣布正式公布实施，但可作为撰写说明书的参考。其中有关"警示语"的内容如下：

（二）警示语

为警告项内容的浓缩。是对药品严重不良反应及潜在的安全性问题的警告，可以包括药品禁忌、注意事项及剂量过量等需提示用药人群特别注意的事项。如有该方面的内容，应当在说明书标题下以醒目的黑体字注明，并以黑框图示。

1.3.2 美国的相关法规与指导原则

1.3.2.1 法规

《美国联邦法规》21 篇 201 部分第 57 节（21 CFR 201.57，以下按此格式简示）对 21 CFR 201.56（b）（1）所述人用处方药和生物制品说明书内容和格式的具体要求[1]。

（1）黑框警告。某些禁忌证或严重警告，特别是那些可能导致死亡或严重伤害的禁忌证或严重警告，可能被 FDA 要求置于黑框警告内。黑框警告通常必须基于临床数据，但严重的动物毒性也可能在没有临床数据的情况下，作为黑框警告的依据。该框中必须包含一个大写字母的标题，其中包含"警告"一词，并表达框中信息的核心内容。黑框警告必须简要说明风险，并要查阅"禁忌证"或"警告和注意事项"项目中更详细的资料，以及附上详细信息项目或小项的序号。

1.3.2.2 FDA《人用处方药和生物制品说明书的警告和注意事项、禁忌和黑框警告部分的指导原则》[2]

在该指导原则中，介绍了 FDA 对药品说明书黑框警告项目内容和格式的要求。

参考文献

[1] Administrative Committee of the Federal Register. 21 CFR 201.57 Specific requirements on content and format of labeling for human prescription drug and biological products described in 201.56 (b) (1) [EB/OL]. (2019-04-01) [2019-12-06]. https://www.accessdata.fda.gov/scripts/cdrh/cfdocs/cfcfr/CFRSearch.cfm?fr=201.57.

[2] FDA. Guidance for Industry Warnings and Precautions，Contraindications，and Boxed Warning Sections of Labeling for Human Prescription Drug and Biological Products-Content and Format [EB/OL]. (2011-11-11) [2019-12-29]. http://www.fda.gov/downloads/Drugs/GuidanceComplianceRegulatory-Information/Guidances/UCM-075096.pdf.

[3] 萧惠来. FDA 关于处方药说明书［注意事项］、［禁忌］和［警示语］的要求 [J]. 中国药物警戒，2013，10（8）：460-463.

[4] 萧惠来. 注册报送的处方药说明书样稿中警示语缺陷的典型案例讨论 [J]. 中国临床药理学杂志，2012，28（11）：875-880.

[5] 国家食品药品监督管理局. 化学药品和治疗用生物制品说明书规范细则 [EB/OL]. (2006-05-10) [2019-07-30]. http://www.sfda.gov.cn/WS01/CL0055/10528.html.

[6] 化学药品、生物制品说明书指导原则课题研究组. 化学药品、生物制品说明书指导原则（第二稿）[EB/OL]. (2004-03-01) [2019-07-30]. http://www.cde.org.cn/zdyz.do?method=largePage&id=44.

（张　豪）

第 2 章

【适应证】的撰写

　　说明书中【适应证】项目的主要作用是，使医护人员能够通过清楚表达的药物被批准的适应证，迅速地为患者确定合适的治疗方法。本章介绍说明书【适应证】项目的撰写内容、格式以及撰写的注意事项；举出实例说明目前该项目撰写存在的问题及其如何正确撰写；介绍我国和欧美的相关法规与指导原则。

2.1　撰写要点

　　目前我国有关说明书撰写的法规和指导原则对【适应证】项目的撰写规定，都是原则性的，缺乏具体、细致的描述。因此本节主要参考 FDA 的相关法规和指导原则[1~3]，说明撰写要点。

2.1.1　撰写内容

　　【适应证】项目包括适应证，并酌情包括任何已确定的使用限制。

　　对于许多药物来讲，通过说明被治疗、预防、减轻、治愈或诊断的疾病或状态以及批准的年龄组，可充分地传递其适应证。

　　而其他情况可能需要在【适应证】中加入更多的资料。这些情况可能包括药物针对疾病不同方面的情况或终点不规范的情况。在这些情况下，应说明药物的具体效益。例如，对用于治疗失眠症的药物，【适应证】应说明药物影响的是睡眠开始，还是睡眠维持，或是两者兼而有之，以便为患者个体开合适的处方。同样，对多结果的研究，当对复合终点有全面效应时，【适应证】应该确定复合终点的组分（如，心血管死亡、心肌梗死和卒中），在这种情况下，必须在适应证中清楚地说明药物有什么益处。

　　但批准依据详细研究资料的描述不应包括在【适应证】项目中。

2.1.1.1　适应证

　　【适应证】应以"×××（药名）适用于"开头，并必须包括治疗、预防、减轻、治愈或诊断的疾病、状态或者疾病或状态的表现（如，症状）；在适用的情况下，描述批准的适应证所需的其他信息（如，需要治疗的人群、辅助治疗或伴随治疗，或者患者所需的特定检测）。

下面提供上述【适应证】每部分的详细资料，以及说明如何起草这些部分的说明性示例。

（1）治疗、预防、减轻、治愈或诊断的疾病、状态或表现　【适应证】项目必须说明，该药物"用于治疗、预防、减轻、治愈、诊断疾病或状态，或者疾病或状态的表现，或者用于缓解与疾病或状态有关的症状"。疾病、状态或表现应包括在【适应证】中。应使用具有临床意义和科学依据的术语（如，哮喘、糖尿病、疼痛）。所有术语都应该使医护人员能确切地理解并易于识别。

（2）说明批准的适应证所需的其他资料　除了确定被批准药品用于的疾病、状态或症状外，下列资料也很重要。

①被批准药品的患者亚群或疾病亚群。在某些情况下，作为【适应证】附加描述语或限定语的一部分，明确确定被批准药品的患者群，是至关重要的。除了包括批准的年龄组外，这种重要的附加信息的其他情况，包括但不限于，适用于先前接受其他疗法治疗的患者、某些疾病分类的患者或具有其他重要识别变量的患者（如，具有免疫能力的患者）。例如，如果药物仅用于有冠心病事件史的患者（即，作为二级预防），则适应证应清楚地传递被批准药品的患者群。

如果有证据支持，药品仅在目标疾病或状态的较大人群中选摘的某些亚群中安全有效，则【适应证】应包括被批准药品的患者亚群资料。例如，×××（药名）用于治疗成人及12岁及以上儿童有中到重度斑块型银屑病的患者，他们是光疗或全身治疗的候选患者。

如因安全关系，药品应保留用于特定情况（如，对其他药品不敏感的情况），也应说明。例如，×××（药名）用于治疗对肿瘤坏死因子（TNF）拮抗剂治疗反应不足的成人患者中到重度活动性类风湿关节炎。

对于仅批准在其他药品治疗失败后使用的药品（如，二线使用的适应证），应考虑是否有必要指出患者最初接受的药品或药物类别的名称，或相反，更宽泛地描述适应证（如，在先前接受治疗的患者中使用）。

②在开始药物治疗之前使用的辅助治疗或伴随治疗，如饮食、运动或其他药物。如果药品仅批准配合主要治疗方式使用（如，饮食、手术、行为改变或

另一种药品），必须包括该药品用作哪种治疗方式的辅助手段的描述。例如，×××（药名）作为手术和放疗的辅助用药，用于成人高度恶性神经胶质瘤的治疗。

对于批准用作辅助治疗的药品，应考虑是否有必要指出患者同时接受治疗的药品名称或药物类别，或相反，更宽泛地描述适应证（如，作为辅助治疗，或作为联合方案的一部分）。

③ 使用药品患者所需的特定检测。如果选择或监测需要药品的患者所需要的特定检测，描述中必须包括这种检测的特点。例如，×××（药名）用于治疗转移性非小细胞肺癌的成人患者，其肿瘤是可用 FDA 批准的检测方法检出间变性淋巴瘤激酶（ALK）阳性。

2.1.1.2　使用限制

使用限制在【适应证】项目中要与适应证分别列出。当审评结果对药物风险-效益有理由关切或无把握时，则应包括使用限制。使用限制与禁忌证不同。禁忌证必须描述因为使用风险（如，某些潜在的致命不良反应）明显超过任何可能的治疗效益，而不应使用药品的任何情况。然而，在某些情况下，没有证据表明达到禁忌，但表明使用这种药品可能是不可取的；还有在某些临床状态下，药物的效益完全不确定，表明这种药品一般不应在这些情况下使用，在这些情况下，描述为使用限制可能是适当的。禁忌证不应重复描述在【适应证】项目中的使用限制内。

只有当医师了解这些信息对确保药品的安全、有效使用很重要时，这些信息才应在【适应证】项目中列入使用限制。在大多数情况下，使用限制将确定一般不应使用药品的特定患者群。如果证据只支持，药品在较大人群选摘的亚群中安全有效，则【适应证】项目必须包括药品使用限制、预期临床效益不确定性以及关于临床研究项目现有证据讨论的简要描述。当需要告知医师，超出批准药品的特定人群范围，该药的安全性或有效性不确定或者有理由对其担忧时，将这些信息作为单独的使用限制列出是合适的。

相反，本质上缩小或进一步确定药品经批准的适应证，并用于指导适当治疗的信息不应作为单独的使用限制出现。例如，如果药品应只在另一种药品或治疗方式失败后才使用，或者只作为某一种药品或治疗方式的辅助药使用，则应在【适应证】中包括这种信息，而不是作为使用限制单独出现。

虽然药物的有效性总是存在不确定性，但并不是所有的药品都在【适应证】项目中包含使用限制。大多数警告和注意事项通常不作为使用限制而重复。只有能够更清楚地了解被批准的适应证范围，帮助进行安全、有效地处方决策的信息，才应作为使用限制。此外，缺乏某一特定人群亚群的数据，通常不应被视为使用限制，除非对药品在该亚群的安全性或有效性有合理的担忧。

下面是在【适应证】项目中单独列入使用限制的例子。

（1）在某种临床情况下对有效性或安全性存在有理由担忧或不确定性的药物　如前所述，批准的年龄组应列入【适应证】中。如果对批准年龄组以外的人群（如，年轻患者）的安全性或有效性存在担忧或不确定，则应列入对该人群的使用限制。列入使用限制将有别于：在批准人群之外的某一人群使用药物的情况，引起对其安全或有效性的合理担忧或不确定性；适应证只是针对某年龄组（如，特定年龄范围内的患者）。需要限制使用的担忧，通常应在说明书的其他项目中详细描述（如，【注意事项】和"特殊人群用药"），并在其中可找到与说明书项目的相互呼应。例如：

×××（药名）用于治疗成人和1岁及以上儿科患者的高血压。

使用限制

在1岁以下患者，×××（药名）可对肾脏发育产生不良影响（见【注意事项】和"特殊人群用药"）。

如果人们普遍认为一种药品可能对某一特定用途有效，或者如果某药品通常用于一种状态，但与用途或状态有关的证据明显表明，该药品无效或治疗效益一般不超过其风险，则应在【适应证】项目指出，没有证据表明该药品对这种用途或状态是有效或安全的。如果怀疑这种状态有经证实的替代疗法，在这些情况下，使用限制可能是特别重要的。例如：

×××（药名）用于成人紧急治疗伴有或无先兆的偏头痛。

使用限制

多个临床试验没能证实×××（药名）预防偏头痛的有效性（见【临床试验】项）。

（2）批准的药品没有与同类其他药物出现的已知的效益证据　如果药品获得批准，但没有显示在同一药理学或治疗学类别的其他药物所证明的特定益处，则在【适应证】项目的"使用限制"标题下，传递产品之间的这种差异可能是很重要的。例如，根据降血脂作用（没有对心血管发病率和死亡率有益作用的证据）批准的新 HMG-CoA 还原酶抑制剂的【适应证】项目，通常如下描述：

×××（药名）用作辅助饮食的治疗，可降低原发性高脂血症或混合型高脂血症患者升高的总胆固醇、低密度脂蛋白胆固醇、载脂蛋白 B 和甘油三酯，并升高高密度脂蛋白胆固醇。

使用限制

×××（药名）对心血管事件发生率和死亡率的作用尚未确定。

（3）对药物剂量、给药持续时间或长期使用的考虑 如果使用限制或预期效益不确定的信息，与建议的给药间隔、适当的治疗持续时间（应限制治疗）或任何剂量调整有关，则【适应证】项目必须包括这种信息和参照【用法用量】项目中更详细信息的简要描述。在这种情况下，有关重要剂量或持续时间的信息，例如，药物可安全使用的时间或治疗超过一定时间风险和效益的不确定性（如，长期蓄积毒性），应作为使用限制因素包括在内。例如：

×××（药名）用于治疗成人肿瘤溶解综合征患者血浆尿酸水平升高。

使用限制

如果超过一个疗程的治疗，×××（药名）的活性可被产生的抗药物抗体中和（见【用法用量】、【注意事项】）。

通常没有必要在【适应证】项目中限制使用持续时间，除非这种持续时间的限制对于确保药物的安全和有效使用是必不可少的。

如果在长期使用该药物之前需要满足特定条件（如，在个别患者短期使用后证明对该药物的反应性），则【适应证】项目必须包括这些条件的说明；或如果长期使用的适应证与短期使用的不同，应包括每种用途的具体适应证的描述。对于具有这些特点的药物，使用限制可用于解决这些问题。例如：

×××（药名）用于治疗成人脊髓损伤、脑损伤或多发性硬化症患者的严重痉挛。

使用限制

在植入长期鞘内注射×××（药名）装置之前，确认在筛选阶段对×××（药名）的临床反应阳性（见【用法用量】）。

2.1.1.3 撰写【适应证】项目的其他考虑

（1）确定结果或终点的适应证 在某些情况下，宽泛的疾病适应证可能并不合适，如药品可能只影响疾病的某些体征、症状或表现。例如，当药品对整个疾病的影响不太清楚，当不同的药物对疾病的各种表现有不同的影响，当临床试验只评价疾病的一种或某些表现或者当终点与典型的有效性测定不同时，可以考虑确定结果或终点的适应证。例如，×××（药名）用于改善成人多发性硬化症患者的步行能力。

药物的适应证可降低严重发病率和死亡率的风险，这可更准确地描述已证明的效益，可简单地表明产品是治疗状态本身。在这种情况下，证明药物效益的具体终点应该纳入适应证。例如，×××（药名）可降低成人临床显现的冠心病患者非致死性心肌梗死、致死性和非致死性脑卒中及血管重建术的风险。

（2）加快审批　如果加快审批是基于对替代终点或中间临床终点的影响，批准药物适应证的，则【适应证】项目"必须包括药物有效性的局限性和预期临床效益的任何不确定性的简要描述，并与临床研究项目现有证据的讨论相互呼应"。

（3）要求或推荐的专用语　根据法规，某些药品要求或建议【适应证】项目的专用语。例如：

• 全身用抗菌药说明书在【适应证】项目中必须包括，关于减少耐药细菌的产生和维持主体药物和其他抗菌药物有效性策略的具体描述。

• 对含有先前批准的外消旋药物的单一对映体的某些药品的说明书应包括，该非外消旋产品未经批准，且未证明对先前批准的外消旋药品的任何使用情况是安全和有效的描述。这种信息应作为使用限制介绍。

• 其他指导原则推荐的，某些说明书适应证项目的具体用语。

（4）首选用语及一般应避免的用语　一般情况下，在考虑使用下列术语和短语时应谨慎。

①"降低风险"与"预防"。如果药品的适应证是降低特定临床结果出现的风险，则应考虑诸如"降低风险"或"减少发病率"等短语，而不是在适应证中使用"预防"。使用"预防"这样的术语可能意味着没有数据支持的成功保证。然而，对于某些适应证，在适应证中使用诸如"预防（prevent）"（如，预防性疫苗）或"预防性治疗（prophylaxis）"（如，用于暴露后预防的药物）等术语可能是适当的，因为在特定的情况下，这些术语已为临床社群所熟知和理解。

②"仅"。【适应证】项目应措辞清楚，以传递已批准的药品用途，因此没有必要列入"仅"一词［即，适应证一般不应注明"×××（药名）仅用

于…"〕。

③"也用于"。当【适应证】项目添加新的适应证时，一般不应使用"也用于"一语，因为这可能意味着新的适应证比现有的适应证不那么重要。

2.1.2 撰写格式

（1）多种适应证的格式 当药品被批准一种以上的适应证时，应仔细考虑【适应证】项目的格式。对于某些药品，最好为每一种适应证安排一个小项（例如，1.1 疾病 A、1.2 疾病 B），但对于另外一些药品，在主要项目标题下或小项内，最好使用合适的实心圆，显示不同的适应证〔如，"×××（药名）用于:"后面接着是实心圆列出的清单〕。

（2）使用限制的格式 使用限制与【适应证】项目内的适应证分开，列在使用限制标题项下，而且通常不在单独编号的小项下。但是，如果一种药物有多种适应证，而且使用限制适用于所有适应证，则最好在该项内使用单独编号的使用限制小项。【适应证】项目的编排，应清楚地显示这些限制是适用于所有适应证，还是仅适用于某些适应证。

2.1.3 撰写注意事项

说明书的【适应证】项目的主要作用是，使医护人员能够通过清楚表达的药品被批准的适应证，迅速地为患者确定合适的治疗方法。除其他信息外，【适应证】项目描述该药物被批准用于的疾病或状态，或者其表现或症状，以及该药物是否适用于治疗、预防、减轻、治愈或诊断该疾病或状态，包括缓解症状。说明书其他项目（如【用法用量】、【禁忌】、【注意事项】、"特殊人群用药"）也可提供安全、有效用药的必要详细资料，而且说明书要为个体处方决定做全面的考虑。

为符合说明书的一般要求，【适应证】项目必须准确反映科学依据；简明扼要，且包括必要的信息，以便清楚传递已被证明的该药品的安全有效的用途；使用临床上相关的、科学上有效的、对医护人员可以理解的术语。

2.1.3.1 适应证范围

在说明书【适应证】项目中列出的适应证应有所需证据的标准参数。对于非生物制品的药品，在【适应证】项目中列出的所有适应证，必须有基于足够的良好对照研究的有效性的大量证据支持。对于生物制品，适应证必须通过有效性的大量证据支持。在说明书这一项目中，对相同适应证的药品或生物制品与其他药物的安全性或有效性进行比较的任何描述，必须得到同样的支持。

如某应用未包括在【适应证】项目中，则说明书其他项目中不得暗示或显示该应用。然而，如药物通常用于疾病或状态，以及如果这种应用与临床重大风险或危险相关，则可要求在说明书的【注意事项】中，描述与未批准的用途相关的特别警告。

（1）研究人群相关的适应证范围　【适应证】项目应清楚地说明经批准的适应证范围，包括确定安全性和有效性的适用人群。适用人群可能反映研究人群（如，以患者或者疾病或状态的严重性为依据的人群），但有时可能不同。在某些情况下，审评专家可以根据他们的科学培训和经验，公正和负责地得出结论，现有的证据可支持批准范围比所研究的确切人群范围更广或更窄的适应证。

适应证可以撰写包括可能没有在支持批准的临床研究中的或被明确排除其外的某些患者群（例如，老年患者、孕妇、服用某些合用药的患者、不同严重程度或疾病阶段的患者）。在仔细考虑了证据的普遍性、不同人群疾病过程的一致性及药物的整体益处和风险之后，比对照试验研究的患者群更宽泛人群的适应证可能是合适的。

相反，也可以批准比研究人群窄的适应证。例如，研究可纳入并随机选择患者，然后根据是否存在特异性基因组标记对参与者分层。如果该研究仅证明对该标记检测阳性的患者有益，审评专家可以根据他们的科学培训和经验，公正和负责任地得出结论，现有的证据支持批准比研究人群范围更窄人群的适应证。

在某些情况下，适应证也应反映确切的研究人群。例如，某些研究设计，如预后富集策略（如，在调查抗血小板药物效应的研究中，仅纳入有心肌梗死史的人）和大多数预测富集策略（如，仅纳入具有特异性基因组标记的人），可以确定效益超过风险的人群或仅有的合理有效的人群。在这种情况下，适应证应只反映所研究的人群。

（2）适应证的年龄组　批准儿童患者的药物通常基于下列人群研究的足够数据：只有儿童人群；成人和儿童人群；有支持儿科人群数据（如，安全性、药动学数据）的成人，从而可将有效性外推到儿童人群；一组儿童人群，允许将有效性外推到另一组儿科人群。

在某些情况下，不妨考虑比所研究人群更宽泛的成人人群年龄组的适应证。但是，因为有关儿科评估的法定要求及儿科患者特殊的临床考虑，这种方法一般不适于儿童人群或成人与儿童人群之间。例如，儿童患者代谢药物与成年人不同，容易有不同的安全风险，甚至在体重校正后也需要不同的给药方案。

为此，适应证中应包括年龄组。因此，适应证应说明，药物被批准用于（例如）"成人""×岁及以上儿童患者"或"成人和×岁及以上儿童患者"。

2.1.3.2 说明书项目之间的信息分布

一般而言，特定药物信息最相关的说明书项目，将包含对这些信息的最详细的讨论。其他项目仅讨论与其他项目范围和目的相关的信息的那些方面。可能在一些情况下，有必要在【适应证】项目中包含在说明书的其他项目更详细讨论的信息。例如，【适应证】项目可包括使用限制，与支持【注意事项】项目中的限制信息更详细的讨论相互呼应。因为有关临床研究以及与使用限制有关风险的详细信息，通常会在说明书的其他地方找到，因此在【适应证】项目中的这种信息应该简洁。

2.1.3.3 更新【适应证】项目

【适应证】项目有了新的信息，使说明书变得不准确、有错误或存在误导时，应进行更新。此外，在某些情况下，申请者应更新该项目，以反映为某一特定药品组适应证目前的实际情况（如，当有更多关于药物、药物类别或特定疾病的信息时或终点更好地建立时）。申请者应定期检查【适应证】项目，以确保其反映当前的科学水平，并尽可能保持与药理学或治疗类别的一致性。

2.2 案例分析

2.2.1 合格案例

案例 1 头孢呋辛酯片[4]

该说明书【适应证】有多个项目，本文只节选第 1 个项目。

【适应证】

咽炎/扁桃体炎

头孢呋辛酯片适用于由化脓性链球菌敏感菌株引起的成人和儿童（13岁及以上）轻至中度咽炎/扁桃体炎的治疗。

头孢呋辛酯口服混悬剂适用于治疗由化脓性链球菌敏感菌株引起的3个月至12岁儿童轻至中度咽炎/扁桃体炎。

使用限制

- 临床试验未证实头孢呋辛酯预防风湿热的有效性。
- 临床试验未证明头孢呋辛酯治疗化脓性链球菌耐青霉素菌株的有效性。

案例2　盐酸曲马多片[5]

【适应证】

盐酸曲马多片适用于严重到需要阿片类镇痛药且替代治疗不足的成人疼痛的治疗。

使用限制

由于阿片类药物成瘾、滥用和误用的风险，即使是在推荐剂量（见【警告】）下，也要保留盐酸曲马多，以供选择替代治疗方案（如，非阿片类镇痛药）患者使用：

- 已不耐受，或预期不耐受。
- 没有提供足够的镇痛，或预期不能提供足够的镇痛。

点评：上述两个合格案例适应证描述精准，限定了适应证的年龄组（成人、儿童）、病症的亚群（轻至中度咽炎/扁桃体炎、严重到需要阿片类镇痛药且替代治疗不足）并列出了"使用限制"。这样便于使用者准确选择适应证，防止滥用。

2.2.2　不合格案例[6]

本节根据我国、美国和欧盟有关处方药说明书法规和指导原则对【适应证】项目要点的要求，分6个方面分析了近年注册报送的61例不符合上述要求的说明书样稿（包括进口药和跨国公司在华生产药品的说明书样稿）。各个案例首先列出报送的说明书【适应证】内容（全部或部分），然后分析存在的具体问题，多数案例给出经药审中心审核后修改的结果。最后点评修改后提高的描述质量。目的是使读者从中吸取经验，提高撰写效率，改进说明书【适应证】的质量。

2.2.2.1 目标疾病或状态问题

这类问题在 61 例中有 7 例，占 11％。表现为对目标疾病或状态的治疗价值描述不具体或不明确。一般只简单地列出疾病或症状名称，而没有说明是预防还是治疗，是治愈还是缓解，是对因治疗还是对症治疗。

案例 1 布地奈德气雾剂

> 【适应证】 支气管哮喘。

存在问题：适应证描述比较粗糙，没有说明预防性维持治疗还是用于急性发作等具体治疗价值；也没有说明年龄限制。

审核后修改："本品适用于成人和 6 岁及以上儿童哮喘患者的维持治疗和预防性治疗；本品也适用于需要口服皮质激素治疗的哮喘患者，这些患者中很多可以随时间推移减少或停止对口服皮质激素的需求。本品不适用于缓解急性支气管痉挛。"

点评：修改后明确了该药在哮喘中的治疗价值和适用的年龄组和患者群。并明确了限制使用的哮喘类型。这样使适应证描述更加精确，避免原来泛指适应证可能造成的滥用。

案例 2 甲磺酸多沙唑嗪

> 【适应证】 原发性轻、中度高血压，对于单独用药难以控制血压的患者，可与利尿剂、β受体阻断药、钙通道阻滞剂或血管紧张素转化酶抑制剂（ACEI）合用。良性前列腺增生的对症治疗。

存在问题：对良性前列腺增生的对症治疗描述不详。

审核后修改："……良性前列腺增生的对症治疗。本品可改善良性前列腺增生所致的尿路梗阻及阻塞性症状（排尿迟缓、尿流断续、滴沥、尿流细小、尿不尽）和刺激性症状（夜尿、白天尿频、尿急、烧灼感）。本品可用于伴随高血压或血压正常的良性前列腺增生患者。"

点评：修改后使对症治疗的描述具体化，便于理解和认识。同时明确了使用的患者群。这样可确保正确使用。

2.2.2.2　特定用药人群问题

这类问题在 61 例中有 39 例，占 64％。主要表现为根据临床安全性、有效性研究证据确定的用药人群描述不确切或不严谨，扩大适用的疾病或症状，遗漏严重程度、疾病发展阶段或年龄等限定以及遗漏预期临床效益不确定性的描述。

案例 3　甲磺酸二氢麦角碱片

【适应证】 1. 出现以下症状：头部外伤后遗症。2. 高血压（本片剂的降压作用温和，因此只限于符合以下情况的高血压患者使用）：①老年患者；②使用利尿降压药未获得理想降压作用的患者。3. 出现以下末梢循环障碍：闭塞性血栓血管炎；闭塞性动脉硬化症；动脉栓塞、血栓症；雷诺病及雷诺综合征；肢端青紫症；冻疮、冻伤；间歇性跛行。

存在问题：适应证太宽泛。

审核后修改："老年患者轻度血管性痴呆。"

点评：根据临床安全性、有效性研究确定了单一适应证，删除了扩大的适应证。

案例 4　盐酸曲马多缓释片

【适应证】 中度至重度疼痛。

点评：FDA 批准的该药缓释片适应证为："成人中度和中等严重的慢性疼痛。这些人需要长期连续的止痛"。显然，本品适应证丢掉了年龄以及适用症状严重程度和疾病发展阶段的限制。

案例5 注射用头孢西丁钠

【适应证】 适用于对本品敏感的细菌引起的下列感染：1. 上下呼吸道感染；2. 泌尿道感染包括无并发症的淋病；3. 腹膜炎以及其他腹腔内、盆腔内感染；4. 败血症（包括伤寒）；5. 妇科感染；6. 骨、关节软组织感染；7. 心内膜炎。

由于本品对厌氧菌有效及对β-内酰胺酶稳定，故特别适用需氧及厌氧菌混合感染，以及对于由产β-内酰胺酶而对本品敏感细菌引起的感染。

存在问题：FDA认为，抗菌药适应证应指治疗（和/或预防）特定敏感微生物所致特定身体部位的感染。因为如果感染性疾病病理生理学或微生物学不同，不能把对一种疾病的有效性外推到另一种疾病。抗菌药适应证应仅限于已充分确认有效性和安全性的适应证。我国药品审评部门也认同这种看法。然而目前仍有药品说明书没有提供具体的感染部位而是笼统地讲某系统感染、没有提供特定部位的特定敏感菌、遗漏应用的限制（如，感染的严重程度），上述说明书就是一个典型案例。

审核后修改："适用于对本品敏感的细菌引起的以下严重感染。1. 下呼吸道感染：肺炎链球菌及其他链球菌（包括肠球菌，如粪肠球菌）、金黄色葡萄球菌（包括产青霉素酶的菌株）、大肠埃希菌、肺炎克雷伯菌、流感嗜血杆菌、类杆菌属引起的肺炎、肺脓肿。2. 泌尿系统感染：大肠埃希菌、克雷伯菌、奇异变形杆菌、莫根菌属、普通变形杆菌、普罗威登菌引起的急性肾盂肾炎、慢性肾盂肾炎急性发作、急性下尿路感染、膀胱炎、无并发症的淋病等。3. 腹腔内感染：大肠埃希菌、克雷伯菌、类杆菌属（包括脆弱拟杆菌和梭菌属）引起的腹膜炎以及腹腔内脓肿。4. 妇科感染：大肠埃希菌、淋病奈瑟菌（包括产青霉素酶的菌株）、类杆菌属（包括脆弱拟杆菌和梭菌属）、黑色消化球菌、消化链球菌属、无乳链球菌引起的子宫内膜炎、盆腔蜂窝织炎、盆腔炎症性疾病。头孢西丁对沙眼衣原体感染无效，如果本品用于怀疑合并有沙眼衣原体感染的盆腔炎症性疾病，应当加用抗沙眼衣原体的药物。5. 骨、关节、皮肤软组织感染：金黄色葡萄球菌（包括产青霉素酶的菌株）引起的骨、关节感染；金黄色葡萄球菌（包括产青霉素酶的菌株）、表皮葡萄球菌、化脓性链球菌以及其他链球菌（包括肠球菌、粪肠球菌）、大肠埃希菌、奇异变形杆菌、克雷伯菌、黑色消化球菌、消化链球菌属引起的疖、脓肿、蜂窝组织炎、伤口感染等。6. 败血症：肺炎链球菌、金黄色葡萄球菌（包括产青霉素酶的菌株）、大肠埃希菌、克雷伯菌、类杆菌属（包括脆弱拟杆菌）引起的败血症。7. 细菌性心内膜炎。"

点评：修改后明确了该抗菌药治疗的特定敏感微生物所致特定身体部位的严重感染，而不是一般感染。

案例6　佐米曲普坦鼻喷雾剂

【适应证】 适用于伴有或不伴有先兆症状的偏头痛的急性治疗。本品不适用于偏头痛的预防或者偏瘫性、基底动脉性、眼肌麻痹性偏头痛。

存在问题：适应证没有说明年龄限制以及对丛集性头痛（cluster headache）安全有效性的不确定性。

审核后修改："适用于成人伴有或不伴有先兆症状的偏头痛的急性治疗。本品不适用于偏头痛的预防或者偏瘫性、基底动脉性、眼肌麻痹性偏头痛。丛集性头痛的安全有效性没有确立。"

点评：修改后明确了用药人群为成人，并指出对丛集性头痛的安全有效性没有确立。

2.2.2.3　不作为一线药物问题

药品说明书遗漏不作为一线药物的描述内容，实质上等于扩大药品的适应证，可能给患者带来严重危害。

案例7　硫酸羟氯喹片 CYHB1290002

【适应证】 用于治疗类风湿关节炎、青少年慢性关节炎、盘状红斑狼疮和系统性红斑狼疮，以及由阳光引发或加剧的皮肤病变。

存在问题：【适应证】没有说明本品不作为一线药物使用。

审核后修改："本品用于对潜在严重副作用小的药物应答不满意的以下疾病：类风湿关节炎、青少年慢性关节炎、盘状红斑狼疮和系统性红斑狼疮，以及由阳光引发或加剧的皮肤病变。"

点评：明确了该药本品不作为一线药物使用。

2.2.2.4 选择药物的特定检测或必要监测特点问题

这类问题在 61 例中有 4 例，占 7％。选择药物的特定检测或必要监测特点描述往往被遗漏，这可能造成治疗失败或不良反应的发生。

案例8 伏立康唑干混悬剂

【适应证】 本品是一种广谱的三唑类抗真菌药，其适应证如下：治疗侵袭性曲霉病；治疗非中性粒细胞减少患者的念珠菌血症；治疗对氟康唑耐药的念珠菌引起的严重侵袭性感染（包括克柔念珠菌）；治疗由足放线病菌属和镰刀菌属引起的严重感染。

点评：与 FDA 批准的该公司同品种说明书相比，遗漏下列内容："在治疗前应获得真菌培养及其他相关的实验室研究（包括组织病理学）的样品，以便分离和鉴定病原体。在获得培养和其他实验室研究结果前，可以开始治疗。然而，一旦获得这些结果，应相应地调整抗真菌治疗。"

2.2.2.5 适应证有效性证据问题

列入【适应证】项目中的适应证没有足够的良好对照研究的大量有效性证据支持。

案例9 头孢克洛干混悬剂

【适应证】 适用于治疗下列敏感菌株引起的感染。中耳炎：由肺炎双球菌、流感嗜血杆菌、葡萄球菌、化脓性链球菌（A 组 β 溶血性链球菌）和卡他莫拉菌引起。下呼吸道感染（包括肺炎）：由肺炎双球菌、流感嗜血杆菌、化脓性链球菌（A 组 β 溶血性链球菌）和卡他莫拉菌引起。咽炎和扁桃体炎：由化脓性链球菌（A 组 β 溶血性链球菌）和卡他莫拉菌引起。

注：一般说来头孢克洛对于消除鼻咽部的链球菌有效，但目前尚无足够的数据证实头孢克洛对于预防继发性风湿热或细菌性心内膜炎的疗效。尿道感染（包括肾盂肾炎和膀胱炎）：由大肠杆菌、奇异变形杆菌、克雷伯菌属和

凝固酶阴性的葡萄球菌引起。皮肤和皮肤软组织感染：由金黄色葡萄球菌和化脓性链球菌（A组β溶血性链球菌）引起。应进行适当的组织培养和敏感性研究，以测定致病菌对头孢克洛的敏感性。

【药理毒理】

药理作用

本品为第二代头孢菌素，属口服半合成抗生素，具有广谱抗革兰阳性菌和革兰阴性菌的作用，其作用机制与其他头孢菌素相同，主要通过抑制细胞壁的合成达到杀菌作用。本品对某些细菌的β-内酰胺酶稳定，所以，某些产β-内酰胺酶的微生物可能对本品是敏感的。

体外和临床研究已证实本品对以下多数微生物有抗菌活性。革兰阳性菌：金黄色葡萄球菌、化脓性链球菌、肺炎链球菌；本品对抗甲氧西林钠的葡萄球菌无效。革兰阴性菌：流感嗜血杆菌（仅针对非产β-内酰胺酶的菌株）、卡他莫拉菌（包括β-内酰胺酶的菌株）。

存在问题：【适应证】中提及的敏感菌超出【药理毒理】中已证实有抗菌活性的细菌，换言之，适应证缺乏根据。

审核后修改：

【药理毒理】

药理作用

......

体外和临床研究已证实本品对以下多数微生物有抗菌活性。革兰阳性菌：葡萄球菌（包括凝固酶阴性和阳性的葡萄球菌）、肺炎链球菌、化脓性链球菌（A组β溶血性链球菌）。革兰阴性菌：大肠埃希菌、流感嗜血杆菌（不包括β-内酰胺酶阴性氨苄西林耐药的菌株）、克雷伯菌属、奇异变形杆菌、卡他莫拉菌（包括β-内酰胺酶的菌株）。

点评：修改后将体外和临床研究已证实本品对金黄色葡萄球菌的有抗菌活性，改为对葡萄球菌有抗菌活性。为临床用于葡萄球菌所致中耳炎提供了依据。

2.2.2.6 适应证与制剂规格问题

经常出现的问题是适应证与制剂规格没有相互呼应。

案例 10 硫酸氢氯吡格雷片

【适应证】 用于以下患者，预防动脉粥样硬化血栓形成事件：心肌梗死患者（从几天到小于 35 天），缺血性卒中患者（从 7 天到小于 6 个月）或确诊外周动脉性疾病的患者。急性冠脉综合征的患者：非 ST 段抬高性急性冠脉综合征（包括不稳定性心绞痛或非 Q 波心肌梗死），包括经皮冠状动脉介入术后置入支架的患者，与阿司匹林合用；用于 ST 段抬高性急性冠脉综合征患者，与阿司匹林联合，可在溶栓治疗中合并使用。

【规格】 300mg（以 $C_{16}H_{16}ClNO_2S$ 计）

【用法用量】 成人和老年人口服给药，与或不与食物同服。300mg 仅作为负荷剂量用于急性冠脉综合征的患者：……

存在问题：本品规格为 300mg，仅适用于【适应证】中一种，而不适用于另一种。

审核后修改：删除下列内容："心肌梗死患者（从几天到小于 35 天），缺血性卒中患者（从 7 天到小于 6 个月）或确诊外周动脉性疾病的患者。"

点评：修改后使制剂规格符合适应证的使用。

案例 11 碘普罗胺注射液

【适应证】 用于诊断用药。碘普罗胺注射液 300 用于血管内和体腔内。计算机 X 线体层扫描（CT）增强，动脉造影和静脉造影，动脉法/静脉法数字减影血管造影（DSA），静脉尿路造影，内窥镜逆行胰胆管造影（ERCP），关节腔造影和其他体腔检查，不能在鞘内使用。碘普罗胺注射液 370……

存在问题：没有标示制剂商品名称的规格。

审核后修改：做了相应补充，结果如下"碘普罗胺注射液 300（碘浓度 300mg/mL）；碘普罗胺注射液 370（碘浓度 370mg/mL）"。

点评：修改后注明了制剂规格，便于准确使用。

2.2.2.7 结语

建议说明书撰写者（包括药品进口商和在华设厂的跨国公司）遵照我

国相关法规要求，同时参考 FDA 和 EMA 相关法规与指导原则并遵守有效且安全用药的基本原则，根据临床研究获得的证据，准确而精细地描述说明书【适应证】项目中的适应证，切记不要扩大，注意不要遗漏适应证的限制条件和临床效益的不确定性描述，确保临床医师参照说明书为患者选择有效而安全的药物，避免本节列举的不正确描述，给用药者带来不应有的危害。

2.3　我国和欧美的相关法规与指导原则

本节介绍有关说明书【适应证】项目撰写我国和欧美的相关法规与指导原则。目的是使读者对撰写【适应证】项目有更广泛的视野，当遇到前述"撰写要点"之外的问题时，能在此找到答案。

2.3.1　我国的指导原则

2.3.1.1　《化学药品和治疗用生物制品说明书规范细则》[7]

该细则原则规定"【适应证】应当根据该药品的用途，采用准确的表述方式，明确用于预防、治疗、诊断、缓解或者辅助治疗某种疾病（状态）或症状。"

2.3.1.2　《化学药品、生物制品说明书指导原则（第二稿）》[8]

2004 年我国药审中心起草的该指导原则，虽然未宣布正式公布实施，但可作为撰写说明书的参考。其中有关【适应证】的内容如下：

（十）适应证

1. 除免除临床研究的药品以外，拟撰写的药品适应证应有在我国进行的、充分的、严格对照的临床试验的数据支持。

2. 本项也应包括下述附加信息：

2.1　当药品安全性和有效性证据来源于某种程度的疾病、某种综合征或某种症状条件下的特定人群时（如轻度患者或特殊年龄组患者），本项应对上述情况进行描述，并对药品应用范围的限定进行说明。

2.2　如基于保护本药药效考虑，本药不作为一线药物，仅备用于某些状态（例如，对其他药品耐药的病例），应在本项中予以说明。

2.3 对于拟定长期应用的药品，如果仅有短期用药的有效性证据，在本项中应予以说明；如长期用药的适应证与短期用药不同，本项应对每个适应证分别说明。

3. 本项必须声明：

3.1 本药适用于某已知疾病或状态的治疗、预防或诊断。如青霉素用于治疗由敏感的肺炎球菌引起的肺部感染。

3.2 本药适用于某已知疾病或状态的重要症候的治疗、预防或诊断。如氢氯噻嗪用于充血性心力衰竭水肿的治疗。

3.3 本药适用于与某已知疾病或状态相关的症状的缓解。如马来酸氯苯那敏（扑尔敏）用于鼻炎鼻塞症状的缓解。

3.4 本药辅助用于某些疾病或状态的治疗。

2.3.2 EMA 的指导原则

EMA 产品特性概要指导原则（SmPC）[9]有关【适应证】的规定如下：

应清楚而简洁地描述适应证并且应明确目标疾病或状态，区分治疗（症状治疗、治愈或缓解疾病的发生或发展）、预防（原发的或续发的）和诊断适应证。若合适，应明确目标人群，尤其当限制患者人群时。

通常不应包括研究终点，除非这种描述特指适合人用药委员会（CHMP）指导原则中的适应证。仅能用一般术语描述预防适应证的目标。对目标人群也应这么做。

如果后续研究的结果提供了关于批准适应证的进一步解释或信息，则可考虑将此类信息（只要其本身不构成新适应证）包括在 5.1 项目中。

如果相关，也可包括不太适于包括在 SmPC 其他部分的产品应用的强制性条件，如伴随的饮食措施、生活方式的改变或其他治疗。

应说明产品的适用年龄组，指出年龄限制，例如"×××用于成人、新生儿、婴儿、青少年，年龄 X 到 Y（年龄、月龄）"。

如果产品适应证取决于特定的基因或基因表达或特定的表型，应在适应证中说明。

2.3.3　美国的相关法规与指导原则

2.3.3.1　法规

21 CFR 201.57(c)(2)[1]是 FDA 处方药说明书【适应证】要求的主要法规依据。下面概括其主要内容。

（1）该项应说明该药的临床应用价值　该项应说明某药适用于疾病或状态或其表现的治疗、预防、缓解、治愈或诊断，或适用于同疾病或状态相关的症状的缓解。

该项应包括下列资料（如果列出的情况合适）：①如果某药仅同主要治疗方式（例如饮食、外科手术、改变行为或其他药物）联合用于适应证，应说明哪种药物是用作主要治疗方式的辅助手段。②如果获得的证据，仅仅在选择的较大人群的亚群（例如轻微疾病的患者或特殊年龄组的患者）中，支持药品或生物制品的安全性和有效性，或如果适应证是根据 21 CFR 314.510 或 601.41 项下的替代终点批准的，应简要描述药品应用的限制和任何预期临床效益的不确定性，并说明参考【临床研究】项对所获证据的讨论。③如果特定检测对需要某药患者的选择或监测是必要的（例如微生物敏感性试验），应说明这种检测的特点。④如果应用限制或预期临床效益不确定性与推荐的给药间隔、适当的治疗持续时间（如果这种治疗应受限制）或任何剂量调整有关，应简要描述这种资料，并说明参考【用法用量】项更详细的资料。⑤如果从安全性考虑以至于该药应保留用于特殊状况（例如其他药物难治的病例），应列出这种信息的说明。⑥如果有在长期用药之前必须满足特殊条件（例如特定患者在短期试验中对药物反应性的论证），应说明该条件；或者，如果长期使用的适应证与短期使用不同，应说明各自使用的特殊条件。

（2）有效性或安全性缺乏证据的说明　如果一般认为某种药品对某种用途可能有效或如果该药一般用于某种状态，但多数与这种用途和状态相关的证据显示，该药无效或该产品的治疗效益一般不超过其风险。FDA 可要求该项应说明该药对那种用途或状态有效性或安全性缺乏证据。

（3）与其他药比较应有大量证据支持　比较某药与其他药（除生物制品外）对同一适应证安全性或有效性的任何描述，都应有来自 21 CFR 314.126(b) 定义的足够的良好对照研究的大量证据支持，除非根据 21 CFR 201.58 或 314.126(c) 豁免这种要求。而生物制品的这种描述必须有大量证据支持。

（4）适应证应有大量有效性证据支持 列在本项中的药品（不包括生物制品）的所有适应证，必须获得根据 21 CFR 314.126（b）定义的足够的良好对照研究的大量有效性证据支持，除非根据 21 CFR 201.58 或 314.126（c）规定豁免这种要求。在说明书其他项目中不得暗示或提出没有包括在本项目中的适应证或用途。列入本项的生物产品所有适应证必须获得大量有效性证据支持。在说明书其他项目中不得暗示或提出没有包括在本项目中的适应证或用途。

2.3.3.2 FDA《人用处方药和生物制品说明书的适应证和应用项目——内容和格式供企业用指导原则（草案）》

FDA 于 2018 年 7 月发布了《人用处方药和生物制品说明书的适应证和应用项目——内容和格式供企业用指导原则（草案）》[2,3]。

2.3.3.3 FDA《按照加快审批管理途径批准的人用处方药和生物制品的说明书的指导原则（草案）》

FDA 于 2014 年发布了《按照加快审批管理途径批准的人用处方药和生物制品的说明书的指导原则（草案）》[10,11]，特别强调根据测定早于可逆性病况或死亡出现的替代终点或临床终点批准药品的说明书，【适应证】项目应包括药物应用限制和预期临床效益不确定性的简要描述。

参考文献

[1] Administrative Committee of the Federal Register. 21 CFR 201.57 Specific requirements on content and format of labeling for human prescription drug and biological products described in §201.56(b)(1)[EB/OL]. (2018-04-01)[2019-07-30]. https://www.accessdata.fda.gov/scripts/cdrh/cfdocs/cfcfr/CFRSearch.cfm? fr=201.57.

[2] FDA. Indications and usage section of labeling for human prescription drug and biological products -content and format guidance for industry (Draft)[EB/OL]. (2018-07-06)[2019-07-30]. https://www.fda.gov/downloads/Drugs/GuidanceComplianceRegulatory Information/Guidances/UCM612697.pdf.

[3] 萧惠来. FDA 对药品说明书适应证项目的要求 [J]. 药物评价研究，2018，4（11）：1933-1940.

[4] GlaxoSmithKline. Full prescribing information for CEFTIN (cefuroxime axetil) tablets for oral use and CEFTIN (cefuroxime axetil) for oral suspension [EB/OL]. (2019-04-25)[2019-12-03]. https://www.accessdata.fda.gov/drugsatfda_docs/label/2019/050605s051，050672s037lbl.pdf.

[5] Janssen Pharmaceuticals Inc. Full prescribing information for ULTRAM (tramadol hydrochloride) tablets，for oral use（2019-10-07）[2019-12-03]. https://www.accessdata.fda.gov/drugsatfda_docs/label/2019/020281s045lbl.pdf.

[6] 王玉珠，萧惠来. 处方药说明书中适应证项撰写要点和实例分析 [J]. 药物评价研究，2015，38 (1)：17-22.

[7] 国家食品药品监督管理局. 化学药品和治疗用生物制品说明书规范细则 [EB/OL]. (2006-05-10)[2019-07-30]. http://www. cde. org. cn/policy. do? method＝view&.id＝274.

[8] 化学药品、生物制品说明书指导原则课题研究组. 化学药品、生物制品说明书指导原则 (第二稿)[EB/OL]. (2004-03-01)[2019-07-30]. http://www. cde. org. cn/zdyz. do? method＝largePage&.id＝44.

[9] EC. A Guideline on Summary of Product Characteristics (SmPC)[EB/OL]. (2009-09)[2019-07-30]. https://ec. europa. eu/health//sites/health/files/files/eudralex/vol-2/c/smpc _ guideline _ rev2 _ en. pdf.

[10] FDA. Guidance for Industry Labeling for Human Prescription Drug and Biological Products Approved Under the Accelerated Approval Regulatory Pathway (Draft)[EB/OL]. (2014-03-24)[2019-07-30]. http://www. fda. gov/Drugs/GuidanceComplianceRegulatoryInformation/Guidances/ucm065010. htm.

[11] 萧惠来. FDA 对处方药说明书［适应证］的要求 [J]. 药物评价研究，2014，37 (5)：396-400.

（萧惠来）

第 3 章

【用法用量】的撰写

处方药说明书中的【用法用量】是临床医师确定给药方案的重要依据。本章介绍说明书【用法用量】项目的撰写内容、格式以及撰写的注意事项；举出实例说明目前该项目撰写存在的问题及其如何正确撰写；介绍我国和欧美的相关法规与指导原则。

3.1 撰写要点

目前我国有关说明书撰写的法规与指导原则对【用法用量】项目的撰写规定，都是原则性的，缺乏具体、细致地描述。因此本节主要参考 FDA 的相关法规与指导原则[1]，说明撰写要点。

3.1.1 撰写内容

【用法用量】部分应包括针对每一适应证的下列资料，这些资料应与药物用法用量的安全和有效有关。

3.1.1.1 基本给药方法资料

这部分必须包括下列资料：①初始剂量，如与一般推荐的剂量不同，应包括推荐初始剂量。②一般推荐的剂量、给药方案（例如，单次或分次给药、给药时间、基础方案和强化方案）和剂量范围。③剂量调整方案（titration regimen，指患者根据用药效果调整用量再确定以后用药剂量的方案），如有这种情况，应给出方案。④疗程，当要限制给药持续时间时（例如，因为缺乏长期使用资料及存在与长期用药毒性、蓄积毒性或耐受性相关的毒性方面的顾虑），应提供疗程。⑤给药途径。⑥滴注持续时间（或速率），如必要应提供滴注持续时间（或速率）。在描述剂量范围和疗程时，如果已知超过某剂量或某疗程，药物不另外增加益处，必须明确那个剂量或疗程。此外，如果已知超过某剂量或疗程，毒性增大到风险超过效益，必须明确那个剂量或疗程。

3.1.1.2 评估有效性的监测

这部分应提供评估有效性应做的所有监测资料，尽可能包括下列资料：①监测类型和频率。②预期治疗效应开始的时间。③如何根据监测结果调整剂量。④如果明显缺乏有效性，依据什么停药。

3.1.1.3 评估安全性的监测

这部分应明确所有具体的安全性监测措施，这些措施应在开始治疗前实施（例如，在肿瘤坏死因子α抑制剂治疗开始前的结核菌素皮肤试验）或在治疗期间决定是否停药、是否保留或增加重复给药的剂量、是否推迟循环给药的另一个疗程或另外调整剂量或方案。例如，如果事先确定了中性粒细胞最低值，在可致中性粒细胞减少的化学药品的说明书可说明，在可能采取下一个治疗周期之前，要做中性粒细胞计数，根据中性粒细胞减少程度，确定何时中断治疗、中断多久以及对已有严重中性粒细胞减少的患者，如何调整下一个周期的剂量。如果剂量调整方案复杂（例如，方案取决于多个毒性事件的类型和严重性），方案一般应以表、流程图或计算方法展示。【用法用量】部分应同【注意事项】部分的安全性问题讨论相互呼应。

3.1.1.4 治疗血药浓度的监测

如果维持药物或其代谢物特有治疗血药浓度是重要的，这部分应明确所期望的血药浓度并应说明评价治疗血药浓度所需的监测方法及如何根据检测结果调整剂量。

3.1.1.5 因药物相互作用的剂量调整

这部分应讨论与给药方案（例如，减少用量、与另一药物给药相关的给药时间）密切相关的药物相互作用。这种讨论还应与说明书其他部分（例如，药物相互作用、临床药理学）更详细的药物相互作用的讨论相呼应。如果有药物相互作用出现或可能出现的资料，但没有为防止或控制相互作用调整用量的具体建议，那么这种相互作用通常不包括在【用法用量】部分。

3.1.1.6 特殊患者人群的剂量调整

这部分必须讨论特殊患者人群必要的剂量调整，包括儿科年龄群、老年年龄群、种族群、遗传特征所决定的患者群以及肾病或肝病的患者群。例如，如何根据体重调整儿科患者群剂量的图表；说明如何根据肌酐清除率调整肾病患者的剂量。【用法用量】部分应提供在什么情况下建议进行剂量调整（例如，特殊人群的用法、临床药理学）。如果有特殊人群代谢或排泄的差异或可能有差异的资料，但没有针对些差异调整剂量的具体建议，那么这种资料可不包括在【用法用量】部分。

3.1.1.7 给药方案依从性需要考虑的重要问题

这部分必须包括需要考虑的给药方案依从性的重要问题。如果严格遵守给药方案特别重要，那么这部分应说明为什么重要及不依从的可能后果。例如，①如果 q8h 给药特别重要，就不能采用方便的 tid 给药，这部分应说明 q8h 给药的重要性。②如果服用药物与进食相关（如空腹、进食）或需在合并给予的另外药物相关的特定时间给予，那么这部分应说明给药时间的重要性。③如果有足以支持漏给 1 次或数次药怎么做的建议资料，那么该建议应包括在这部分中（例如，如果漏掉预期的给药，而下一次给药在 2h 内，可不予补给）。

3.1.1.8 前期用药和同时用药的资料

（1）前期用药 这部分应说明相关药物重要的前期用药（premedication）。例如，如果某药很可能引起过敏反应，并需前期用药，以便把这种可能性降到最低，那么这部分应说明前期用药方案并应与说明书其他部分的过敏反应的详细讨论相呼应。这部分还应讨论为了使曾有不良反应的患者继续使用该药（如果已限制患者选择其他治疗），可能采用的前期用药（若有的话）以及给药前矫正血容量严重不足或调整血容量所需要的水化方案。

（2）同时用药 这部分应明确并描述拟把毒性降到最低（例如，与化疗药同时给予的止吐药）或增强疗效（例如，在急性冠状动脉综合征，与抗栓药或溶栓药同时给予的肝素）的所推荐的同时用药。如果已证实某药仅仅在同其他治疗并用时才有效（例如，附加抗癫痫治疗），那么这部分应明确这种治疗并应同【适应证】部分的合并治疗的讨论相呼应。

3.1.1.9 重要的用法说明

这部分应包括对安全有效用药重要的特殊用法说明。例如，①对复杂剂型，这部分应描述重要的用法说明（例如，缓释片剂不能碾碎或嚼碎片子）。②这部分可包括讨论在有足够信息支持推荐替代方案的情况下，为吞咽困难的患者服用固体口服剂型提供替代方案。③对注射剂型，这部分应说明该药是否光敏感或用药前是否需避光，以及应明确合适的容器、遮光物和输液管〔玻璃、塑料、聚氯乙烯（PVC）]。④对肌内给药或皮下给药的药物，如相关，这部分应指出首选的注射部位（例如，臀肌、三角肌、大肌肉）。这部分还应指出注射部位是否必须轮换（如需要轮换，应说明轮换方式），给出注射部位准备的特殊说明以及注射过程使用的特殊装置或其他设备的说明。⑤对静脉内给予的药物，这部分应确定可能的输液反应并讨论如何控制，并应与说明书中其他较详细的讨论相呼应。这部分还应明确静脉内给药的有关限定（例如，仅经中心静脉给予、仅用生理盐水稀释、避免有动脉内暴露风险的静脉内给药方法）。

3.1.1.10 需事先处理药品的特殊内容

（1）重新配制的药品　对需要重新配制的药品，这部分应包括下列必不可少的药物用法用量资料。①稀释、制备和给药剂型的说明。②给药溶液终强度（浓度）以 1mL 中活性成分质量（mg）表示（除非其他强度单位更合适）。③保持药物或重新配制品稳定性所需的贮藏条件。

这部分还应详细说明，如在适当条件下贮藏，保证重新配制品稳定性和无菌状态的持续时间。

（2）其他需事先处理的药品　对给药前需要某种形式的处理而非重新配制的药品（例如，抽入注射器贮存、稍后使用的产品；用前必须加热到室温的冷藏产品），这部分应讨论适当的操作方法、稳定性、无菌和给药方法。

3.1.1.11 肠外给药产品的特殊内容

对肠外给药的产品，这部分必须包括下列必不可少的药物用法用量资料。①给药速度［通常以单位时间的质量（mg）或体积（mL）表示］或滴注持续时间。②药物和稀释液的相容性和不相容性的基本资料。③下列语句的逐字描述："只要溶液和容器允许，给药前应肉眼检查肠外给药药品的不溶性微粒和颜色变化"。

如果肠外给药产品需要重新配制，也要求"3.1.1.10（1）"中所列资料。

3.1.2 撰写格式

这部分阐述【用法用量】内容的格式和组织结构。该部分信息多寡和信息类别在不同药品有相当大的差异，因此，可采用不同的组织结构方案，以便更好地介绍这类资料。

3.1.2.1 与用量或用法相关的安全信息

在特殊情况下，某些有关给药资料对临床医师特别重要，应位于基本给药资料之前，通常放在【用法用量】部分起始处。如果不了解某一资料或不遵守某一建议可给患者造成严重后果，那么这种资料应单独放在基本给药资料之前。可放在基本给药资料之前的重要给药资料或建议的实例包括：①给药途径错误可能造成混乱状态和严重安全性后果的给药途径（例如，仅供局部使用或仅供静脉内使用）。②在治疗初期需要住院治疗或严密监测生命功能的情况（例如，连续心电图监测）。③有关静脉内给药的重要资料，例如，下列说明"给药前的药物稀释、缓慢滴注或不能用 PVC 容器和给药装置"。④避免或减少危及生命不良反应的必要的前期给药。⑤错误操作可能对患者或可能接触药品的其他人员造成严重后果的特殊配药操作。⑥给予有生殖毒性的药物之前，必须检验排除妊娠。⑦限制销售机构。

处于【用法用量】起始处的重要资料或建议的较详细讨论应与说明书其他有关部分相呼应。

3.1.2.2 基本给药方法资料

一般，【用法用量】部分应首先介绍主要拟用人群的基本给药方法资料（3.1.2.1 所述情况除外）。这种资料可用使资料清楚而易懂的粗体字、表格或其他形式介绍。基本给药方法资料应包括下列与药品有关的资料类型，也可包括其他资料（见 3.1.1.1）：①初始剂量（如与通常推荐的剂量不同）。②通常推荐的剂量和给药方案。③剂量调整方案。④给药持续时间（如果要限制持续时间）。⑤剂量范围。⑥给药途径。⑦滴注持续时间（或速率）（如适用）。⑧剂量水平上限（超过该上限不能保证安全或有效）。

3.1.2.3 其他与药品用法用量相关的资料

基本给药方法资料之后应为上述 3.1.1 小节所述的同用法用量有关的已知其他资料。介绍的不同类型资料顺序，应反映资料在药品用法用量的安全和有效方面的相对重要性。例如，如果服药同进食的关系对有效性或安全性很重要，那么，这种资料应直接放在基本给药方法资料之后。应使用分类的小标题（如合适），以便使这部分内容，成为读者容易理解的另外的相关资料（例如儿童用药、肝损害患者用药、前期用药方案、注射说明）。

3.1.2.4 多适应证的药品

对多适应证的药品，重要的是【用法用量】部分应阐明哪种资料普遍适用和哪种资料只适用于某个或某些适应证。

一般，针对某个适应证的给药方法资料，应在采用同【适应证】部分同样的编号小标题项下介绍（即，如果在"1　适应证"的"1.1"节中描述某适应证，则该适应证的给药方法资料，应在"2　用法用量"的"2.1"节中描述）。但如果某一药物有多个适应证且每个适应证的用法用量都相同，则上述资料应在单独一节或小节中介绍。

针对某适应证的给药方法资料（如果有）其后应为上述 3.1.1 小节所描述的其他有关用法用量资料，这些资料通常适用于所有适应证。这部分资料应如上面 3.1.2.3 所描述的那样予以介绍。如果资料针对 1 个以上适应证而不是所有适应证，为节省篇幅，这种资料可仅讨论 1 次，而不必在每个适应证重复讨论。讨论应说清楚某资料适用于哪种适应证。

3.1.3　撰写注意事项

说明书的【用法用量】项目应准确地反映科学证据，应包括必要的信息以清晰地表达药物的使用。除按照以上要求和格式进行【用法用量】的撰写外，还需注意以下问题。

药物的用法用量还可能在说明书中的不同部分进行不同详细程度的讨论。例如，药物相互作用、在特定人群中的使用以及其他部分中的信息可能导致建议在特定情况下改变通常的给药方案或在给药时采取额外的预防措施，因此需要在【用法用量】部分进行一些讨论。

通常，用法用量的信息在【用法用量】部分最相关，并且应该包含对用法用量信息最详细的讨论。说明书的其他部分应仅讨论与该部分目的相关的方面。提供以下一般原则和示例，以帮助申请人决策何时将来自说明书其他部分的信息包括在【用法用量】部分中。

① 通常，只有当信息对用法或用量有具体影响时，才应在【用法用量】部分讨论说明书中其他部分的信息。适当放在【用法用量】部分的信息可能包括：

- 在某些情况下降低通常的剂量。
- 避免通常为患者的病情处方的另一种药物。
- 改变给药的时机以减轻潜在的相互作用。
- 在给药时采取不寻常的预防措施（例如，由于渗出的严重后果）。

② 在【用法用量】部分中对来自说明书其他部分信息的讨论应仅限于根据该信息如何影响药物的用法和用量。

③【用法用量】部分的讨论应交叉参考说明书其他部分中更详细的讨论。

例如，如果试验证实具有药物相互作用，并导致在与相互作用药物共同给药时需修改药物用量，则应在【用法用量】部分提及该相互作用。讨论通常应限于建议的用量修改，省略对相互作用的机制、研究结果或将在【药物相互作用】或"临床药理学"部分中提供的相互作用的其他细节的讨论。但，如果基于共用代谢途径推测存在药物相互作用，而没有足够的信息来支持特定的剂量调整，则通常不应在【用法用量】部分讨论该相互作用。

3.2 案例分析[2]

3.2.1 合格案例

案例 1 替吉奥胶囊

【用法用量】 替吉奥胶囊用于联合顺铂治疗不能切除的局部晚期或转移性胃癌。

一般情况下，根据体表面积按照下表决定成人的首次剂量。用法为每日 2 次、早晚餐后口服，连续给药 28 天，休息 14 天，为一个治疗周期。给药直至患者病情恶化或无法耐受为止。

体表面积/m²	首次剂量（按替加氟计）
<1.25	每次 40mg
1.25~1.5	每次 50mg
≥1.5	每次 60mg

可根据患者情况增减给药量。每次给药量按 40mg、50mg、60mg、75mg 四个剂量等级顺序递增或递减。若未见本药所导致的实验室检查（血常规、肝肾功能）异常和胃肠道症状等安全性问题，且医师判断有必要增量时，则可按照上述顺序增加一个剂量等级，上限为 75mg/次。如需减量，则按照剂量等级递减，下限为 40mg/次。连续口服 21 天、休息 14 天，给药第 8 天静脉滴注顺铂 60mg/m²，为一个治疗周期。给药直至患者病情恶化或无法耐受为止。

用法用量的注意事项：

1. 可根据患者情况，参照下述标准增减给药量。

减量	首次剂量	增量
停药	每次 40mg	每次 50mg
停药←每次 40mg	每次 50mg	每次 60mg
停药←每次 40mg←每次 50mg	每次 60mg	每次 75mg

每个周期内增量不得超过一个剂量等级。

2. 若需缩短化疗间期，须确认无本药所导致的实验室检查（血常规、肝肾功能）异常和胃肠道症状等安全性问题，但化疗间期不得少于 7 天。不能手术或复发性乳腺癌患者缩短化疗间期的安全性尚未得到证实（无临床用药经验）。

3. 为避免骨髓抑制和急性重症肝炎等严重不良反应，每次化疗开始前须进行实验室检查（血常规和肝肾功能）、全面观察患者的状况，化疗期间至少每 2 周进行 1 次检查。如发现任何异常，必须采取相应措施，如延长化疗间期、按上述规定减量或停药。第一治疗周期或增量时更须密切观察和检查。

4. 基础研究（大鼠）发现空腹服药可改变奥替拉西钾的生物利用度，导致其对氟尿嘧啶磷酸化的抑制作用减弱，从而降低本药的抗肿瘤作用，故须餐后服用。

患者使用注意事项：

患者用药时应注意：

本药为铝塑泡罩包装（PTP），服药前需将药物由泡罩中压出。曾有报道患者误将铝箔板服下，导致食管穿孔，引起严重并发症如纵隔炎。

点评：替吉奥胶囊说明书中【用法用量】部分提供了基本给药方法，包括初始计量、剂量调整方案以及评估安全性的监测，并提供了患者使用的注意事项，是较为全面的【用法用量】撰写。

3.2.2 不合格案例

本节是作者从近年注册报送药审中心的说明书样稿中，收集了 100 例不符合上述撰写要求和违背安全有效用药基本原则的案例。下文通过典型案例，概述各类问题。各案例首先列出报送的说明书【用法用量】内容（全部或部分），随后讨论分析存在的具体问题，有的还给出经药审中心审核后修改的结果。其初衷是使读者从中吸取教训，提高撰写效率，提高说明书【用法用量】项的内容质量。

3.2.2.1 给药剂量问题

在上述 100 例中有 15 例给药剂量描述存在问题。主要表现有：没有剂量单位；没有说明每次给药量；给药剂量有误；将一日量误为一次量；未按要求提供肌内给药和皮下给药的剂量和给药间隔时间；同一抗生素不同厂家说明书的同一适应证用药量相差悬殊；固定的复方制剂要求调整各单药用量；只提及给予大剂量而没有说明具体给药量；只说明不得超过最大给药量而没有提供具体量；只讲每天一次或每天两次而未说明具体给药时间（例如早、中或晚）和各次给药量的分配；用法用量描述不完整。

案例 1　注射用阿莫西林钠

> **【用法用量】**　肾功能正常　成人：依据病情，每次 250mg，每 6～8 小时 1 次。严重感染时，每次 50mg，每 6～8 小时 1 次。

存在问题：成人严重感染用量有误。

审核后修改："严重感染时，每次 500mg，每 6～8 小时 1 次。"

点评：应准确描述药物剂量。

案例 2　酒石酸唑吡坦片

> **【用法用量】**　一般人群应用本品治疗通常应使用最低有效剂量，不得超过最大治疗剂量。成人常用剂量：每日 1 次，每次 10mg。本品应在临睡前服药或上床后服用。

存在问题：【用法用量】中只提及"应用本品治疗通常应使用最低有效剂量，不得超过最大治疗剂量"，但没有给出具体的"最大治疗剂量"。

审核后修改："应用本品治疗通常应使用最低有效剂量，不得超过 10mg。

成人常用剂量：每日 1 次，每次 10mg。本品应在临睡前服药或上床后服用。一晚只服用一次，不得多次服用。"

点评：应明确剂量范围。

3.2.2.2 用法用量与适应证的对应问题

在上述 100 例中有 23 例【用法用量】与【适应证】两个项目相互关系中出现问题。其主要表现为：【用法用量】没有覆盖【适应证】中的全部适应证；【用法用量】中的适应证与【适应证】中的不一致；【用法用量】中出现【适应证】中没有的适应证；【用法用量】中适用儿童的年龄段超出【适应证】中的年龄段；【适应证】仅用于青少年而【用法用量】却扩大用于成人；【用法用量】各项没有与【适应证】各项一一对应；【用法用量】中只列出【适应证】中少数适应证的用量而多数适应证没有给出用量；在【适应证】中提及"加用治疗"，而在【用法用量】只字未提未提如何加用。

案例 3 依诺沙星分散片

【适应证】 本品适用于由敏感菌引起的：1. 泌尿生殖系统感染，包括单纯性、复杂性尿路感染、细菌性前列腺炎、淋病奈瑟菌尿道炎或子宫颈炎（包括产酶株所致者）。2. 呼吸道感染，包括敏感革兰阴性杆菌所致的支气管感染急性发作及肺部感染。3. 胃肠道感染，由志贺菌属、沙门菌属、产肠毒素大肠杆菌、亲水气单胞菌、副溶血弧菌等所致。4. 伤寒。5. 骨和关节感染。6. 皮肤软组织感染。7. 败血症等全身感染。

【用法用量】 本品用量如下：1. 支气管感染，一次 0.3～0.4g，一日 2 次，疗程 7～14 日。2. 急性单纯性下尿路感染，一次 0.2g，一日 2 次，疗程 5～7 日；复杂性尿路感染；一次 0.4g，一日 2 次，疗程 10～14 日。3. 单纯性淋病奈瑟菌性尿道炎，一次 0.4g，单剂量。4. 肠道感染，一次 0.2g，一日 2 次，疗程 5～7 日。5. 伤寒，一次 0.4g，一日 2 次，疗程 10～14 日。

存在问题：【用法用量】中仅列出少数适应证的用量，而多数适应证（细菌性前列腺炎、呼吸道感染、胃感染、骨和关节感染、皮肤软组织感染、败血症等全身感染）没有给出用量。

点评：对于不同适应证需全面列出其用法用量。

案例4　注射用盐酸头孢吡肟

> **【适应证】**　本品可用于治疗成人和2月龄至16岁儿童下述敏感细菌引起的中重度感染……
>
> **【用法用量】**　2月龄以下儿童经验有限。可使用每千克体重50mg剂量。然而2月龄以上儿童患者的资料表明，每千克30mg，每8小时或12小时一次对于1至2月龄儿童患者已经足够。对2月龄以下儿童使用本品应谨慎。

存在问题：【用法用量】中介绍2月龄以下儿童用量，超出适应证规定的适用年龄段。

点评：【用法用量】中用药人群应与【适应证】中的一致。

案例5　甲磺酸多沙唑嗪缓释片

> **【用法用量】**　服用本缓释片时，应用足量的水将药片完整吞服，不得咀嚼、掰开或碾碎后服用。不受进食与否的影响。最常用剂量为每日一次4mg。国外研究资料提示本药最大日剂量为8mg，国内目前尚无此临床经验。

存在问题：在【用法用量】中没有按适应证分别详细说明用法用量。

审核后修改："服用本缓释片时，应用足量的水将药片完整吞服，不得咀嚼、掰开或碾碎后服用。不受进食与否的影响。调整剂量的时间间隔以1～2周为宜。剂量超过4mg易引起过度直立性低血压反应（包括晕厥、直立性头晕/眩晕和直立性低血压）。此外，如停药数日，应按初始治疗方案重新开始用药。

高血压：最常用剂量为每日一次4mg。国外研究资料提示本药最大日剂量为16mg，国内目前尚无此临床经验。

良性前列腺增生：最常用剂量为每日一次4mg。国外研究资料提示本药最大日剂量为8mg，国内目前尚无此临床经验。"

点评：对于不同适应证需全面列出其用法用量。

3.2.2.3　剂量与规格问题

上述 100 例中有 11 例剂量与规格的相互关系出现问题。其主要表现为：成人大规格制剂不能准确分割成儿童用的小剂量；将一片等分多份服用；【用法用量】中要求使用【规格】中没有的规格；要求调整已固定的复方制剂组分含量服用（不可能实现）。

案例 6　拉莫三嗪分散片

> 【规格】　（1）25mg；（2）50mg。
>
> 【用法用量】　注意：如果计算出每日剂量为 1～2mg 时，前两周应服用本品 2mg，隔日一次。如果计算的剂量小于 1mg，则不应服用本品。

存在问题：规格为 25mg 和 50mg，供日服 1～2mg 小儿用，不可行。

审核后修改："儿童（2～12 岁）：服用丙戊酸钠加/不加任何其他抗癫痫药的患者，本品的初始剂量是 0.15mg/(kg·d)，每日服用一次，连服两周；随后两周每日一次，每次 0.3mg/kg。此后，应每 1～2 周增加剂量，最大增加量为 0.3mg/kg，直至达到最佳的疗效。通常达到最佳疗效的维持量为 1～5mg/(kg·d)，单次或分两次服用。"

点评：剂量与规格应相互对应，合理开发制剂规格。

3.2.2.4　剂量调整方案问题

上述 100 例中有 8 例【用法用量】中剂量调整方案出现问题。其主要表现为：只提出需随肾功能异常、不同年龄、症状等调整给药方案，但没有提供具体方案；遗漏重要的剂量调整方案；同样的剂量调整方案前后不一致；表格设计不规范。

案例 7　多西他赛注射液

> 【用法用量】　本品推荐剂量为 75～100mg/m² 滴注一小时，每三周一次。

存在问题：没有提供重要的剂量调整方案。

审核后修改："治疗中调整剂量：本品应用于中性粒细胞计数≥1500/mm³ 的患者。治疗期间，如果患者发生发热性中性粒细胞减少且中性粒细胞数目持续＜500/mm^3 一周以上，出现重度或蓄积性皮肤反应或重度外周神经症状，本品剂量应由 100mg/m^2 减至 75mg/m^2，和/或由 75mg/m^2 减至 60mg/m^2。若患者在 60mg/m^2 剂量时仍然出现以上症状，应停止治疗。"

点评：剂量调整方案是【用法用量】重要的组成部分，需明确。

案例 8　注射用美洛西林钠

【老年用药】　老年患者肾功能减退，须调整剂量。

存在问题：在【老年用药】中提及须调整剂量，但在【用法用量】中没有提供具体方案。

审核后修改："肾功能减退或损伤：对于肾功能减退或损伤的患者，剂量应根据减退或损伤程度来调整。下表的剂量推荐可用于平均体重 70kg 的成年患者，具体仍需医师根据实际情况调整。

正常剂量	肌酸酐清除率下降不同程度的用量		
	＞30mL/min	10～30mL/min	＜10mL/min
2～6g	正常剂量	3/4 正常剂量	1/2 正常剂量

透析患者不必有初始剂量或随访剂量。

肝、肾功能损伤：患者还另有肝功能损伤时，上述推荐剂量必须进一步降低。"

点评：剂量调整方案应具体明确。

3.2.2.5　内容更新问题

上述 100 例中有 7 例【用法用量】中内容更新出现问题。其主要表现为：有关给药量、妊娠和产后期用药、合并用药给药时间或用药种类、制剂处理、用药限制和中国患者特有资料等新内容没有及时补充；没有突出新发现的重要资料。

案例 9　尼洛替尼胶囊

【用法用量】　本品的初始治疗应该在对 CML 患者有治疗经验的医师指导下进行。……

存在问题：【用法用量】没有增加有关与其他药物合用的新内容。

审核后修改："如果临床需要，本品可与造血生长因子如 EPO 或 G-CSF 联合使用，也可与羟基脲或阿那格雷联用。"

点评：应及时补充新的信息。

3.2.2.6 文字表达问题

上述 100 例中有 8 例【用法用量】中的文字表达出现问题。其主要表现为：文中所说"药物"和"其他药物"本应明确，却没有指明是何种药；用词不规范、不专业；在剂量调整表中的剂量项下标示的不是剂量而是给药次数；给药剂量表中标目层次不清或不确切；文字描述不清楚。

案例 10 卡培他滨片

【用法用量】

表 1 根据体表面积计算的卡培他滨标准剂量和降低后的剂量，起始剂量 1250mg/m²

标准剂量 1250mg/m²			需要服用的药片 数量(早晨和晚上)		降低后的剂量(75%) 950mg/m²	降低后的剂量(50%) 625mg/m²
体表面积 /m²	每次给药剂量* /mg		150mg	500mg	每次给药剂量/mg	每次给药剂量/mg

存在问题：表格目标层次不清。

审核后修改：

表 1 根据体表面积计算的卡培他滨标准剂量和降低后的剂量，起始剂量 1250mg/m²

体表面积 /m²	标准剂量		降低后的剂量(75%) 950mg/m²	降低后的剂量(50%) 625mg/m²
	每次给药剂量* /mg	每次给药片数 (早晨和晚上)	每次给药剂量* /mg	每次给药剂量* /mg

点评：应注意表格设计要规范。

3.2.2.7 其他问题

上述 100 例中在给药途径、疗程、特殊人群用药、药品的事先处理、前期用药和同时用药以及重要用法说明等方面也存在一些问题。诸如，是静脉注射还是静脉滴注描述不清；应提供疗程而没有提供；儿童用药方法前后矛盾或缺失；妊娠期、哺乳期用药缺失；妇女用药描述不准确；前期用药和同时用药或重要用法说明遗漏；药物配制描述不清。

案例 11   中长链脂肪乳注射液（C8～24）

【用法用量】 通过外周静脉或中心静脉输注。本品应缓慢静脉输注。……新生儿：可递增至按体重 3g 脂肪/(kg·d)。

存在问题：【用法用量】中只说明新生儿的用法用量，而没有说明其他儿童用法用量。

审核后修改："新生儿 2～3g（最多 4g）脂肪/(kg·d)，相当于 20%：10～15mL（最多 20mL）本品/(kg·d)，或 10%：20～30mL（最多 40mL）本品/(kg·d)。特别是早产儿和营养不足的新生儿，完全不具备成熟的排除甘油三酯和酯类的能力，因此建议必须在严密监视血清甘油三酯情况下，遵守用量规定。应避免出现高脂血症。婴儿和学龄前儿童，20%：5～15mL 本品/(kg·d)，或 10%：10～30mL 本品/(kg·d)。"

点评：应注意不同发育阶段儿童的用量。"

3.3   我国和欧美的相关法规与指导原则

本节介绍有关说明书【用法用量】项目撰写我国和欧美的相关法规与指导原则。目的是使读者对撰写【用法用量】项目有更广泛的视野，当遇到前述"撰写要点"之外的问题时，能在此找到答案。

3.3.1   我国的指导原则

3.3.1.1   《化学药品和治疗用生物制品说明书规范细则》[3]

该细则规定："【用法用量】应当包括用法和用量两部分。需按疗程用药或者规定用药期限的，必须注明疗程、期限。应当详细列出该药品的用药方法，准确列出用药的剂量、计量方法、用药次数以及疗程期限，并应当特别注意与规格的关系。用法上有特殊要求的，应当按实际情况详细说明。"

3.3.1.2   《化学药品、生物制品说明书指导原则（第二稿)》[4]

2004 年我国药审中心起草的该指导原则，虽然未宣布正式公布实施，但可作为撰写说明书的参考。其中有关【用法用量】的内容如下：

应当明确、详细地列出该药品的用药方法，如口服、皮下注射、肌内注射、静脉注射、静脉滴注、外用、喷雾吸入、肛门塞入等。尤其是不同适应证需采用不同的给药方法者，须分别列出，以免误用。

本项应对推荐的常用剂量、常用的剂量范围以及剂量上限进行说明。必要时，应对每个适应证的用药剂量分别描述。

本项也应对推荐的用药间隔、剂量调整的最佳化方法、常用的治疗周期，以及特殊人群（如儿童、老年人、肾病患者、肝病患者）的用药剂量调整等进行说明。某些情况下，本项需要采用图表来说明用药方法。

本项应说明药品的稀释、配制方法及其用法（例如，肠外给药的速率）；并说明药品配制后的稳定性、储存条件及配伍禁忌等。

对于放射性药品，应对受药患者和投药人员说明放射量测定的信息。

药物剂量及用药次数表示如下：

"一次××（或者××～××）（质量或容量单位，如 g、mg、μg、L、mL等），一日×（或者×～×）次"。如该药品为注射液、注射用无菌粉末、片剂、胶囊剂、丸剂、颗粒剂、冲剂、口服溶液剂、膜剂或栓剂等，则需在质量或容量单位后以括号注明相应的计数（如片、粒、包、支、安瓿等）。

有些药物的剂量分为负荷量及维持量；或者用药时从小剂量开始逐渐增量，以便得到适合于患者的剂量；或者必须在饭前或饭后服用，这些事项应详细说明。

需进行疗程用药的则必须注明疗程剂量、用法和期限。

如该药的剂量需按体重或体表面积计算时，则以"按体重一次××/kg（或者××～××/kg），一日×次（或者×～×次）"，或者以"按体表面积一次××/m^2（或者××～××/m^2），一日×次（或者×～×次）"。

临用前需配制溶液或加入溶剂静脉输液的，必须列出所用溶剂的名称和用量以及滴注速度。

3.3.2 EMA 的指导原则[5]

EMA 的 SmPC[5]有关【用法用量】的规定如下：

4.2 剂量学和给药方法

如果医疗处方限制使用，应首先详述限制条件。如果有特殊安全需要，应说明任何建议的特殊限制背景（如，"仅限于医院使用"或"应提供适当复苏设备"）。

剂量学

应规定每种给药方法/途径和每种适应证的剂量。应参考官方建议（例如，初次疫苗接种和使用抗生素以及激发剂量）。应规定每种（如，规定人口亚群的年龄、体重、体表面积）给药间隔的推荐剂量（如，mg、mg/kg、mg/m²）。应使用时间单位表示给药次数（例如，每天一次或两次，每 6 小时一次），为避免混淆，不应使用缩写，如 OD 或 BID。

应注意下列几点描述：推荐的最大单次量，每日量和/或总量；需要递增给药；正常用药持续时间和任何限制，如果必要，需逐渐减量或建议停药；如果漏掉一次或多次给药或呕吐，建议采取措施（建议应尽可能具体考虑建议的给药次数和相关的药动学数据）；建议采取避免某些药物不良反应的预防措施（例如，给予止吐药）与 4.4 项（编者按：4.4 是指 SmPC 的固定编号，下同，而不是本文的编号。）相互呼应；药品摄入与饮料和食物摄入有关，如果与酒精、葡萄柚或牛奶有特殊相互作用，应与 4.5 项相互呼应；如疗程之间有任何观察期资料，应建议重复使用；相互作用要求特殊的剂量调整，应与 SmPC 其他适当的小项（如 4.4、4.5、4.8、5.1、5.2）相互呼应；如果不良反应频繁但短暂而不严重或剂量调整易掌握，也可建议不要过早停止治疗。

如果与特殊产品有关，接着应出现"该药品强度用〈发明名称（*invented name*）〉单位表示。这些单位不能与表示其他〈活性成分名称〉（编者按：〈 〉中的内容是供选择的内容，下同。）制剂强度使用的单位互换。"

特殊人群

如必要，在按重要性排序的定义明确的小项中，应描述特殊患者群的剂量调整和其他剂量学相关信息，例如，老年人群，应当明确在老年人群的任何亚群是否有必要做任何剂量调整，同时与提供老年人信息的其他小项相互呼应，例如 4.4，4.5，4.8 或 5.2 项；肾损害，剂量建议应尽可能准确地描述临床研究的肾损害生化指标的临界值以及这些研究的结果；肝损害，应根据纳入研究的患者规定的肝损害，例如"酒精相关的肝硬化"和研究中使用的规定，例如，患者的 Child-Pugh 评分/分级；特殊基因型的患者，为进一步了解细节，应同时与其他相关小项相互呼应；其他有关特殊人群（如，有其他伴发病的患者或超重患者）。

如合适，应谈及根据临床症状和体征监测和/或实验室检查（包括药品的血浓度）相关的剂量调整建议，并与其他项目相互呼应。

儿科人群

始终应包括特殊的"儿科人群"小项并且采用结合下面出现的可能情况，使所提供的信息包括所有儿科人群的亚群。如果产品适用于儿科人群，应给予每种相关亚群剂量学建议。年龄范围应反映获得的每种亚群文献的效益-风险评估。如果剂量学成人和儿童一样，那么描述这种结果就可以了，剂量学不需要重复。应详述适用的儿科亚群，每次剂量间隔的推荐剂量（例如，mg、mg/kg、mg/m^2）。不同的亚群可能需要不同的剂量信息。如有必要，应考虑用更合适的年龄（例如，孕龄或月经后孕龄），提出对新生儿的建议。根据亚群、临床数据和现有制剂，用体重或体表面积表示剂量，例如"2～4岁儿童，1mg/kg，每天两次"。适当时，药品摄入的时间安排，应该考虑孩子们的日常生活，如上学或睡眠。如果药品适用于儿童而又没有开发合适的儿科制剂，如何获得临时配制品的详细说明将包括在6.6项中并与4.2项相互呼应。不同亚群的剂量和给药方法可用列表的形式表示。

如果在某些或所有儿科亚群没有适应证，可不提出剂量学建议，但应使用下列标准描述（一个或数个结合）概述现有资料：××药在 X～Y 年龄〈月龄、年龄〉〈或任何其他有关亚群，例如，体重、青春期年龄、性别〉儿童的〈安全性〉〈和〉〈有效性〉尚未确定。还应增加下面一种描述：〈没有获得资料〉或〈在〈4.8〉〈5.1〉〈5.2〉项描述了目前获得的资料但不能提出剂量学建议〉。××药不应用于 X～Y 年龄〈年龄、月龄〉〈或任何其他相关的亚群，例如，体重、青春期年龄、性别〉的儿童，因为〈安全性〉〈有效性〉所致，〈所述〈安全性〉〈有效性〉与详述数据的项目（例如，4.8或5.1项）相互呼应〉。在〈儿科人群〉〈年龄 X～Y 的儿童〉〈年龄、月龄〉〈或任何其他亚群，例如，体重、青春期年龄、性别〉的〈具体适应证的〉适应证中，××药没有相关的应用。

××药禁用于年龄 X～Y〈年龄、月龄〉〈或任何其他亚群，例如，体重、青春期年龄、性别〉〈在适应证……〉的儿童，（与4.3项相互呼应）。

如果对一些或所有儿科人群的亚群给药，有更合适的规格和/或剂型（例如，供婴儿用的口服液），这些可以在不太适合 SmPC 其他项目的4.2项提及。例如，其他剂型/规格可能更适合这种人群给药。

给药方法

应在这的特殊小标题"操作和给药前的注意事项"中提及，任何与医疗专业人员（包括孕妇保健专业人员）、患者或护理人员有关的药品（如细胞毒类药品）操作和给药方法的特殊注意事项并与 6.6 项（或 12 项）相互呼应。

为正确给药和使用，应在这给出给药途径和简要的有关使用说明。有关配制等说明的资料，应置于 6.6 项的"使用药品处理和其他药品操作的特殊注意事项"中（或 12 项中）并相互呼应。

如果有数据支持，应尽可能明确地给出有助于给药或易于接受的变通给药方法的资料（例如，压碎药片、切割药片或透皮贴剂、研磨药片、打开胶囊、混入食品、溶于饮料的可能性，如果可按一定比例给药，则可描述）特别是经饲管给药。

应说明与剂型有关的使用的任何特殊建议，例如，包衣片不应咀嚼，因为味道不好；肠溶片不应压碎，因为包衣可防止〈对 pH 敏感的降解〉〈对肠道的刺激作用〉；包衣片不应被破坏，因为包衣目的是确保缓释（见 5.2 项）。

对肠外制剂，应提供静脉注射或滴注速率资料。可安全给药的最大浓度资料，对肠外制剂（在常常限制液体量的儿童，特别是新生儿）可能有用（例如，"不超过 Y/毫升溶液的 X mg"）。

3.3.3 美国的相关法规与指导原则

FDA 对处方药说明书【用法用量】项撰写的内容和形式有详细要求。分别说明了下列内容的撰写方法：基本给药方法；有效性、安全性和治疗血药浓度监测；药物相互作用和特殊患者群的剂量调整；给药方案的依从性；前期用药和同时用药；重要用法说明；药品的事先处理和胃肠外给药。对与用法用量相关的重要安全性信息、基本给药方法和其他用法用量的相关资料以及多适应证的用法用量的撰写格式也提出了建议。

3.3.3.1 法规

21 CFR 201.57(c)(3)[6] 是 FDA 处方药说明书【用法用量】要求的主要法规依据。下面概括其主要内容。

（1）本部分需尽可能恰当的陈述推荐剂量。

（A）剂量范围。

（B）未经证明安全有效的或者超过随着剂量的递增而无法提高有效性的最高剂量。

（C）每个适应证和亚组人群的剂量。

（D）建议的剂量间隔。

（E）调整剂量的最佳方法。

（F）应限制治疗时间的通常治疗时间。

（G）根据临床药理学数据（例如具有临床意义的食物效应）提出剂量建议。

（H）因药物相互作用或特殊人群（例如儿童、老年组、按遗传特征确定的群体或患有肾脏或肝脏疾病的患者）所需的剂量修改。

（I）关于遵守给药方案的重要考虑。

（J）药物或其代谢物的有效或毒性浓度范围和治疗浓度窗口（如已确定且具有临床意义）。当治疗药物浓度监测（TDM）是必要的，TDM 的信息也必须包括在本节。

（2）如果不包括在这一部分，给药方案不得暗示或建议在标签的其他部分。

（3）必须说明接受放射性药物的患者和使用放射性药物的人的辐射剂量学信息。

（4）本节还必须具体说明稀释、配制（包括当根据指示配置溶液得到最终剂量溶液的浓度，即按照每毫升重新组成溶液中的有效成分（毫克计），除非另一种计算剂量更合适）以及如果需要的话，包括药物剂型的给药方式（以 mg/min 为单位的注射速率；重要时，重组药物稳定性的储存条件；如果药物在体外与其他药物或稀释剂混合，关于药物不相容性的基本信息；以及对肠外药物的以下逐字说明："在给药前，只要溶液和容器允许，就应对肠外药物产品进行目视检查，以确定是否有微粒物质和变色。"）

3.3.3.2　FDA《人用处方药和生物制品说明书的用量和用法部分——内容和形式指导原则》

FDA 于 2010 年 3 月发布了《人用处方药和生物制品说明书的用量和用法部分——内容和形式指导原则》[1]。该指导原则详细地说明了 FDA 对药品说明书【用法用量】项目的内容和格式的要求[7]。

参考文献

[1] FDA. Guidance for industry dosage and administration section of labeling for human prescription drug and biological products-content and format [EB/OL]. (2010-03-22) [2019-07-30]. https://www.fda.gov/regulatory-information/search-fda-guidance-documents/content-and-format-dosage-and-administration-section-labeling-human-prescription-drug-and-biological.

[2] 王玉珠，萧惠来. 处方药说明书 [用法用量] 项的撰写要点和案例分析 [J]. 现代药物与临床，2015，30 (3)：334-340.

[3] 国家食品药品监督管理局. 化学药品和治疗用生物制品说明书规范细则 [EB/OL]. (2006-05-10) [2019-07-30]. http://www.cde.org.cn/policy.do? method=view&id=274.

[4] 化学药品、生物制品说明书指导原则课题研究组. 化学药品、生物制品说明书指导原则（第二稿）[EB/OL]. (2008-09-04) [2019-07-30]. http://www.cde.org.cn/zdyz.do? method=largePage&id=44.

[5] EMA. A guideline on summary of product characteristics (SmPC) [EB/OL]. (2009-09) [2019-07-30]. https://ec.europa.eu/health/sites/health/files/files/eudralex/vol-2/c/smpc_guideline_rev2_en.pdf.

[6] Administrative Committee of the Federal Register. 21 CFR 201.57 Specific requirements on content and format of labeling for human prescription drug and biological products described in §201.56(c)(2) [EB/OL]. (2018-04-01) [2019-07-30]. https://www.ecfr.gov/cgi-bin/text-idx? SID=467396391e8b4b96742e806bf1c0b8e7& mc=true& node=se21.4.201157& rgn=div8.

[7] 李雪梅，萧惠来. FDA《人用处方药和生物制品说明书的用量和用法部分指导原则》概述 [J]. 中国新药杂志，2011，20 (6)：493-496.

（高丽丽　王玉珠）

第 4 章

【不良反应】的撰写

药物不良反应是与药物使用有关的、不期望产生的效应。处方药说明书的【不良反应】项目，应主要包括医护人员对患者做处理决定时起重要作用的药物安全性信息，并应以清晰而易懂的形式描述。

4.1 撰写要点

4.1.1 撰写内容

不良反应包括症状和体征、实验室检查以及其他重要功能指标的变化。药物不良反应并不包括用药期间观察到的所有不良事件，而是仅仅包括不良事件中与药物有某些因果关系依据的事件。不良反应项目既包括处方药物的不良反应，也包括相同药理活性和化学相关类别的药物出现的不良反应（如果合适）。该项目应分别列出临床试验确定的不良反应和根据药物上市后自发报告确定的不良反应。

4.1.2 撰写格式

根据上述原则收集的不良反应资料，在【不良反应】项目中按照最重要的不良反应、临床试验的不良反应和自发报告不良反应的先后次序描述。三部分可采用的具体描述方式分别如下。

（1）最重要的不良反应 在【不良反应】项目，应首先列出所有严重的反应和说明书其他项目较详细描述的其他重要不良反应，并与说明书这些项目相互呼应，特别是"警示语"或【注意事项】。其次，列出最常见的不良反应，以及在临床试验期间，导致停药或其他临床干预发生率较大的不良反应。

（2）临床试验的不良反应 临床试验确认的不良反应是【不良反应】项目的主要内容。临床不良反应项目应包括某发生率或超过该发生率的所有反应的常见不良反应表、单独的低于该发生率的不常见不良反应表以及对临床有重要影响的不良反应的性质、发生率、严重性、持续时间、剂量-效应和人口统计学特点的其他详细资料。同时，除非对照组数据不明确或描述对照组的发生率可能造成误导，通常应描述药物和所有对照组（阳性或安慰剂对照）的不良反应发生率。如果不能明确比较发生率，应将不良反应列入适合该药安全性数据库的特定发生频率范围的组内，或者如果发生率范围不能确定，应叙述确定性的不良反应。除不良反应表（包括常见和不常见不良反应表）之外，该项应列出用某种药物和同样药理学活性和化学上相关类别药物出现的不良反应表。

表中不良反应可按照人体系统、反应严重性或发生率递减次序，或综合这些因素分类。在同一类中，不良反应应以发生率递减次序列出。如果发生率资料不明确，则应按照严重性递减次序列出。不良反应的发生率以分数或百分率表达，不良反应频率定义如下：十分常见（$>10\%$）、常见（$1\% \sim 10\%$）、偶见（$0.1\% \sim 1\%$）、罕见（$0.01\% \sim 0.1\%$）、十分罕见（$<0.01\%$）、未知（频率无法根据可用数据进行估算）。

表格之前应有资料来源的说明（例如，临床试验、暴露总数、暴露的程度和性质）。

不良反应表的注释。对于临床密切相关的不良反应，其常见和不常见不良反应表，必须附加有关不良反应性质、发生率、严重性、剂量-效应和人口统计学特点的其他详细资料。各项资料及其要求包括关于性质、发生率和严重性的资料；剂量-效应资料；人口统计学亚群和其他亚群；多项不良反应；药物组分。

（3）自发报告不良反应　【不良反应】部分必须列出确认的国内外自发报告不良反应表。该表必须与临床试验确认的不良反应表分开，并且还要位于对不良反应做必要说明的资料之后。同时，应在描述自发报告不良反应之前说明，不良反应已在药品获得批准后使用期间被确认。由于这些反应来自数量不定人群的自发报告，不可能准确判断其发生率或确定与药物暴露的因果关系。

4.1.3　撰写注意事项

（1）资料汇总　如果研究设计、研究人群和不良反应发生率，没有明显的研究间的差异，可以全部合并多项研究的安全性数据，这样，可增加不良反应发生率的精确度。

（2）判断不良反应　不良事件限于与药物使用有一定因果关系依据的不良事件。下列因素可作为考虑依据：①报告频率；②药物不良事件发生率是否超过安慰剂；③剂量-效应的程度；④不良事件同药物药理学一致的程度；⑤事件时间与药物暴露时间的关系；⑥有激发与没有激发的情况；⑦是否了解相关药物所致的不良事件。

（3）不良反应的排序　在列表内，不良反应要以人体系统、严重性、发生率递减次序或这些因素的组合分类。在一类中，不良反应要按发生率递减次序列出。如果不能准确确定发生率，不良反应要按严重性递减次序列出。

（4）罕见严重不良反应　如果严重不良事件（如肝衰竭、粒细胞缺乏、横纹肌松解、特发性血小板减少性紫癜、肠套叠）是无药物治疗情况下罕见的，即使发生率很低，也认为与药物有因果关系。因此，除非明确排除因果关系，即使仅有 1、2 例报告，也一般列入不良反应。

（5）亚群发生率　特有反应（如月经不规则）应以适当的分母确定，并应在脚注中显示分母。如果仅收集一个患者亚群或研究亚群所特有的不良反应发生率（例如，对实验室检验的不良影响），应在脚注中注释其实际情况。

（6）阴性发现　如果在设计和效力足够的试验中，确实证明没有反应，可报告阴性发现。

（7）显著性检验　其结果应省略，除非它们提供有价值的资料，并有充分设计和高效力研究中事先的假设为依据。

（8）更新　应至少每年评价一次不良反应内容，以保证其资料最新。资料来源包括批准上市后流行病学研究、与安全性相关的补充资料和上市后不良事件的其他分析资料（文献或自发报告病例）。说明书应与新近从对照试验或自发报告获得的资料以及相关药物类别说明书的进展保持一致。当有与【不良反应】部分不一致的可靠的新不良反应资料时，应删除或给予适当地修改。当新资料可能使说明书变得不准确、错误和令人误解时，申请人必须更新说明书。

4.2　案例分析

4.2.1　合格案例

案例 1　利伐沙班片说明书（节选）

【不良反应】　以下不良反应同时在本说明书的其他章节讨论：

出血风险（参见【注意事项】）

脊柱/硬膜外血肿（参见"警示语"及【注意事项】）

临床试验

由于临床试验实施的条件不同，在一种药物的临床试验中观察到的不良反应发生率不能与在另一种药物的临床试验中观察到的发生率直接对比，且可能无法反映临床实践中观察到的发生率。

在针对已获批的适应证的临床开发期间，有 27694 名患者使用利伐沙班。包括 7111 名接受利伐沙班 15mg 或 20mg 口服，每日一次治疗，平均持续 19 个月（5558 名持续 12 个月以及 2512 名持续 24 个月）以降低非瓣膜性房颤卒中及体循环栓塞风险的患者（ROCKET AF）；6962 名接受利伐沙班 15mg 口服，每日两次，持续三周，之后 20mg 口服，每日一次（EINSTEIN DVT、EINSTEIN PE），或接受 10mg 或 20mg 口服，每日一次（EINSTEIN Extension、Einstein Choice）以治疗 DVT 和 PE，并降低 DVT 和/或 PE 复发风险的患者；4487 名接受利伐沙班 10mg 口服，每日一次治疗以预防髋关节或膝关节置换手术后 DVT 的患者（RECORD 1～3）；9134 名接受利伐沙班 2.5mg 口服每日两次与阿司匹林 100mg 每日一次联合治疗，用于慢性冠状动脉疾病（CAD）或外周动脉疾病（PAD）患者（COMPASS），以降低心血管事件风险。

出血

使用利伐沙班时最常见的不良反应为出血（参见【注意事项】）。

用于非瓣膜性房颤成年患者，降低卒中和体循环栓塞的风险

在 ROCKET AF 试验中，与永久性停药相关的最常见的不良反应为出血事件，发生率为利伐沙班组 4.3%、华法林组 3.1%。在两个治疗组中因非出血不良事件而停药的发生率接近。表 1 显示了在 ROCKET AF 研究中经历各种类型出血事件的患者人数。

表 1　在 ROCKET AF 研究中的出血事件*——治疗期加 2 天

参数	利伐沙班 n(%/年) （N=7111）	华法林 n(%/年) （N=7125）	利伐沙班与华法林相比 HR(95% CI)
大出血[†]	395(3.6)	386(3.5)	1.04(0.90,1.20)
颅内出血(ICH)[‡]	55(0.5)	84(0.7)	0.67(0.47,0.94)
出血性卒中[§]	36(0.3)	58(0.5)	0.63(0.42,0.96)
其他 ICH	19(0.2)	26(0.2)	0.74(0.41,1.34)
胃肠道出血(GI)[¶]	221(2.0)	140(1.2)	1.61(1.30,1.99)
致死性出血[#]	27(0.2)	55(0.5)	0.50(0.31,0.79)
ICH	24(0.2)	42(0.4)	0.58(0.35,0.96)
非颅内出血	3(0.0)	13(0.1)	0.23(0.07,0.82)

* 对于所有子类型的大出血事件，单个患者仅计数一次，但是，患者可能有归属于多个子类型的事件。这些事件发生在治疗期间或停止治疗的 2 天内。

† 定义为与血红蛋白降低≥2g/dL、输注≥2 单位浓缩红细胞或全血、重要部位出血或与致死性结果有关的临床上明显的出血。

‡ 颅内出血事件包括脑实质内、脑室内、硬膜下、蛛网膜下腔和/或硬膜外血肿。

§ 在本表中，出血性卒中特定指的是治疗期加 2 天内患者的非创伤性脑实质内和/或脑室内血肿。

¶ 胃肠出血事件包括上消化道、下消化道和直肠出血。

致死性出血被判定为主要原因为出血的死亡。

缩略语：HR—风险比；CI—置信区间。

图 1 提供了在各个主要亚群中大出血事件的风险。

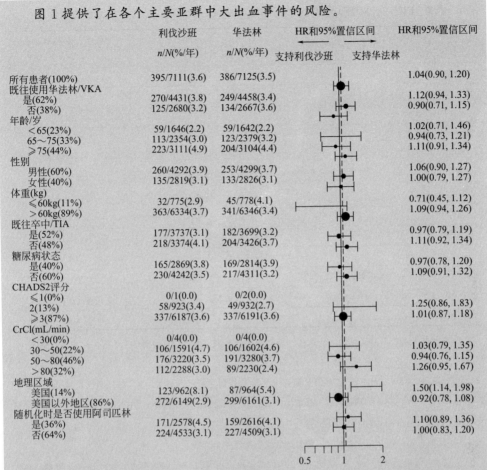

图 1 在 ROCKET AF 中按基线特征列出的大出血事件风险——治疗期加 2 天

注：图提供了在各个亚组中的影响，所有这些亚组分类均为基线特征并且都是预先设定的
（糖尿病状态不是预先设定的，而是 CHADS2 评分的一个标准）。给出的 95％置信区间
既没有考虑实施了多少比较，也没有反映出其他因素调整后对该因素
的影响。不应过分解读组间的表观同质性或异质性

治疗深静脉血栓形成（DVT）和/或肺栓塞（PE）；降低 DVT 和 PE 复发的风险

EINSTEIN DVT 及 EINSTEIN PE 研究

在汇总的 EINSTEIN DVT 及 EINSTEIN PE 临床研究中，导致永久性停药的最常见的不良反应为出血事件，利伐沙班相比依诺肝素/维生素 K 拮抗剂（VKA）的发生率分别为 1.7％比 1.5％。接受利伐沙班治疗的患者平均疗程为 208 天，接受依诺肝素/VKA 治疗的患者平均疗程为 204 天。表 2 显示了 EINSTEIN DVT 及 EINSTEIN PE 研究的汇总分析中经历大出血事件的患者人数。

表2 EINSTEIN DVT 及 EINSTEIN PE 临床试验研究汇总分析中的大出血事件 *

参数	利伐沙班[†] n(%)(N=4130)	依诺肝素/VKA[†] n(%)(N=4116)
大出血事件	40(1.0)	72(1.7)
致死性出血	3(<0.1)	8(0.2)
颅内	2(<0.1)	4(<0.1)
非致死性重要器官出血	10(0.2)	29(0.7)
颅内[‡]	3(<0.1)	10(0.2)
腹膜后[‡]	1(<0.1)	8(0.2)
眼内[‡]	3(<0.1)	2(<0.1)
关节内[‡]	0	4(<0.1)
非致死性非重要器官出血[§]	27(0.7)	37(0.9)
Hb 降低≥2g/dL	28(0.7)	42(1.0)
输注≥2 单位的全血或浓缩红细胞	18(0.4)	25(0.6)
临床相关的非大出血	357(8.6)	357(8.7)
任何出血	1169(28.3)	1153(28.0)

* 在随机分配之后并直至最后一次研究药物给药的2天内发生的出血事件。尽管一名患者可能发生2例或更多的事件，该患者在同一类别中仅计算一次。

† EINSTEIN DVT 及 EINSTEINPE 研究中的治疗计划：利伐沙班 15mg，每日两次，持续三周，之后 20mg 口服，每日一次；依诺肝素/VKA [依诺肝素：1mg/kg 每日两次，VKA：个体化调整剂量以实现目标 INR 2.5（范围：2.0～3.0）]。

‡ 在任何汇总的治疗组中至少≥2 名受试者发生治疗中出现的大出血事件。

§ 造成 Hb 降低≥2g/dL 及/或输注≥2 单位的全血或浓缩红细胞的大出血，致死性或重要器官内的大出血除外。

在髋关节或膝关节置换手术后预防深静脉血栓形成

在 RECORD 临床试验中，导致永久性停药的不良反应的总体发生率在利伐沙班组中为 3.7%。表 3 中列出在 RECORD 临床试验的患者中观察到的大出血事件发生率及任何出血事件。

表3 在接受髋关节及膝关节置换手术的患者中的出血事件 *（RECORD 1—3）

	利伐沙班 10mg	依诺肝素[†]
所有接受治疗的患者	n(%)(N=4487)	n(%)(N=4524)
大出血事件	14(0.3)	9(0.2)
致死性出血	1(<0.1)	0
重要器官出血	2(<0.1)	3(0.1)

续表

	利伐沙班 10mg	依诺肝素†
所有接受治疗的患者	$n(\%)(N=4487)$	$n(\%)(N=4524)$
需要重新手术的出血	7(0.2)	5(0.1)
需要输注>2 单位全血或浓缩红细胞的手术部位以外的出血	4(0.1)	1(<0.1)
任何出血事件‡	261(5.8)	251(5.6)
髋关节手术研究	$n(\%)(N=3281)$	$n(\%)(N=3298)$
大出血事件	7(0.2)	3(0.1)
致死性出血	1(<0.1)	0
重要器官出血	1(<0.1)	1(<0.1)
需要重新手术的出血	2(0.1)	1(<0.1)
需要输注>2 单位全血或浓缩红细胞的手术部位以外的出血	3(0.1)	1(<0.1)
任何出血事件‡	201(6.1)	191(5.8)
膝关节手术研究	$n(\%)(N=1206)$	$n(\%)(N=1226)$
大出血事件	7(0.6)	6(0.5)
致死性出血	0	0
重要器官出血	1(0.1)	2(0.2)
需要重新手术的出血	5(0.4)	4(0.3)
需要输注>2 单位全血或浓缩红细胞的手术部位以外的出血	1(0.1)	0
任何出血事件‡	60(5.0)	60(4.9)

* 在第一剂双盲研究用药（可能在活性药物给药之前）之后的任何时间直至最后一剂双盲研究用药的两天内发生的出血事件。患者可能有不止一例事件。

† 包括 RECORD 2 的安慰剂对照阶段，依诺肝素的剂量为 40mg 每日一次（RECORD 1—3）。

‡ 包括大出血事件。

在利伐沙班治疗后，大多数大出血（≥60%）发生于手术后的第一周内。

冠状动脉疾病（CAD)/外周动脉疾病（PAD）

在 COMPASS 试验中，与永久性停药相关的最常见不良反应为出血事件，利伐沙班 2.5mg 每日两次与阿司匹林 100mg 每日一次联合治疗的出血发生率为 2.7%，相比之下，阿司匹林 100mg 每日一次单药治疗的出血发生率为 1.2%。

表 4 显示了 COMPASS 试验中出现多种类型大出血事件的患者数。

表 4　COMPASS 试验中的大出血事件[*]——治疗加 2 天

参数	利伐沙班加阿司匹林[†]n(%/年)（N=9134）	阿司匹林单药[†]n(%/年)（N=9107）	利伐沙班加阿司匹林相比阿司匹林单药风险比(95% CI)
修改的 ISTH 大出血[‡]	263(1.6)	144(0.9)	1.84(1.50;2.26)
-致死性出血事件	12(<0.1)	8(<0.1)	1.51(0.62,3.69)
颅内出血(ICH)	6(<0.1)	3(<0.1)	2.01(0.50,8.03)
非颅内出血	6(<0.1)	5(<0.1)	1.21(0.37,3.96)
-重要器官症状性出血(非致死性)	58(0.3)	43(0.3)	1.36(0.91,2.01)
ICH	23(0.1)	21(0.1)	1.09(0.61,1.98)
出血性卒中	18(0.1)	13(<0.1)	1.38(0.68,2.82)
其他 ICH	6(<0.1)	9(<0.1)	0.67(0.24,1.88)
-需要再次手术的手术部位出血(非致死性,非重要器官)	7(<0.1)	6(<0.1)	1.17(0.39;3.48)
-导致住院的出血(非致死性,非重要器官,无须再次手术)	188(1.1)	91(0.5)	2.08(1.62;2.67)
胃肠道大出血	117(0.7)	49(0.3)	2.40(1.72,3.35)

　[*] 对于各子类型大出血事件，每例患者仅计数一次，但患者可能会发生多个子类型事件。这些事件发生在治疗期间或者停止治疗的 2 天内。

　[†] 治疗计划：利伐沙班 2.5mg 每日两次联合阿司匹林 100mg 每日一次，或阿司匹林 100mg 每日一次单药治疗。

　[‡] 定义为：①致死性出血；②重要部位或器官症状性出血，如关节内、伴有筋膜室综合征的肌肉内、脊柱内、颅内、眼内、呼吸系统、心包内、肝脏、胰腺、腹膜后、肾上腺或肾脏；③需要再次手术的手术部位出血，或 iv 导致住院的出血。

　CI—置信区间；HR—风险比；ISTH—国际血栓与止血协会。

其他不良反应

在 EINSTEIN Extension 研究中，接受利伐沙班治疗的患者报告的≥1%非出血性不良反应参见表 5。

表 5　在 EINSTEIN Extension 临床试验研究中，

接受利伐沙班治疗的患者中报告的≥1%的其他不良反应[*]

系统器官分类 首选术语	利伐沙班 n(%)(N=598)	安慰剂 n(%)(N=590)
胃肠道疾病		
上腹部疼痛	10(1.7)	1(0.2)
消化不良	8(1.3)	4(0.7)
牙痛	6(1.0)	0

续表

系统器官分类 首选术语	利伐沙班 $n(\%)(N=598)$	安慰剂 $n(\%)(N=590)$
全身性疾病及给药部位疾病		
疲劳	6(1.0)	3(0.5)
感染及侵染类疾病		
鼻窦炎	7(1.2)	3(0.5)
尿道感染	7(1.2)	3(0.5)
肌肉骨骼及结缔组织疾病		
背痛	22(3.7)	7(1.2)
骨关节炎	10(1.7)	5(0.8)
呼吸、胸腔及纵隔疾病		
口咽痛	6(1.0)	2(0.3)

* 在首次给药之后并直至最后一次给药的 2 天内发生的不良反应（利伐沙班相比安慰剂的相对危险 >1.5）。发生率基于患者人数，而非事件数量。尽管一名患者可能发生 2 例或更多的临床不良反应，该患者在同一类别中仅计算一次。同一名患者可能出现在不同类别中。

上市后不良反应

如下不良反应是在利伐沙班被批准后发现的。由于这些反应来自自发报告（群体人数不确定），往往不能准确评估它们的频率以及与药物暴露的因果关系。

血液及淋巴系统疾病：粒细胞缺乏症、血小板减少。

胃肠道疾病：腹膜后出血。

肝胆疾病：黄疸、胆汁淤积、肝炎（含肝细胞损伤）。

免疫系统疾病：超敏反应、过敏反应、过敏性休克、血管性水肿。

神经系统疾病：脑出血、硬膜下血肿、硬膜外血肿、轻偏瘫。

皮肤及皮下组织疾病：史-约综合征

点评：利伐沙班片说明书中【不良反应】部分提供了人体的临床资料，在不良反应项目中按照最重要的不良反应、临床试验的不良反应和自发报告不良反应的先后次序描述，内容符合撰写原则，是一个撰写相对全面的不良反应。

4.2.2 不合格案例

本节收集了 7 例不符合我国《化学药品和治疗用生物制品说明书规范细

则》基本要求的案例。

4.2.2.1 缺乏数据源描述

案例 1

> **【不良反应】** 主要的不良反应有消化系统 1.4%（胃部不适感 0.2%、便秘 0.2%、腹痛 0.1%等）、循环系统 1.4%（眩晕 0.5%、心动过缓 0.4%、面色潮红 0.2%、房室传导阻滞 0.2%等）、过敏症 1.2%以及头痛 0.2%等。

存在问题：缺乏数据源及汇总描述。

审核后修改："在总计 9630 例病例中，报告出现不良反应的病例有 442 例（4.6%），主要的不良反应有消化系统 1.4%（胃部不适感 0.2%、便秘 0.2%、腹痛 0.1%等）、循环系统 1.4%（眩晕 0.5%、心动过缓 0.4%、面色潮红 0.2%、房室传导阻滞 0.2%等）、过敏症 1.2%以及头痛 0.2%等。"

点评：增加了汇总和资料来源说明，包括暴露总数和发生频率。

4.2.2.2 缺乏严重不良反应概要

案例 2

> **【不良反应】** （1）完全性房室传导阻滞（罕见：低于 0.1%；部分不良反应因自发报告而频率不明）。（2）严重心动过缓（初期症状：心动过缓、眩晕、蹒跚等）。（3）充血性心力衰竭。（4）史-约综合征（Stevens-Johnson 综合征）、中毒性表皮坏死松解症（Lyell 综合征）、红皮病（剥脱性皮炎）、急性泛发性发疹性脓疱病。（5）伴有 AST（GOT）、ALT（GPT）、γ-GTP 等升高的肝功能损伤和黄疸。（6）其他不良反应。

存在问题：未按照严重不良反应和其他不良反应分别描述。

审核后修改："（1）严重不良反应（罕见：低于 0.1%；部分不良反应因自发报告而频率不明）。1）完全性房室传导阻滞、严重心动过缓（初期症状：心动过缓、眩晕、蹒跚等）。2）充血性心力衰竭。3）史-约综合征（Stevens-Johnson 综合征）、中毒性表皮坏死松解症（Lyell 综合征）、红皮病（剥脱性皮炎）、急性泛发性发疹性脓疱病。4）伴有 AST（GOT）、ALT（GPT）、γ-GTP 等升高的肝功能损伤和黄疸。（2）其他不良反应。"

点评：按严重不良反应和其他不良反应分别描述，可更好指导临床合理用药，降低风险。

4.2.2.3 缺乏不良反应列表

案例 3

> 【不良反应】 1. 可能出现浮肿、头痛、恶心、眩晕、皮疹、无力。2. 极少出现以下情况（发生率 1.0% 以下）：房室传导阻滞、心动过缓、束支传导阻滞、充血性心力衰竭、心电图异常、低血压、心悸、晕厥、心动过速、室性早搏、多梦、遗忘、抑郁、步态异常、幻觉、失眠、神经质、嗜睡、震颤、厌食、便秘、腹泻、味觉障碍、消化不良、口渴、呕吐、肝功能轻度异常、瘀点、光敏感、瘙痒、荨麻疹、多形性红斑、剥脱性皮炎、弱视、肌酸磷酸肌酶升高、呼吸困难、鼻充血、高血糖、高尿酸血症、阳痿、肌痉挛、多尿、耳鸣、骨关节痛、脱发、锥体外系综合征、齿龈增生、溶血性贫血、出血时间延长、白细胞减少、紫癜、视网膜病变、血小板减少。

存在问题：未按照不良反应列表进行描述。

审核后修改：经药审中心核对后做了相应补充，结果如下：

表 1 ××临床试验中发现的不良反应

系统器官类别	发生频率		
	0.1%～5%	<0.1%	发生率不明
心脏器官疾病	心动过缓、房室传导阻滞、面部潮红、眩晕	窦性停搏、低血压、心悸、胸痛、水肿	窦房传导阻滞
神经系统疾病	倦怠感、头痛、头重感	小腿抽筋、四肢无力感、困倦、失眠	帕金森样症状
肝脏及胆道疾病	AST（GOT）升高、ALT（GPT）升高	黄疸	Al-P 升高、LDH 升高、γ-GTP 升高、肝肿大
皮肤及皮下组织疾病	皮疹	瘙痒、多形性红斑样皮疹、荨麻疹	光过敏症、脓疱
消化系统	胃部不适感、便秘、腹痛、胃灼热、食欲不振、恶心	稀便、腹泻、口渴	
血液及淋巴系统疾病			血小板减少、白细胞减少
其他			牙龈增生、男子乳房女性化、麻痹感

点评：增加了不良反应列表，按照人体系统、反应严重性或发生率递减次序分别描述。

4.2.2.4 未及时更新

案例 4

不良反应未提及导致腱炎和肌腱断裂以及加重重症肌无力的重要不良反应。

存在问题：未提及导致腱炎和肌腱断裂以及加重重症肌无力的重要不良反应。而早在 16 年前 FDA 就通知全身使用的氟喹诺酮类抗菌药生产商，必须给处方资料增加黑框警告，其内容为：在服用氟喹诺酮类药的患者发生腱炎和肌腱断裂的风险以及制定患者用药须知。补充黑框警告和用药须知将加强喹诺酮类药处方资料中现在已有的警告资料。氟喹诺酮类药与腱炎和肌腱断裂风险增加相关。在 60 岁以上患者、心脏和肺脏移植受者和合用类固醇治疗的患者，这种风险进一步增加。医师应告诫患者，首次出现腱痛、肿胀或发炎时，应停服喹诺酮类药，避免运动和使用受累部位并且迅速同医师联系，改用非氟喹诺酮类抗菌药。治疗和预防感染选择喹诺酮类药，应限于证实或非常可疑的由细菌引起的情况。早在 5 年前 FDA 就要求，增加氟喹诺酮类药说明书有关重症肌无力恶化风险的资料。

审核后修改：经药审中心核对后对上述内容做了相应补充。

点评：应至少每年评价一次不良反应内容，以保证说明书内容最新。

4.2.2.5 项目内容本身以及与说明书其他项目矛盾

案例 5

【不良反应】即使长期大量应用亦未见与本品相关的不良反应。改变用药习惯或增加用药剂量同样未见不良反应的报告。对本品特别敏感的个体，偶可引起昼夜节律紊乱，睡前服用安眠药可减轻此症状。以上症状均表现轻微，不需中断治疗。另外，若出现其他症状，请与医师联系。抑郁症患者使用本品出现自杀意识/观念或行为者极罕见。（有关情况参阅注意事项及其中的预防措施）。

存在问题：项目内容本身以及与说明书其他项目矛盾。

审核后修改："本药长期大量使用未见严重不良反应。以下不良反应较轻微且短暂，无须停药：1. 对本品特别敏感的患者，偶可引起昼夜节律紊乱，睡前服用安眠药可减轻此症状。2. 其他还有浅表性静脉炎、恶心、腹泻、出汗和头痛等。另外，若出现其他症状，请与医师联系。抑郁症患者使用本品出现自杀意识/观念或行为者极罕见。（有关情况参阅注意事项及其中的预防措施）。"

点评：除上述不良反应描述前后矛盾外（见上面下划线部分），临床前和临床试验都发现有局部刺激，而说明书中没有列出这种不良反应。

4.2.2.6 信息描述不详

案例 6

> **【不良反应】** 不良反应较少见，全身性不良反应发生率约 1%～1.3% 或略低，包括消化道反应，常见为恶心、呕吐、腹泻及皮肤过敏反应。白血球计数降低、血小板减少、难辨梭菌腹泻、胃肠出血、剥脱性皮炎、低血压、一过性心电图变化、肝胆系统损害、中枢神经系统反应及肌肉疼痛等较罕见。静脉给药偶见静脉炎，肌内注射可产生局部不适或肿块，发生率约为 1.9%～2.4%。

存在问题：不良反应的相关信息描述不详。

审核后修改："局部反应，例如，静脉注射后注射部位的静脉炎/血栓静脉炎和肌内注射后注射部位的不适/肿胀，发生率分别为 1.9% 和 2.4%。全身反应（与治疗有关或原因不明）发生率 1%～1.3%，包括腹泻、恶心和/或呕吐以及皮疹。低于 1% 的反应，每个系统内按严重性递减次序列于下。超敏反应：过敏反应、血管性水肿、支气管痉挛。血液：全血细胞减少、嗜中性粒细胞减少、血小板减少、贫血、嗜酸性粒细胞增多、白细胞增多、血小板增多。胃肠：腹绞痛、罕见难辨梭菌（*C.difficile*）腹泻，包括假膜性结肠炎、胃肠出血。假膜性结肠炎症状可出现在治疗期间或其后（见"警示语"）。皮肤：毒性表皮坏死松解（见"警示语"）、紫癜、多形红斑、剥脱性皮炎、荨麻疹、瘀斑、瘙痒、出汗。心血管：低血压、短暂的心电图变化（室性二联律和室性早搏）、面红。呼吸：喘鸣、呼吸困难、胸痛。神经系统：癫痫、意识模糊、眩晕、感觉异常、失眠、头晕。肌肉骨骼：肌痛。特殊感觉：耳鸣、复视、口腔溃疡、味觉改变、舌麻、喷嚏、鼻塞、口臭。其他：阴道念珠菌病、阴道炎、乳房触痛。全身：虚弱、头痛、发热、不适。"

此外，还增加了儿科不良反应和不良的实验室改变描述。

点评：不良反应的相关信息描述不详并有遗漏。

4.2.2.7　具有临床意义的医学术语没有具体描述

案例 7

> 　　**【不良反应】**　直接与脂肪乳有关的不良反应一般分为两类。速发型反应：呼吸困难、发绀、变态反应、高脂血症、血液凝固性过高、恶心、呕吐、头痛、潮红、发热、出汗、寒战、嗜睡及胸骨痛等。迟发型反应：肝脏肿大、中央小叶胆汁淤积性黄疸、脾肿大、血小板减少、白细胞减少、短暂性肝功能改变及脂肪超载综合征。有报道网状内皮系统褐色素沉着，也称"静脉性脂肪色素（intravenous fat pigment）"，原因未明。

　　存在问题：仅提及可引起"脂肪超载综合征"，而没有描述该综合征的表现。

　　审核后修改："脂肪超载综合征的迹象包括：发热、头痛、腹痛、疲劳、高脂血症、黄疸性或非黄疸性肝大、脾大、肝功能异常、贫血、血小板计数减少、白细胞计数减少、出现出血倾向和出血，以及血液凝固指标（出血时间、凝血时间和凝血酶原时间以及其他的）出现改变和/或减少。"

　　点评：具有临床意义的医学术语应有具体描述。

4.2.2.8　结语

　　建议说明书撰写者（包括药品进口商和在华设厂的跨国公司）遵照我国相关法规要求，同时参考先进国家/地区监管机构如 FDA 和 EMA 等的相关法规与指导原则并遵守有效且安全用药的基本原则，根据临床研究获得的证据，准确而精细地描述说明书【不良反应】项目，确保临床医师参照说明书为患者选择有效而安全的药物，避免本文列举的不正确描述，给用药者带来不应有的危害。

4.3　我国和欧美的相关法规与指导原则

　　本节介绍有关【不良反应】项目撰写我国和欧美的相关法规与指导原则。目的是使读者对撰写【不良反应】项目有更广泛的视野，当遇到前述"撰写要点"之外的问题时，能在此找到答案。

4.3.1　我国的相关法规与指导原则

4.3.1.1　《药品注册管理办法》[1]

　　该办法规定，"申请注册药品的名称、说明书和标签应当符合国家食品药品监督管理局的规定。""申请人应当对药品说明书和标签的科学性、规范性与准确性负责。""申请人应当跟踪药品上市后的安全性和有效性情况，及时提出修改药品说明书的补充申请。"

4.3.1.2 《化学药品和治疗用生物制品说明书规范细则》[2]

该细则原则规定"应当实事求是地详细列出该药品不良反应，并按不良反应的严重程度、发生的频率或症状的系统性列出"。

4.3.1.3 《化学药品、生物制品说明书指导原则（第二稿）》[3]

2004 年我国药审中心起草的该指导原则，虽然未宣布正式公布实施，但可作为撰写说明书的参考。其中有关不良反应的内容如下：

【不良反应】

1. 列出应用本药已知的所有不良反应。

2. 不良反应分类。

不良反应可根据器官系统分类，也可根据不良反应发生的严重程度、发生的频率及发生机制分类，或综合上述各种因素进行分类。如不良反应发生率的数据来源于充分的临床研究结果，分类和每类不良反应均按发生率的降序列出；但在同类不良反应中，较严重的不良反应均应列在前面。如果没有来源于充分的临床研究的不良反应发生率数据，分类和每类不良反应均按不良反应发生的严重程度的降序列出。每种不良反应的发生率以分数或百分率表达，其发生频度以次表示为：很常见（>1/10）、常见（1/100～1/10）、少见（1/1000～1/100）、罕见（1/10000～1/1000）、非常罕见（<1/10000）；无法用频度表示的，可以采用个案报道的形式。如：

2.1 常见的不良反应是……（列出不良反应），其发生率为……。

2.2 少见的不良反应是……（列出不良反应），其发生率为……。

2.3 罕见的不良反应是……（列出不良反应），其发生率为……。

4.3.2 EMA 的指导原则[4]

4.8 不良反应

本节应包括临床试验，上市后安全性研究和自发报告的所有不良反应，经过彻底评估后，药品和不良事件之间的因果关系至少可能是合理的。例如，基于临床试验中的比较发生率，或流行病学研究的结果和/或个案报告的因果关系评估。如果没有至少可疑的因果关系，不应列出。

根据对所有观察到的不良事件的最佳证据评估以及与因果关系，严重程度和频率评估相关的所有事实，在上市批准申请的临床概述中应证明该部分的内容是合理的。应定期审查本节，并在必要时进行更新，以确保向医疗保健专业人员提供有关产品安全性的适当信息。此外，在大多数产品的安全性特征可能已经很好建立的情况下，整个部分可以在更新上市许可时进行修订，也包括之后每年3次的定期安全性定期报告。

同时，尤为重要的是，整个章节的措辞应简洁具体，不应包括下列信息，例如，不良反应的描述、下文所述以外的比较频率的描述或耐受性良好的描述（例如"耐受性良好""不良反应通常很少"等）。不应包括缺乏因果关系证据的描述。

为了提供清晰易懂的信息，第4.8节的结构应遵循下列建议。

a. 安全性概况

b. 不良反应汇总表

c. 所选不良反应的描述

d. 〈儿科人群〉

e. 〈其他特殊人群〉

a. 安全性概况

安全性概况应提供有关最严重和/或最常发生的不良反应的信息。如已知，指出不良反应发生的时间可能会有所帮助。例如，为了防止早期停止治疗，重要的是告知在治疗开始时经常发生的非严重不良反应，其可能随着持续治疗而消失。另一个例子是告知与长期使用相关的不良反应。不良反应的频率应尽可能准确地说明。此安全性特征的摘要应与风险管理计划安全规范中提到的重要已识别风险一致。该信息应与不良反应表一致（见b部分）。如果在该节中提出了相关的风险最小化措施，则应对第4.4节进行交叉引用。

举例："在治疗开始时，可能会出现上腹痛、恶心、腹泻、头痛或眩晕；但是，随着给予继续治疗，这些反应通常会在几天内消失。治疗期间最常报告的不良反应是头晕和头痛，两者均发生在大约6%的患者中。严重急性肝损伤和粒细胞缺乏症可能很少发生（每1000例患者少于1例）。"

b. 不良反应汇总表

在单个表中（或结构化列表），应列出所有不良反应及其各自的频率类别。

在某些情况下，对于常见或非常常见的反应，需要清晰的信息时，可在表格中显示频率数字。

在特殊情况下，当不良反应特征因适应证不同而显著不同时，可接受单独表格分别列出不良反应。例如，药品用于不同适应证（例如肿瘤学和非肿瘤学不良反应）或不同用法用量的不良反应。

应有一个简短的段落对该表进行解释，说明安全数据库的来源（例如来自临床试验，上市后安全性研究或自发性报告）。

该表应根据 MedDRA 系统器官分类列出。系统器官类别应按附件中所示的顺序列出。不良反应描述应基于 MedDRA 术语中最合适的表述方式，通常是按照首选术语级别进行描述，也可能存在使用最低级别或特殊条款（例如高级别条款）的情况。作为一般规则，任何不良反应都应归入与目标器官相关的最相关的系统器官类别。例如，首选术语"肝功能检查异常"应分配给系统器官类别"肝胆疾病"，而不是"检查"。在每个系统器官类别中，不良反应应按频率标题排列，优先列出最常见反应。在每个频率分组中，不良反应应按严重程度降低的顺序呈现。用于描述每个频率分组的名称，应使用在每种官方语言中建立的标准术语，并遵循以下惯例：非常常见（$>1/10$）；常见（$1/100\sim$ $<1/10$）；不常见（$1/1000\sim<1/100$）；罕见（$1/10000\sim1/1000$）；非常罕见（$<1/10000$）。

在特殊情况下，如果无法从可用数据中估计频率，则可以使用"未知"的附加类别频率。在使用表达"频率未知"的情况下，应在解释频率类别的术语列表中添加以下文本："未知（无法从可用数据中估算）"。不应使用的表达术语为孤立/单个案例/报告。

如果 c)部分描述了有关不良反应的其他详细信息，则应突出显示相关反应，例如用星号表示，并且"参见 c)部分"应作为脚注包括在内。本指南末尾提供了如何估计不良反应频率的指导。

c. 所选不良反应的描述

本节应描述特定不良反应的特征信息，这些信息可用于预防，评估或管理临床实践中不良反应的发生。

本节应包括个别严重和/或经常发生的不良反应的信息，或者有特别严重病例报告的信息。信息应提供频率，并进行描述，例如可逆性、发作时间、严重程度、持续时间、反应机制（如果临床相关）、剂量关系、暴露与持续时间的关系或相关危险因素。为避免特定不良反应所采用的方法或发生特定不良反应时应采取的措施,应在 4.4 节中提及并在此交叉引用。这里可提及有关停药不良事件的信息,在需要逐渐减少或建议停用时,应交叉参考第4.2 节。

这里应该提到不同剂型之间在不良反应方面的任何差异。在组合产品的情况下,本小节应指出哪些特定的不良反应通常可归因于组合的哪种活性物质(如果已知)。应在此处提及由相互作用直接产生的任何不良反应,并交叉引用至第 4.5 节。

本节还应告知极低频率或症状延迟的不良反应,这些反应可能与本产品无关,但与相同治疗,化学或药理学分类有关。这里应该提醒的事实是,这是一类药品共有的不良反应。

应包括制造过程中特定赋形剂或残留物的任何不良反应。

d. 〈儿科人群〉

应始终包括儿科人群(除非不相关)。

应描述儿童安全数据库的范围和年龄特征(例如,来自临床试验或药物警戒数据)。应说明由于经验有限造成的不确定性。

如果在儿童和成人中观察到的安全性相似,则可以说明:"儿童不良反应的频率,类型和严重程度〈预期〉与成人相同"。同样,也应说明不同儿科亚群中的安全性概况是否相似。

成年和儿科人群或任何相关年龄组的安全概况之间的任何临床相关差异(即性质、频率、严重程度或不良反应的可逆性)应按年龄组进行描述和呈现。如果需要进行特定监测,则应通过交叉引用第 4.4 节来强调这一点。对于临床相关的差异,可以添加一个单独的表格,按频率列出此类不良反应,并在适当时由相关年龄组提供。如果一些儿科不良反应被认为是常见的($1/100 \sim 1/10$)或非常常见($\geqslant 1/10$),则应在括号中提供频率。如果与成人的安全概况有重大差异,可以提供儿童安全概况的摘要,以便于提供信息。从科学验证的任何来源获得的关于儿童长期安全性(例如生长、智力发育和性成熟)的现有信息也应进行总结,无论是阳性的还是阴性的,应在适当时交叉引用第 5.1 节。应规定任何风险因素,如治疗持续时间或危险期。

如果相关,新生儿戒断的症状应列在单独的段落中,并与 4.6 节交叉参考。

e. 〈其他特殊人群〉

本节内容可包括在特殊人群中明确观察到的任何临床相关差异性信息（例如不良反应的性质、频率、严重程度或不良反应是否可逆，以及用药期间是否需要监测），如老年人、肾功能不全患者、肝功能不全患者以及其他疾病或特定基因型患者等特殊人群。可酌情增加对 4.3 节、4.4 节或 4.5 节等其他部分的交叉引用。

不良反应也可能与遗传决定的药品代谢有关。缺乏特定酶的受试者或患者，不良反应的速率或严重程度可能不同。应该提及这一点，并且包括相关临床试验数据。

关于估计不良反应频率的进一步指导原则❶

不良反应频率的估计取决于数据来源（即临床试验、上市后安全性研究或自发报告），数据收集质量和因果关系评估。如果频率类别的选择基于不同来源，则应选最高频率类别。此外，当应用了更具体的方法时，例如，合适研究的汇总分析，其频率类别的估计明显具有更高的有效性。

数据来源应使用暴露于说明书建议的剂量和治疗持续时间的人群。

以不同术语报告，但代表相同现象（例如，镇静、困倦、嗜睡）的反应通常应作为单一不良反应组合在一起，以避免降低或模糊真实效果。同样，综合征的反应，通常应在适当的标题下组合在一起，以避免混淆各种症状。

临床试验的不良反应

应合并若干研究的安全性数据，以适当增加不良反应速率的精确度，而不引入偏倚（例如人口特征或产品暴露的主要差异）。

如果可获得这些数据并且数据库足够大，从而足以提供相关信息，则不良反应的频率应来自合并的安慰剂对照研究。如果这些数据不可用或信息量不足，则可以使用阳性对照试验数据或可能的单臂或附加试验数据库来估计频率。

频率应代表原始发生率（而不是针对安慰剂或其他对照药进行计算所获得的差异或相对风险）。

当在具有相关频率的安慰剂组中也发生常见的、非常常见的或严重的不良反应（例如自杀）时，为了使风险清晰描述，可以在此说明两组的发生率（例如，在 c 小节中）。

---

❶ 本部分与上文 e 标题为平行关系——编者注。

安全性研究的不良反应

不良反应分配频率类别的选择，是基于一项研究中得出的原始发生率的点估计值。安全性研究设计，通常规定在确定的观察期内发生的特定不良反应，其应被检测到，并合理地归因于药品。在这种情况下，可以使用标准统计学方法计算原始发生率的点估计值。在原始信息表示为发生密度（分母表示为人时）的情况下，应当适当的变换为发生率，从而利于选择频率类别。通常，应使用最具代表性的暴露期（例如，1周、3个月、1年）的发生率比例，来获取频率类别。但是，如果危险函数随时间增加，这可能并不合适。在这种情况下，临床相关的不良反应及其频率模式应在 c 小节中正确描述。

为每种不良反应选择的频率类别，不应基于对照组所计算的差异。然而，当数据来自非暴露组的研究，并且药品带来的发生率差异小于基线或背景发生率时，且如果认为不良反应重要时，则可提供背景发生率（例如在 c 小节中）。

自发报告的不良反应

因为这个数字很快就会成为历史，不应说明自发报告的数量。基于来自自发报告系统的报告频率，不应纳入指定的频率类别。如果从自发报告中检测到非预期的不良反应，应检查每个经过充分设计的可能检测到这种不良反应的研究，以选择频率类别。如果在临床试验中从未观察到该不良反应，那么 95% 置信区间的上限不应高于 $3/X$，X 代表所有相关临床试验和研究中样本量的总和（例如，应有足够长的随访时间，从而检测不良反应）。例如，如果在临床试验和研究中暴露于该产品的 3600 名受试者中未观察到特定的不良反应，那么该点估计的 95% 置信区间的上限为 $1/1200$ 或更低，基于点估计的最小值，频率类别应该是"罕见"。该特定反应的频率类别的基本原理可以在 c）小节中解释。

4.3.3 美国的相关法规与指导原则

4.3.3.1 法规

21 CFR 201.57(c) (2)[5] 是 FDA 处方药说明书【不良反应】要求的主要法规依据，下面概括其主要内容。

6. 不良反应。本节必须根据整个安全数据库来描述药物的总体不良反应。基于处方药说明书的目的，不良反应是与药物使用合理相关的不良作用，其可能属于药物的药理作用，或其发生可能不可预测。该定义不包括在使用药物期间观察到的所有不良事件，仅包括那些有一些依据，相信药物与不良事件发生之间存在因果关系的不良事件。

（ⅰ）不良反应列表。本节必须列出药物和药物在相同的药理活性和化学相关类别中发生的不良反应（如果适用）。一个或多个列表之前必须有解释不良反应所必需的信息（例如，临床试验、暴露的总数、暴露的程度和性质）。

（ⅱ）不良反应的分类。在列表中，必须根据人体系统反应的严重程度或频率降低的顺序对这些不良反应进行分类，或者根据需要将这些反应分类。在一个类别中，不良反应必须按频率降序列出。如果无法可靠地确定频率信息，则必须按严重程度的降序列出不良反应。

（A）临床试验经验。本节必须列出临床试验中发现的不良反应，这些反应位于或超过适合安全数据库的特定比例范围。同时，除非数据无法确定或比较率的表述会产生误导，必须提供药物和对照品（例如安慰剂）的不良反应发生率。如果包括低于指定比例的不良反应，则必须将它们包括在单独的清单中。如果不能可靠地确定比较发生率（例如，仅在整个安全性数据库的非对照试验部分中观察到不良反应），则必须将不良反应分组到适合于药物安全性数据库的特定频率范围内（例如，低于 $1/100$ 的不良反应，或低于 $1/500$ 的不良反应）或如果频率范围不能确定，则应描述性地进行识别。对于具有重大临床意义的不良反应，如果数据可用并且重要，则必须补充有关不良反应的性质、频率和严重程度以及不良反应与药物剂量和人口统计学特征的关系的其他详细信息。

（B）上市后经验。说明书的这一部分必须列出本节（c）（7）中定义的不良反应，这些反应一般是从国内和国外自发报告中确定的。该清单必须与临床试验中发现的不良反应列表分开。

（ⅲ）药物之间不良反应的比较。对于除生物制品以外的其他药品，任何将说明书所适用的药物与其他药物在不良反应的频率，严重程度或特征方面进行比较的主张必须基于 §314.126（b）中定义的充分和良好对照的研究。本章的内容要求，只有在符合本章 §201.58 或 §314.126（c）规定时，才能放弃。对于生物制品，任何此类声明必须基于实质性证据。

4.3.3.2 《人用处方药和生物制品说明书的不良反应部分指导原则》

FDA 于 2006 年发布了《人用处方药和生物制品说明书的不良反应部分指导原则》[6]，详细内容如下。

1 不良反应部分的内容和形式

不良反应部分，应列出用药时出现的不良反应表和列出相同药理活性和化学相关类别的药物出现的不良反应表（如果合适）；应分别列出根据临床试验确定的不良反应表和根据药物上市后自发报告确定的不良反应表。

1.1 最重要的临床资料应首先列出

一个药的不良反应会有不同的临床意义（从严重到轻微范围内），为使医护人员容易认识并记住对开处方最为重要的不良反应资料，在不良反应部分的开始，应明确临床上最有意义的不良反应，并使临床医师注意那些反应的较详细资料。在不良反应部分，应首先列出：所有严重的反应和说明书其他部分较详细描述的其他重要不良反应，并与说明书其他部分相互呼应，特别是黑框警告或警告和注意事项部分（例如，见警告和注意事项）；最常见的不良反应（例如，治疗组发生率 10% 或超过 10% 而且至少是安慰剂组发生率两倍的所有不良反应）；在临床试验期间，导致停药或其他临床干预（例如，因处理不良反应而其他治疗需要调整剂量）发生率相当大的不良反应。

1.2 临床试验的不良反应

临床试验确认的不良反应的描述，是不良反应部分的主要内容。临床不良反应部分必须包括某发生率或超过该发生率的所有反应的表（这一特定的发生率，应适合该药安全性数据库）、单独的低于该发生率的不良反应表（这些不良反应的药物和不良事件因果关系，有一定根据并且提供的资料和相关性达到了一定程度）以及对临床有重要影响的不良反应的性质、发生率、严重性、持续时间、剂量-效应和人口统计学特点的其他详细资料。下面是对如何组织这些资料的建议。

资料来源的说明 对不良反应做必要说明的资料，应位于临床试验确认的不良反应资料描述之前。解释不良反应的资料，一般应包括有关选取不良反应资料的临床试验总数据库的描述。其中含有关总暴露（患者数、剂量、给药方案、给药持续时间）、暴露人群的人口统计学、产生暴露的试验设计（例如，安慰剂对照、阳性对照）和安全数据库的任何重要排除的讨论。样本数据库说明格式如下：下面所述资料反应某药在患者 [n] 中的暴露，包括暴露 6 个月的 [n] 和一年以上的 [n]。最初在安慰剂和阳性对照试验（分别为 $n = X$，和 $n = Y$）和长期随访研究中对某药进行了研究。人群具有 [年龄范围]、[性别分布]、[种族分布] 和 [疾病/状态]。大多数患者接受了给药 [说明剂量范围、给药途径、频次、持续时间]。

临床试验不良反应资料说明 为了正确评估临床试验所获不良反应的意义，下列说明（或适当的修改）应置于临床试验的不良反应表现之前：因为在条件变化很大的情况下进行临床试验，所以在本临床试验中观察到的不良反应发生率，不能直接与另外的药物临床试验比较，而且不可能反映实际的发生率。

常见不良反应的描述（不良反应表） 应列出临床试验确认的符合数据库常见不良反应要求的特定发生率或超出该发生率的不良反应表。列出的表必须包括药物和所有对照（阳性对照或安慰剂对照）的不良反应发生率，除非不能确定这种数据或提供对照的发生率可能造成误导。允许不良反应发生率平行对比，以便在表中显示常见不良反应特点。制表时应注意：①采用获得的最佳资料，如果可获得资料并且数据库提供的资料足够多，常见不良反应表中的资料，应来自安慰剂对照和/或剂量-效应研究。如果无法获得资料或资料不充分，主表应以阳性对照资料为依据。如果无法获得同期对照资料，可以采用良好监控的单侧数据库的总发生率，以便提供在被治疗患者中观察到的一些倾向。表中应提供尽可能多的资料。如果可以获得安慰剂对照资料，并且数量足够大，通常在表中可能不需要介绍阳性对照资料、单侧试验资料或全部安全性资料，即使它们来自较大的数据库。如果在表的制订中没有使用某一数据源，然而该数据源提供了表中所列不良反应的重要信息；而该信息在表的制订中所采用的试验中，没有发现，那么可在表后的注释中讨论该信息。②说明表的资料来源，该表应附有表中资料来源、表中包括的不良反应的依据（例如，在治疗组发生率＞n％并超过安慰剂组发生率的所有反应）和获得不良反应发生率的方法（例如，就某不良反应来讲，其发生率是基于报告中所有在基线时未观察到的该类不良事件，还是基于经研究者判断后，认为与药物相关的较小部分的不良事件）。资料来源的说明，应略述获得表中资料的研究类型以及研究资料是否被混合。可在表前的正文、表的脚注、表的题目中或上述某几方式共同提供这种资料。③用几张表合适？单个不良反应表一般是足够的。如果某药品不良反应发生率在不同的背景或人群明显不同，不同的不良反应发生率又与药物明显相关并且资料同使用（或不使用）和监控密切相关，用一个以上表进行介绍，可能会提供更多信息。发生率明显不同的情况，包括不同的不良反应、处方、人口统计学亚群、研究持续时间、给药方案和研究类型（例如，严密监控的小样本研究与整个大样本结果研究的对比）。在这些情况中，增加一个或多个表格的内容，仅限于发生率有明显差异的那些不良反应。

不常见不良反应的描述 应介绍低于常见不良反应表或清单中特定发生率的不常见不良反应，而且这些不良反应在药物和不良事件间，有一定因果关系的依据。很难确定由药品引起的发生率很低的不良反应，报告的这类不良事件往往数量很大，而其中大多数不是药品引起的。冗长的未必由药品引起的不良事件名单，对处方者价值不大或根本没有价值并且与说明书的内容也不相称。如果有理由怀疑低发生率的严重不良事件由药品所致，一般应将其列出。估计不良事件与药品有因果关系的一般依据有：①出现或终止时间与药品使用有关；②从已知药品的药理学观点看，似乎有道理；③在治疗人群出现的频率超过预料；④出现典型的药品所致不良反应（例如，肝坏死、粒细胞缺乏、史-约综合征）。典型的药品所致不良反应的严重事件，即使仅出现单独 1 例不良事件，也可能是清单中的主要内容。然而，如果不良事件与这些依据毫不相干，就不应列入清单中了。例如，在老年患者群的非心血管药物大样本研究中，可以认为一定数量的急性心肌梗死同受试药无关。如果研究中事件发生率没有超过预料，这些不良事件不应列入不良反应部分。只有事件由药品引起的证据充分时，才把非严重的发生率低的不良事件列出。这种证据可包括阳性的激发/非激发试验，或在大样本对照试验中发生率虽低，但是在给药组和对照组间明显不平衡。

常见和不常见不良反应表的注释 对于临床密切相关的不良反应（例如，最常发生的导致停药、调整剂量或需要监测的不良反应），其常见和不常见不良反应表，必须附加有关不良反应性质、发生率、严重性、剂量-效应和人口统计学特点的其他详细资料。

较常见的不良反应更可能需要附加这种资料。附加的各项资料及其要求。①关于性质、发生率和严重性的资料。资料可获得且重要并与临床重要不良反应的性质、发生率和严重性相关，注释应讨论下列有关因素：伴随的治疗；反应的时间过程；可能减少不良反应的发生、减轻其严重性或防止出现的措施；由于持续治疗作用而改变不良反应发生率（例如，由于治疗持续时间延长而提高或降低（耐药性）发生率、由于长期使用才产生的不良反应）。②剂量-效应资料。注释必须确定，呈现剂量-效应的临床有意义的不良反应，这对显示不良反应的剂量-效应（影响剂量选择）列表有帮助。③人口统计学亚群和其他亚群，注释必须包括在各人口统计学人群（例如，年龄、人种、性别）的不良反应中，观察到或没有观察到差异的临床重要资料。如果资料是可获得的并且是重要的，那么注释也应讨论在其他亚群（例如，肾衰竭、肝衰竭、同一疾病的不同严重程度）观察到的差异或没有观察到的差异。如果没有人口统计学亚群不良反应特点差异或相似性的可靠资料，应说明实际情况并说明为什么得不到这种资料（例如，没有设计发现这些人群差异的临床试验或临床试验没有能力发现差异）。④多不良反应，注释应概述不同不良反应特点的所有重要的差异或相似性。如果不良反应之间有不良反应特点的临床上实质性重要差异并且在注释中不能充分概述，那么应分列每种不良反应的不良反应表。如果有理由，多不良反应的不良反应特点的临床重要差异或相似性，也可在不良反应部分更重要的位置阐述（例如，该部分的起始处）。⑤组分，如果药物有多组分并且某个组分或某些组分有独特的需关注的不良反应，那么注释应确定临床重要的需关注的反应。

1.3 自发报告不良反应资料的描述

不良反应部分必须列出确认的国内外自发报告不良反应表。该表必须与临床试验确认的不良反应表分开，且要位于对不良反应做必要说明的资料之后。为帮助临床医师理解从上市后自发报告得到的资料的意义，下列描述（或适当的修改）应列在这些资料之前。下列不良反应已在某药批准后使用期间被确认。由于这些反应来自数量不定人群的自发报告，不可能准确判断其发生率或确定与药品暴露的因果关系。

一般根据一个或更多的下列因素，决定说明书中是否包括自发报告的不良事件：①事件的严重性；②报告的数量；③与药物因果关系的密切性。如果自发报告确认的不良反应包括在说明书中，一般不引用自发报告的数量，因为其数量很快变得过时。如果引用报告数量，应说明观察时期。

2 选择不良反应部分资料和显示其特点的一般原则

选择所包含的不良事件 不良反应的定义不是药物使用期间观察到的所有不良事件。它限于与药物使用有一定因果关系根据的不良事件。是否有一定因果关系根据，是通过下列一些因素为依据进行判断：①报告频率；②药品不良事件发生率是否超过安慰剂；③剂量-效应的程度；④不良事件与药品药理学一致的程度；⑤事件时间与药物暴露时间的关系；⑥有激发与没有激发的情况；⑦是否了解相关药品所致的不良事件。

罕见严重不良反应 如果严重不良事件（例如，肝衰竭、粒细胞缺乏、横纹肌松解、特发性血小板减少性紫癜、肠套叠）是无药物治疗情况下罕见的，即使发生率很低，也认为是与药物有因果关系。因此，这些事件一般列入不良反应部分，即使仅有1、2例报告，除非很明确，可排除因果关系。

确定不良反应发生率 所确定的不良反应发生率一般来自所有报告的数据库中所采用类型的不良事件。避免根据研究者个人认为与药物暴露有因果关系的不良事件的亚群，确定发生率。根据研究者个人提出发生率确定中的偏倚和矛盾的判断，不把一些事件计入发生率。

避免不明确的术语 在描述所有不良事件经验中，避免一般不理解的或含义不严谨的不明确术语，因为使用这类术语可能造成误导。例如，"耐受良好"，是没有一般通用参数的药物不良事件特点的含糊而主观的判断。此外，"罕见、不常见和常见"是没有提供有关不良反应发生频率的有意义资料的措辞。明确的频率范围（例如，不良反应的发生<1/500）可提供较准确的发生率资料。

比较安全性评价 通过不良反应频率、严重性或特点，评价药物比较安全性，应以足够的良好对照研究为依据，除非免除这种要求。比较安全性评价所依据的详细研究资料，一般在说明书的临床研究部分讨论。应注意避免可能暗示比较安全性评价的无确实根据或其他误导的对照药发生率的内容（例如，使用过量的阳性对照药）。如果免除以足够的良好对照研究为依据的评价，可采用比较发生率的内容（例如，因为阳性对照药的不良反应特点和发生率对理解资料的意义是重要的）；但应通过资料没有足够的研究药和阳性对照间发生率比较依据的免责声明，表明适于采用对照药发生率。

阴性发现 如果在设计和效力足够的试验中，确实证明没有反应，可报告阴性发现。

3 获得的不良反应列入表格或清单的一般原则

资料汇总 如果研究设计、研究人群和不良反应发生率，没有明显的研究与研究间的差异，多项研究的安全性数据的全部汇总，可增加不良反应发生率的精确度，并提供药物不良反应特点的临床较有用的资料。

不良反应按术语的分类 不良反应采用最能表达反应性质和重要性的有针对性的专门术语分类。在安全数据库中所有研究，一般应有共用的分类方案。根据数据库的不同术语而表示同样现象（例如，镇静、嗜睡、困倦）的事件，一般应一起归为一组不良反应，以免削弱或掩盖真实的效应。同样，报告的不良事件涉及一个以上身体系统的可能共同的病理生理事件，应将其分到能较好反映其特点的一组。例如，呼吸（哮喘）和皮肤（皮疹、荨麻疹）呈现的过敏类型的不良事件，应归为同一类型的不良反应（例如，过敏反应）。

不良反应的类别排序　在清单内，不良反应要以身体系统、反应严重性、发生率递减次序或这些因素的组合分类。在一个类别中，不良反应要按发生率递减次序列出。如果不能准确确定发生率，不良反应要按严重性递减次序列出。

发生率范围　根据临床试验确定的常见不良反应名单（通常指不良反应表）发生率范围，要适合安全性数据库。可能影响发生率范围的因素，包括安全性数据库的大小、数据库试验设计和不良反应的性质。在清单（或表格）的标题、伴随清单（或表格）的正文或脚注中，应说明发生率范围。

定量资料　（例如，异常实验室值、生命体征、ECG）列出异常值发生率和界限值（例如，超过正常值 5 倍），通常比分级系统更好。

样本数　除根据上市后自发报告确定的不良反应清单外，表格或清单中每一栏，都应提供样本数（$n=$患者数）。

亚群发生率　例如，性别特有反应——月经不规则，应确定以适当的样本数确定，并应在脚注中注明。如果仅收集一个患者亚群或研究亚群所特有的不良反应发生率（例如，对实验室检验的不良影响），应在脚注中注释其实际情况。

百分率　以百分率表示的不良反应发生率，应四舍五入为整数。在大样本研究中，低发生率的特别严重的不良反应（例如，脑卒中、颅内出血、粒性白细胞缺乏）可能例外，在这种情况下不足 1% 的发生率可能是有意义的。

药品低于安慰剂的不良反应发生率　安慰剂发生率等于或超过药品（四舍五入成整数后）的不良反应，不应包括在不良反应部分，除非有某些令人信服的因素（例如，时间）提示事件是由药品引起的。在那种情况下，应在表后的注释中，讨论该不良反应。

显著性检验　其结果应省略，除非它们提供有价值的资料，并有充分设计和高效力研究中事先的假设为依据。

4　不良反应部分的更新

资料来源　更新说明书不良反应部分时，可考虑的资料来源，包括批准上市后流行病学研究的对照试验、与安全性相关的生产厂家的说明书补充资料和上市后不良事件的其他分析资料（包括来自文献或自发报告的个例或一组病例）。

新的或过时的资料　鼓励申请人至少每年评价一次不良反应部分的内容，以保证其资料是新近的。我们期望，说明书与新近从对照试验或自发报告获得的资料以及相关药物类别说明书的进展保持一致。反过来，当有与不良反应部分不一致的，可靠的新不良反应资料（或所有资料，或有关的个别不良反应资料）时，我们期望把过时的资料，从所有受影响的说明书部分删除或给予适当地修改，并把新资料编入说明书所有相关部分。当新资料有可能使说明书变得不准确、错误、使人误解时，申请人必须更新说明书。

参考文献

[1]　国家食品药品监督管理局. 药品注册管理办法 [EB/OL]. (2007-07-10) [2019-08-08]. http://www. sfda. gov. cn/WS01/CL0053/24529. html.

[2]　国家食品药品监督管理局. 化学药品和治疗用生物制品说明书规范细则 [EB/OL]. (2006-05-10) [2019-08-08]. http://www. sfda. gov. cn/WS01/CL0844/10528. html.

[3]　化学药品. 生物制品说明书指导原则课题研究组. 化学药品、生物制品说明书指导原则（第二稿）[EB/OL]. (2008-09-04) [2019-08-08]. http://www. cde. org. cn/zdyz. do? method=large Phagemid=44.

[4]　EMA. A guideline on summary of product characteristics（SmPC）[EB/OL]. (2009-09) [2019-08-08]. https://ec. europa. eu/health/sites/health/files/files/EudraLex/vol-2/c/smpc _ guideline _ rev2 _ en. pdf.

[5]　Administrative Committee of the Federal Register. 21 CFR 201. 57 Specific requirements on content and format of labeling for human prescription drug and biological products described in § 201. 56(b)(1) (2019-04-01). [2019-08-08]. https://www. ecfr. gov/cgi-bin/text-idx? SID=567751889cdbe287338715fac84c2ef0& mc=true&node=se21. 4. 201 _ 157&rgn=div8.

[6]　FDA. Guidance for industry adverse reactions section of labeling for human prescription drug and biological products-content and format [EB/OL]. (2006-01-18) [2019-08-08]. http://www. fda. gov/downloads/Drugs/GuidanceComplianceRegulatoryInformation/Guidances/ucm075057. pdf.

（丁发明）

第5章

【禁忌】的撰写

　　说明书【禁忌】项目应当列出禁止应用该药品的人群或者疾病情况。本章介绍说明书【禁忌】项目的撰写内容、格式以及撰写的注意事项；举出实例说明目前该项目撰写存在的问题及其如何正确撰写；介绍我国和美国的相关法规与指导原则。

5.1　撰写要点

　　目前我国有关说明书撰写的法规与指导原则对【禁忌】项目的撰写规定，都是原则性的，缺乏具体、细致的描述。因此本节主要参考 FDA 的相关法规与指导原则[1,2]，说明撰写要点。

5.1.1　撰写内容

　　【禁忌】项应当列出禁止应用该药品的人群或者疾病情况。其中可包括：①并发症或同时存在的生理状态所致的禁用（例如，存在肝脏疾病、肾脏疾病、先天性长 QT 综合征、低钾血症、可能妊娠或分娩、CYP2D6 缺乏代谢者）；②人口统计学风险因素所致的禁用，例如，年龄、性别或其他因素（如，有可能生育妇女的禁忌、低于某年龄儿童的禁忌）；③药物只在限定患者亚群（例如，轻度疾病的人）使用，而因药物风险绝不允许药物在更大的亚群中使用；④联合用药危险所致的禁用（例如，MAO 抑制剂与三环抗抑郁药；已知长 QT 间期药物与已知干扰该药物代谢的药物）；⑤已观察到严重过敏反应的禁用，应包括对活性物质、任何辅料或生产过程产生的残留物的过敏反应；⑥因某些辅料的存在而产生的任何禁忌。上述禁忌情况应明确、全面、清晰地概述。

　　只有使用风险明显超过任何可能的治疗益处的临床情况下，才禁用某药。只有已知的危险，而不是理论上的可能，才能作为禁忌的根据。如果不是已知的药品禁忌，不能列入本部分。观察到不良反应导致禁用药品的通常原因：以不良反应可能性和严重性为依据，用于禁忌的临床状态下不良反应的风险，超过对任何患者的任何可能益处，以及暴露于药品和不良反应之间的因果关系很肯定。

可预知出现的不良反应也可作为禁忌的根据。可预知的不良反应有别于"理论上的可能性"。可预知的不良反应可通过资料（例如，已知药理效应、类别效应、与已知引起不良反应的其他药物的化学关系、动物研究）予以支持。而完全以理论（理论上的可能性）为依据的不良反应没有数据支持并且不宜包括在【禁忌】项目中。

只有当有已证实的药物所致超敏反应的病例，或者根据类似药物资料（例如，同一药理类别、相似化学结构或在一个类别内交叉过敏是公认的现象），可预知这种反应的情况下，才把超敏反应患者的禁忌包括在说明书中。在描述禁忌的同时，说明书应简要说明观察到的（或可预知的）反应的类型和性质。如果没有已观察到的这种超敏反应或根据药物特点不可能出现这种反应时，则不能包括在【禁忌】中。

5.1.2 撰写格式

5.1.2.1 用粗体圆点列出

如果一个药品有一种以上禁忌，FDA 建议每种禁忌用前置粗体圆点标示。

5.1.2.2 禁忌次序

介绍禁忌的次序，应反映列出的禁忌的临床相对重要性。考虑的因素包括风险的严重性和发生的可能性。

5.1.3 撰写注意事项

应用严谨的措辞描述禁忌，例如，"×××（药名）<u>禁用于</u>某种疾病的患者"（而不是"×××（药名）<u>不应用于</u>某疾病的患者"）。

任何辅料或生产过程产生的残留物所致的过敏反应以及辅料所致的其他禁忌不得遗漏。

禁忌的内容要随着新资料的收集和确认，应随时更新。

【禁忌】项目中不应包括慎用的内容。

如果一个药物有一种以上的禁忌，在引导性描述（例如，"×××（药名）禁用于："）之后用前置的粗体圆点列出确定的每种禁忌。

5.2 案例分析

5.2.1 合格案例

案例 1 乳果糖口服溶液

> 【成分】 本品主要成分为乳果糖。
>
> 【禁忌】 对本品乳果糖及其组分（苯甲酸钠、日落黄60、香蕉香精）过敏者禁用。

点评：在【禁忌】项中注明了辅料的具体成分，便于对过敏者做出具体判断。

5.2.2 不合格案例

本节根据既往报送至药审中心的数百份处方药说明书样稿中，收集了 13 组【禁忌】项有所缺少的典型案例。根据我国法规要求和美国 FDA 网站公布的说明书对比的方法，逐一说明存在的问题[3]。

案例 1 盐酸哌甲酯缓释片

> 【禁忌】 本品禁用于：
> - 有明显焦虑、紧张和激越症状的患者（可能会使这些症状加重）。
> - 已知对哌甲酯或本品其他成分过敏的患者。
> - 青光眼患者。
> - 有家族史或诊断有抽动秽语综合征的患者。
> 正在或 14 天内使用过单胺氧化酶抑制剂治疗的患者（可能导致高血压危象）。

点评：内容有遗漏。与该品种 FDA 批准的说明书比较，遗漏禁用于"运动性抽动症（motor tics）"。

案例 2 碘普罗胺注射液

（1）中文说明书

> **【禁忌】** 使用本品显无绝对禁忌证。

（2）美国说明书

4 禁忌

不能鞘内注射本品。不慎鞘内注射可引起死亡、惊厥、脑出血、昏迷、瘫痪、蛛网膜炎、急性肾功能衰竭、心脏停搏、癫痫发作、横纹肌溶解、过高热和脑水肿。

在本品注射前先期脱水（例如，拖长禁食和给予缓泻药）禁用于儿科患者，因为有急性肾功能衰竭的风险。

点评：FDA 2009 年修订的该品种说明书增加上述内容，而中文说明书没有相应增加。

案例 3 阿扎那韦胶囊

美国说明书

4 禁忌

表 4 禁止同本品合用的药物

（表中资料适用于本品同或不同利托那韦合用，除非另有说明）

药物类别	禁同本品合用类别的药物	临床说明
α_1肾上腺素受体拮抗药	阿夫唑嗪（Alfuzosin）	可能提高阿夫唑嗪浓度导致低血压
PDE$_5$抑制剂	为治疗肺动脉高压同西地那非合用	本品与西地那非［Sildenafil（REVATIO®）］合用治疗肺动脉高压时,本品安全有效的用量尚未确定。可能增加西地那非相关不良事件（包括视觉障碍、低血压、阴茎持续勃起和晕厥）

点评：中文说明书没有提供上述新增加的内容。

案例 4 奥利司他胶囊

(1) 中文说明书

【禁忌】

1. 对奥利司他或制剂中任何一种成分过敏的患者禁用。

2. 患慢性吸收不良综合征或胆汁淤积症的患者禁用。

3. 器质性肥胖患者（如甲状腺功能减退）禁用。

(2) 美国说明书

4 禁忌

本品禁用于：妊娠（见"特殊人群用药(8.1)"）。

点评：FDA 新近公布的本品原研厂修订的说明书在【用法用量】、【禁忌】和【注意事项】中增加了新内容，而本说明书没有做相应增加。

案例 5 头孢地尼分散片

【禁忌】

对本品有休克史者禁用。对青霉素或头孢菌素有过敏史慎用。

点评：

① 禁忌证中不应包括慎用。

② FDA 原研厂说明书是"已知对头孢类过敏者禁用"，而本说明书是慎用，易酿成大祸。

案例 6 盐酸托莫西汀胶囊

【禁忌】

1. 对托莫西汀或本品其他成分过敏的患者禁用本品。

2. 本品禁止与单胺氧化酶抑制剂（MAOI）合用。

盐酸托莫西汀不应与 MAOI 合用，或在停用 MAOI 两周内使用。同样，MAOI 治疗不应在停用盐酸托莫西汀两周内开始。已有报道称，其他影响脑内单胺浓度的药物与 MAOI 合用可引起严重的、甚至致命的反应（包括高热、强直、肌阵挛、自主神经系统功能不稳定，可能出现生命体征的快速波动，以及精神状态改变，包括可发展为谵妄和昏迷的极度激越）。有些病例表现出类似神经阻滞剂所致的恶性综合征的特点。这类反应可能在这些药物同时使用或清洗期过短时发生。3. 本品在窄角型青光眼的患者中禁用。

在临床研究中，使用盐酸托莫西汀与增加使瞳孔扩大的风险有关。

点评：与美国说明书对比，【禁忌】遗漏"嗜铬细胞瘤"。

案例7 注射用地西他滨

【禁忌】 对地西他滨高度过敏的病患禁用。

点评：【禁忌】描述有误。核对后改为（指修改一项）："本品禁用于已知对地西他滨或其他成分过敏的患者。"

案例8 辛伐他汀片

（1）中文说明书

【禁忌】

- 对本品任何成分过敏者。
- 活动性肝脏疾病或无法解释的血清转氨酶持续升高者。
- 怀孕和哺乳期妇女（见【注意事项】、【孕妇及哺乳期妇女用药】）。

（2）美国说明书

4 禁忌

本品禁用于下列情况：

- 与 CYP3A4 强抑制剂（例如，伊曲康唑、酮康唑、泊沙康唑、HIV 蛋白酶抑制剂、红霉素、克拉霉素、泰利霉素、萘法唑酮）合用（见"警告和注意事项（5.1）"）。
- 与吉非贝齐、环孢霉素或达那唑合用（见"警告和注意事项（5.1）"）。
- 对本药任何成分过敏（见"不良反应（6.2）"）。

● 活动性肝脏疾病，可包括无法解释的肝转氨酶持续升高（见"警告和注意事项（5.2）"）。

● 妊娠和可能妊娠妇女。在正常妊娠期间血清胆固醇和甘油三酯升高，而且胆固醇及其衍生物是胎儿发育必要的。因为 HMG-CoA 还原酶抑制剂（他汀类）可减少胆固醇及其衍生的生物活性物质的合成，所以给予妊娠妇女，可引起胎儿损害。动脉粥样硬化是慢性过程，妊娠期间停用降血脂药，不会影响原发性高胆固醇血症长期治疗的后果。没有妊娠期间使用本品足够的良好对照研究，然而，在罕见的报告中，子宫内暴露于他汀类药物后，观察到先天性异常。在大鼠和家兔的动物生殖研究中，辛伐他汀没有显示致畸性证据。本品应仅在几乎不可能怀孕时给予育龄妇女。如果服用本药期间怀孕，应立即停用本品并应告知患者对胎儿有潜在危险（见"特殊人群用药（8.1）"）。

● 哺乳期妇女。尚不清楚，辛伐他汀是否分泌到人乳中；然而，这类少数其他药物可进入母乳。因为他汀类药物可能引起乳儿严重不良反应，需要用本品治疗的妇女不应哺乳她们的婴儿（见"特殊人群用药（8.3）"）。

点评：FDA 新近公布的说明书【禁忌】有改变，而本说明书没有相应的修订。

案例9 索拉非尼片

（1）中文说明书

【禁忌】 对索拉非尼或本品任一非活性成分有严重过敏症状的患者禁用。

（2）美国说明书

4 禁忌

对索拉非尼或本品任一非活性成分有严重过敏症状的患者禁用。

索拉非尼与紫杉醇和卡铂联合方案禁用于鳞状细胞肺癌（见"注意事项"）。

点评：FDA 2011 年版说明书【禁忌】和【注意事项】增加新内容，而中文说明书没有相应的增加。

案例 10　阿莫西林舒巴坦匹酯片

【禁忌】

- 对青霉素和/或头孢菌素有过敏病史者。

- 对以下患者，需仔细考虑效益-风险比：

胃肠功能紊乱，特别是溃疡性结肠炎、节段性回肠炎或抗生素相关性结肠炎；

传染性单核细胞增多症（据报道，在应用青霉素的患者中有高的发疹率）。

点评：【禁忌】中混有慎用内容。核对后修改为："（1）对青霉素、头孢菌素抗生素过敏者。（2）对舒巴坦过敏者。"

案例 11　注射用奥沙利铂

【禁忌】　奥沙利铂禁用于以下患者：

- 已知对奥沙利铂过敏者；

点评：【禁忌】有遗漏。核对后的修改：

"奥沙利铂禁用于以下患者：

- 已知对奥沙利铂过敏或对其他铂类化合物过敏者。

- 哺乳期妇女。"

总体而言，大多数【禁忌】项存在的共性问题为，【禁忌】内容没有及时更新补充，经药审中心审评后才予以增补。

5.3　我国和欧美的相关法规与指导原则

本节介绍有关说明书【禁忌】项目撰写我国和美国的相关法规与指导原则。目的是使读者对撰写【禁忌】项目有更广泛的视野，当遇到前述"撰写要点"之外的问题时，能在此找到答案。

5.3.1 我国的指导原则

5.3.1.1 《化学药品和治疗用生物制品说明书规范细则》[4]

该细则原则规定"【禁忌】应当列出禁止应用该药品的人群或者疾病情况。"

5.3.1.2 《化学药品、生物制品说明书指导原则（第二稿)》[5]

2004 年我国药审中心起草的该指导原则，虽然未宣布正式公布实施，但可作为撰写说明书的参考。其中有关【禁忌】的内容如下：

（十三）禁忌

基于对安全性和有效性的权重，本项应说明哪些状态下本药不应使用。禁忌包括：

1. 已知对本药过敏者；

2. 由于年龄、性别、协同治疗、病情或其他情况等特殊因素，某些患者使用本药时易造成危害；

3. 继续用药将面临不能接受的危险的不良反应者。

注：

1. 应用本药已出现的，但理论上尚不能解释的危害均应明确列出。

2. 如果尚不清楚本药是否有禁忌，该项应填写：对本品中任何成分过敏者禁用。

5.3.2 EMA 的指导原则

EMA 的 SmPC 有关【禁忌】的规定如下：

因安全原因不得使用该药品的情况（即禁忌证）属于该项讨论的问题。这种情况可能包括特定的临床诊断、伴随疾病、人口统计学因素（如，性别、年龄）或倾向（如代谢或免疫因素、特定基因型和先前对该药物或药物类别的不良反应）。这些情况应明确、全面、清晰地概述。

其他不能同时或连续使用的药物或药物类别，应根据数据或充分的理论依据予以说明。如果适用，应与 4.5 项（与其他药品的相互作用和其他形式的相互作用）相互呼应。

一般在临床试验方案中未研究的患者群应在 4.4 项（特殊的警告和使用注

意事项）中而不应在该项中提及，除非可以预测到安全问题（例如，在肾衰竭患者使用治疗范围狭窄的经肾排除的药物）。然而，如果出于安全考虑，患者因禁忌证被排除在研究之外，则应在本项中提及。如果适用，应与 4.4 项相互呼应。

只有禁用于怀孕或哺乳的情况下，才应在此处提及。在 4.6 项（生育力、妊娠和哺乳期）中，应相互呼应并提供进一步的背景信息。

应包括对活性物质或任何辅料或生产过程产生的残留物的过敏性，以及因某些辅料的存在而产生的任何禁忌证（见《人用药品说明书和包装说明书中的辅料指导原则》）。

对于草药产品，过敏性可延伸到同科的其他植物或同一植物的其他部分，如合适，应列为禁忌。

单独缺乏数据不应导致禁忌。如果出于安全原因，产品应禁用于特定人群（例如，儿科人群或儿科人群亚群），则应出现在该项中并与提供有关安全问题详细信息的项目相互呼应。儿科人群的禁忌应列出而不设小标题。

5.3.3 美国的相关法规与指导原则

5.3.3.1 法规

21 CFR 201.57 对 21 CFR 201.56（b）(1) 所述人用处方药和生物制品说明书内容和格式的具体要求[6]。

4 禁忌。该项目应描述，因为使用风险（例如，某些潜在致命的不良反应）明显超过任何可能治疗益处，而不应使用该药物的任何情况。这些情况包括，由于其特定年龄、性别、伴随治疗、疾病状态或其他情况，有受到药物伤害重大风险的患者中使用药物，并且对于这些患者而言，没有潜在的益处使风险可接受。必须列出已知的危害，而不是理论上的可能性（例如，如果尚未证明对药物有严重过敏反应，则不应将其列为禁忌）。如果不知道禁忌，本节必须注明"无"。

5.3.3.2 FDA《人用处方药和生物制品说明书的警告和注意事项、禁忌和黑框警告部分的指导原则》[1]

在该指导原则中，介绍了 FDA 对药品说明书【禁忌】项目内容和格式的要求。

参考文献

［1］ FDA. Guidance for Industry Warnings and Precautions，Contraindications，and Boxed Warning Sections of Labeling for Human Prescription Drug and Biological Products-Content and Format ［EB/OL］.（2011-11-11）［2019-07-30］. http://www. fda. gov/downloads/Drugs/GuidanceComplianceRegulatoryInformation/Guidances/UCM-075096. pdf.

［2］ EC. A guideline on summary of product characteristics（SmPC）［EB/OL］.（2009-09）［2019-06-02］. https://ec. europa. eu/health//sites/health/files/files/eudralex/vol-2/c/smpc _ guideline _ rev2 _ en. pdf.

［3］ 萧惠来. FDA 关于处方药说明书［注意事项］、［禁忌］和［警示语］的要求［J］. 中国药物警戒，2013，10（8）：460-463.

［4］ 国家食品药品监督管理局. 化学药品和治疗用生物制品说明书规范细则［EB/OL］.（2006-05-10）［2019-07-30］. http://www. sfda. gov. cn/WS01/CL0055/10528. html.

［5］ 化学药品、生物制品说明书指导原则课题研究组. 化学药品、生物制品说明书指导原则（第二稿）［EB/OL］.（2004-03-01）［2019-07-30］. http://www. cde. org. cn/zdyz. do? method＝largePage&id＝44.

［6］ Administrative Committee of the Federal Register. 21 CFR 201. 57 Specific requirements on content and format of labeling for human prescription drug and biological products described in 201. 56(b)(1)［EB/OL］.（2019-04-01）［2019-12-06］. https://www. accessdata. fda. gov/scripts/cdrh/cfdocs/cfcfr/CFRSearch. cfm? fr＝201. 57.

（张　豪）

第 6 章

【注意事项】的撰写

说明书【注意事项】应列出使用时必须注意的问题，包括需要慎用的情况（如肝功能、肾功能的问题），影响药物疗效的因素（如食物、烟、酒），用药过程中需观察的情况（如过敏反应，定期检查血常规、肝功能、肾功能）及用药对于临床检验的影响等。本章介绍说明书【注意事项】项目的撰写内容、格式以及撰写的注意事项；举出实例说明目前该项目撰写存在的问题及其如何正确撰写；介绍我国以及欧盟和美国的相关法规与指导原则。

6.1 撰写要点

目前我国有关说明书撰写的法规与指导原则对【注意事项】项目的撰写规定，都是原则性的，缺乏具体、细致地描述。因此本节主要参考 FDA 的相关法规与指导原则[1,2]，说明撰写要点。

6.1.1 撰写内容

6.1.1.1 应包括在【注意事项】中的不良反应

【注意事项】部分拟决定并描述各自独立的一组不良反应和其他安全危害，这些安全性问题或严重，或有临床价值，它们与决定处方或患者的处理有关联。不良事件要列入这部分，必须有药物和不良事件因果关系的合理证据，但不一定完全肯定。评价因果关系是否有合理证据应考虑下列因素：报告频率；不良事件发生率在对照试验的药物治疗组是否超过安慰剂和阳性对照组；剂量-效应关系的证据；不良反应事件与药物药理学一致的程度；给药和事件的时间关系；不激发和再激发事件的出现；是否了解不良事件是药物所致。

（1）严重不良反应 导致任何下列后果的不良反应考虑是严重的并应包括在【注意事项】部分：死亡；威胁生命的不良事件；住院治疗或延长现有住院治疗时间；永久或严重丧失或严重干扰正常生活能力；先天性异常或出生缺陷。

没有导致死亡、威胁生命或不需要住院治疗的重要医疗事件，经适当医学评价，被认为可能危害患者并需要内科或外科干预，防止出现上述定义中所列后果之一，也可考虑把它们列为严重不良事件。

（2）其他临床上重要的不良反应　一些不良反应不符合严重不良反应定义，但因为与处方决定和患者的处理有关，它们有另外的临床重要性。这些不良反应也应包括在【注意事项】中。确定不良反应是否有另外的临床重要性，可考虑下列因素。①被治疗的疾病或不适的相对严重性。例如，如果药物拟用于治疗不严重的自限性的不适（例如，过敏性鼻炎、化妆品所致轻微的皮肤反应、短时间失眠），其所致非严重的不良反应（例如，恶心、瘙痒、脱发）可视为有临床意义。然而，如果药物拟用于治疗严重的或危险的疾病（如，癌症），同样的不良反应可视为临床意义不大并且不宜列入本部分。②不良反应的绝对的风险或发生率。③下列类型的不良反应：可导致严重后果的不良反应，除非调整剂量或给药方案、停药或换其他药物，才能防止严重后果；可预防的不良反应或者需适当选择患者、监测或避免合用药物的不良反应，为避免严重后果必须预防或处理这些不良反应；明显影响患者依从性，特别是不依从可能有严重后果的不良反应。

（3）可预知的不良反应　可预知没有观察到的药品不良反应的出现。【注意事项】应包括下列可预知出现的严重的或者其他临床有意义的药品不良反应：根据已知的药理学、化学或药物类别可预知的药品不良反应（例如，明显延长QT间期的药物可能引起尖端扭转型心律失常，即使尚没有发现这种病例）；动物资料有在人类可能出现不良反应的重要提示（例如，动物资料证明药物有致畸作用）。如果认为对处方者是重要的，说明书一般应说明受试药这种不良反应虽然没有观察到，但可预知其出现。

（4）与没有批准的用途有关的不良反应　如果一种药物常常被开处方用于疾病或不适并且这种用法与临床有意义的风险或危害有关，FDA要求在【注意事项】中讨论与没有批准的用途有关的不良反应。这种描述应包括声明，没有证明这种用途的安全性和有效性并且没有得到FDA批准。

6.1.1.2 应包括在【注意事项】中的风险或其他危害

（1）实验室检测的干扰　【注意事项】中应简要说明已知药物干扰实验室检测的药物资料。干扰试验室检测是指因为药物干扰检验，而使实验室检测结果不准确（例如，得到假阳性或假阴性试验结果，不能反映分析物的数量、存在或不存在）。这样就不能提供正确的试验结果，而超出药物或其代谢物所致的生理作用的正常范围。

应只包括临床有意义的干扰。如果不正确的结果可能影响临床决策（例如，潜血检测试纸试验假阳性），那么这种对实验室检测的干扰被认为是临床有意义的。

（2）药物相互作用 【注意事项】中应简要描述已知或可预知的有严重的或有其他临床意义后果的药物相互作用，并且应与说明书其他部分（例如，【用法用量】、【药物相互作用】或"临床药理学"）更详细的资料相呼应。

（3）为评价安全性需要的监测 【注意事项】应明确，对识别可能的不良反应和预防严重不良反应有帮助的或必要的实验室检测。如果可能，还应提供有关试验频次及预期的正常和异常值范围的资料。

一般来讲，评估安全性的监测资料出现在【注意事项】中，而评估有效性的监测资料出现在【用法用量】中。然而，在某些情况下，安全性和有效性监测资料的位置之间没有明显界限［例如，在使用抗心律失常药的患者评估其安全性和有效性的心脏监测或在使用华法林患者评估其安全性和有效性的国际标准化比值（INR）试验］，以至于【注意事项】和【用法用量】两部分资料有些重叠。

6.1.1.3　在不良反应描述中应提供的资料

在【注意事项】中，应该在选择的每个标题项下有简要描述。这种描述应限于下列资料而且应是已知的和对临床决策重要的资料：简要描述不良反应和后果（例如，出现反应后尽管继续用药，随着时间的推移反应是否消退、消退时间和有意义的后遗症）；风险或不良反应发生率的估计值；已知的不良反应风险因素（例如，年龄、性别、种族、遗传多态性、并发病、剂量、用药持续时间、合并用药）；为减少不良反应的发生，缩短其持续时间或把严重程度降到最低，采取的步骤。这些步骤可包括使用前必要的评估、剂量递增或其他剂量调整方法、在剂量调整或延长使用期间的监测、避免使用其他药物或物质或者在合并事件（例如，脱水、感染）期间的特殊护理；如何治疗或采用其他方法处理已出现的不良反应。

应对提供的资料和建议适当限定，如果合适，应传达可能存在的判断和结论的不确定性（例如，因果评价、估计的不良反应发生率和建议监测的价值）。

6.1.2　撰写格式

6.1.2.1　单独的小节

包括在【注意事项】中的每种不良反应、综合征或有共同发病机制的反应群（例如，过敏性接触性皮炎、药物斑丘疹）应有其自己的编号小节。小节标题应准确地显示风险特点（例如，5.1　血栓栓塞性疾病、5.2　外周神经病变）。必要时，小节资料可用格式技术编排非编号的副标题（例如，副标题下划线或斜体字）。例如，"5.1　血栓栓塞性疾病"标题下，可包括副标题"深部静脉血栓"和"血栓性卒中"（而不是"5.1.1　深部静脉血栓"和"5.1.2　血栓性卒中"）。应避免不能预示小节内容的小节标题（例如，概要）。

6.1.2.2　不良反应次序

在【注意事项】中介绍不良反应的次序，应反映不良反应临床相对重要性。考虑的因素包括不良反应相对严重性、预防或减轻不良反应的能力和其出现的可能性。

6.1.2.3　相互呼应

在说明书其他部分有不良反应的更详细的资料时，【注意事项】应与之（例如，【不良反应】、【药物相互作用】、【临床试验】）呼应，而不要重复同样的资料。在说明书中应尽可能避免不必要的重复并且应采用相互呼应。

6.1.2.4　文字强调

可采用粗体字或其他强调方法，突出特殊的不良反应或特殊不良反应讨论部分（例如，为避免问题和特殊风险的亚人群，采取的措施）。但不要轻易使用强调，以免减弱它的作用。因此，【注意事项】小节的全文不应都用粗体字；粗体字应仅限于一两个句子。资料强调应考虑是否上升到"警示语"水平。

6.1.3　撰写注意事项

在【注意事项】中，应该在选择的每个标题项下有简要描述。这种描述应与说明书其他部分（例如，【不良反应】、【药物相互作用】、"特殊人群用药"、【临床试验】）更详细的讨论相呼应。

应避免含糊不清和空洞的描述（例如，谨慎使用）。相反，应指出具体的治疗或处理方案（例如，考虑较低剂量或更频繁的监测）。一般推断禁忌的术语（例如，"禁用"或"不应使用某药"）不应出现在【注意事项】部分。

6.2 案例分析

6.2.1 合格案例

案例 1　硫酸阿扎那韦胶囊

（仅节选下列 1 项）

> **【注意事项】**
>
> 免疫重建综合征接受联合抗逆转录病毒治疗（包括阿扎那韦）患者中可见免疫重建综合征报告。在联合抗逆转录病毒治疗初期，出现免疫应答的患者可能出现针对非活动或残留机会感染（如鸟分枝杆菌感染、巨细胞病毒感染、卡氏肺孢菌肺炎或结核）的炎症反应，需要对其进一步评价和治疗。也有在免疫重建的背景下出现自身免疫性疾病［如格雷夫斯病（突眼性甲状腺肿）、多肌炎和吉兰-巴雷综合征（急性炎症性脱髓鞘多发性神经病）］的报告；然而，发作时间变化较大，可在初始治疗后数月出现。

点评：该案例的亮点是及时增补了有关自身免疫性疾病的内容（见上文"也有在免疫重建的背景下出现自身免疫性疾病……"）。

6.2.2 不合格案例[3]

6.2.2.1 内容增补问题

药品上市后随着用药人群的扩大和研究的深入，往往会不断发现新的安全性信息。因此，我国规定申请人应当跟踪药品上市后的安全性和有效性情况，及时提出修改药品说明书的补充申请。根据药品不良反应监测、药品再评价结果等信息，国家药品监督管理局（NMPA）也可以要求药品生产企业修改药品说明书。但是，在本节涉及的样稿中，已有国家标准药品的生产申请、药品补充申请和再注册申请报送的药品说明书样稿，没有增补已肯定的新【注意事项】内容很常见，包括须增补新项目或原有项目须更新的内容。一份药品说明书需增补新内容项目有的多达 7 项。

案例 1　兰索拉唑肠溶胶囊

【注意事项】

1. 在本品治疗过程中，应密切观察病情，尽可能使用最小治疗剂量。因长期使用的经验不足，暂不推荐本品用于维持治疗。2. 下列患者慎重使用本品：①曾有药物过敏史的患者；②肝、肾功能障碍的患者（导致药物代谢、排泄时间延长）；③老年患者（见【老年用药】）。3. 因本品会掩盖胃癌的症状，所以须先排除胃癌，方可使用本品。

点评：经药审中心审核后补充大量新内容，增补的项目包括（因篇幅所限，仅列出项目名称或要点，具体内容省略）："1. 警告：胃癌，骨折；2. 低镁血症；3. 重要的注意事项：维持治疗期间建议定期进行内窥镜检查；用药之前需使用内窥镜进行确诊；4. 其他注意事项：视力障碍；长期使用的安全性尚未得到确立。"

6.2.2.2　内容遗漏问题

我国规定"药品说明书应当充分包含药品不良反应信息，详细注明药品不良反应。药品生产企业未根据药品上市后的安全性、有效性情况及时修改说明书或者未将药品不良反应在说明书中充分说明的，由此引起的不良后果由该生产企业承担。"由于药品说明书的安全性信息是一个动态变化过程，因此应注意随时将最新资料囊括在药品说明书【注意事项】中，包括在注册过程中发现的新安全性信息。但是，在本节涉及的样稿中，新药注册报送的药品说明书样稿【注意事项】中常见有重要内容遗漏，特别是新发现的信息。遗漏的有原有不良反应中的内容，也有遗漏一项或多项不良反应的内容，有的一份药品说明书样稿最多遗漏达 11 项。本节涉及的【注意事项】遗漏重要内容的药品说明书样稿都是进口新药申请。

案例 2　丁丙诺菲透皮贴剂

（仅列出项目名称或要点，具体内容省略）

【注意事项】

特殊警告和注意事项：对于有惊厥性疾病……患者，使用时应特别小心；显著的呼吸抑制；不推荐用于……止痛；依赖性。对驾车和使用机器的影响。

点评：【注意事项】内容大量缺失。核对后增加大量内容（包括原有项目的内容）结果如下（仅列出项目名称）："滥用可能性、危及生命的呼吸抑制、老年、恶病质和体弱患者、慢性肺病患者用药、与酒精、中枢神经系统抑制剂和违禁药物之间相互作用、QTc 间期延长、降压作用、头部损伤或颅内压升高患者的使用、肝毒性、用药部位皮肤反应、过敏反应、可使局部温度升高情况下的用药、发热患者、胃肠道疾病患者使用、惊厥或癫痫疾病患者的使用、避免戒断症状、驾驶和机械操作、成瘾治疗用药、运动员慎用。"

案例 3　盐酸西格列汀片

（仅节选下列 1 项）

> **【注意事项】**
>
> 　　肾功能不全患者用药：本品可通过肾脏排泄。为了使肾功能不全患者的本品血药浓度与肾功能正常患者相似，在中度和重度肾功能不全患者以及需要血液透析或腹膜透析的终末期期肾病患者中，建议减少本品的剂量（参见【用法用量（肾功能不全患者）】）。

　　点评：与 FDA 公布的药品说明书相比该项遗漏下列内容："上市后有肾功能恶化的报告，包括急性肾功能衰竭。这些报告的亚组包括肾功能不全患者，其中一些西格列汀处方量不当。用支持疗法和除去可能的致病因素，肾功能可回到基线。如果认为可能是其他原因所致肾功能急剧恶化，可考虑谨慎重新开始本品治疗。而临床相应剂量的临床前研究或临床试验，没有发现本品有肾毒性。"

6.2.2.3　表现描述问题

　　FDA 要求在【注意事项】中简要描述不良反应和后果，如出现反应后尽管继续用药，随着时间的推移反应是否消退、消退时间和有意义的后遗症；不良反应的风险或发生率估计值；已知的不良反应风险因素，如年龄、性别、种族、遗传多态性、并发症、剂量、用药持续时间和合并用药。其不良反应包括严重不良反应、其他有临床重要性的不良反应、临床尚未出现而可预知的严重或临床有意义的不良反应以及与尚未批准的用途有关的临床有意义的不良反应。在本文涉及的样稿中，存在不良反应表现描述抽象、不具体、不准确、有错误和统计表格设计不合理等问题。

案例 4　注射用比伐芦定

（仅节选相关内容）

> **【注意事项】**
>
> 出血：不明原因的红细胞容积、血红蛋白或血压下降提示可能引起出血，如果出现出血或怀疑出血应停止给药。

点评：上述描述有误，核对后改为："不明原因的红细胞容积、血红蛋白或血压下降提示可能有出血。"

6.2.2.4　预防和治疗问题

FDA 要求在【注意事项】中应描述为减少不良反应的发生，缩短其持续时间或把严重程度降到最低，采取的步骤。这些步骤可包括必要的使用前评估、剂量递增或其他剂量调整方法、在剂量调整或延长使用期间的监测、避免使用其他药物或物质以及在合并事件（如脱水、感染）期间的特殊护理；如何治疗或采用其他方法处理已出现的不良反应。在本文涉及的样稿中，可见【注意事项】不良反应防治措施描述太简单、不具体、前后矛盾、甚至有错误等。

案例 5　甲磺酸多沙唑嗪缓释片

（仅节选相关内容）

> **【注意事项】**
>
> 直立性低血压/晕厥　与所有的 α 受休阻断药一样，小部分患者在治疗初始阶段，会出现直立性低血压，表现为头晕和无力，极少出现意识丧失（晕厥）。使用 α 受体阻断剂治疗时，应告知患者如何防止出现直立性低血压以及应对措施。并应告知患者如何防止因眩晕或无力而致的损伤。

点评：药品说明书不仅是给医师看的，也是给患者看的，但本说明书没有告知患者如何具体防止和处理不良反应。经药审中心核对后修改后为："直立性低血压/晕厥与所有的 α 受体阻断药一样，小部分患者在治疗初始阶段，会出现直立性低血压，表现为头晕和无力，极少出现意识丧失（晕厥）。应告知患者如何防止出现直立性低血压以及应对措施，并应告知患者如何防止因眩晕或无力而致的损伤。服用多沙唑嗪期间应常规进行血压测定，尤其在首次给药、每次增量后或中断治疗后重新开始时应特别注意（因直立性低血压多发生在用药后 2～6 小时）。发生直立性低血压反应（包括晕厥、体位性头晕/眩晕和直立性低血压）的处理：当从卧位或坐位突然转向立位时可能会发生眩晕、轻度头痛甚至晕厥。出现这些症状时患者应躺下，取头低位。然后在站立前稍坐片刻以防症状再度发生。必要时采用支持疗法，例如补液、升压治疗。"

6.2.2.5 表达形式问题

FDA 要求【注意事项】中的每种不良反应、综合征或有共同发病机制的反应群应有自己的编号小节。其标题应准确地显示风险特点。必要时，小节内可设副标题。应避免不能预示小节内容的标题；【注意事项】中介绍不良反应的次序，应反映临床相对重要性；在说明书其他部分有不良反应更详细的资料时，【注意事项】应与之呼应，尽可能避免不必要的重复；可用粗体字或其他强调方法，突出特殊的不良反应或特殊不良反应讨论部分。在本文涉及的样稿中，可见【注意事项】中没有突出重要的不良反应，缺乏与"警示语"相呼应的较详细的内容、不良反应没有分类编号以及将不同类型的不良反应归为一类等。

案例 6　钆喷酸葡胺注射液

（仅列出标题和相关内容）

> **【注意事项】**
>
> 不相容性；对驾驶和机械操作能力的影响；使用/操作说明；超敏反应；肾功能损伤……已报道过以下患者中使用含钆对比剂（包括钆喷酸葡胺注射液）会伴有肾源性系统性纤维化（NSF）；癫痫；肝损伤患者；新生儿和婴幼儿。

点评：【注意事项】中没有强调肾源性系统性纤维化（NSF），表现为没有像 FDA 核准的药品说明书那样列在该项目的首位、用粗体字，内容也简单，没有详细描述 NSF 的表现预防和救治措施。另外不良反应类别没有编号。而 FDA 核准的说明书相关内容如下（粗体字是原文采用的）：

警告和注意事项

肾源性系统纤维化

以钆为基础的对比剂（GBCA）在药物消除受损患者，可增加 NSF 风险。

在这些患者应避免使用 GBCA，除非这种诊断资料是必要的而且没有非对比增强 MRI 或其他方法。慢性严重肾脏疾病 [GFR<(30mL/min)/1.73m²] 和急性肾损伤是 GBCA-相关的 NSF 风险最高的患者。本品不应给予这些患者。慢性中度肾脏疾病 [GFR(30～59mL/min)/1.73m²] 患者风险较低，而轻度肾脏疾病 [GFR(60～89mL/min)/1.73m²] 患者即使有风险也很小。NSF 可导致致命的或致衰弱的全身纤维化，波及皮肤、肌肉和内脏。请把给予本品后任何 NSF 诊断，报告给 Bayer Healthcare（1-888-842-2937）或 FDA（1800-FDA-1088 或 www.fda.gov/medwatch）。

应筛查急性肾损伤和其他可降低肾功能情况的患者。急性肾损伤的特点是一般在外科手术、严重感染、损伤或药物所致肾脏毒性的背景下，肾功能迅速（数小时到数天）并且通常可逆性的降低。在急性肾损伤背景下，血清肌酐水平和估计的 GFR，不能可靠地评价肾功能。对慢性肾功能低下危险的患者（如年龄 60 岁以上、糖尿病或慢性高血压）可通过实验室检查评估 GFR。

经药审中心核对后，增加了"NSF 风险因素包括重复给药、超过 GBCA 推荐剂量以及暴露期间肾损伤程度"；强调"应记录具体的 GBCA 和给患者的剂量"；指出"当给予本品时，不应超过推荐剂量并在重复给药前应留出足够的药物消除时间（见'临床药理学'和【用法用量】）。"

6.2.2.6 过敏反应问题

药物引起的过敏反应各药不同，各人不同，严重程度也差异很大。过敏性休克可致命。【注意事项】中应简要描述不良反应的临床表现、风险因素和具体的防治措施。如果用药前需进行过敏试验，应说明过敏试验的方法、过敏试验所用制剂的配制方法及过敏试验结果的判定方法。在本文涉及的样稿中，可见过敏反应缺失、内容不完整、描述太简单或没有突出严重的过敏反应等。

案例7 酒石酸唑吡坦片

FDA 核准的说明书中有下列描述：

5 警告和注意事项

5.2 严重的过敏反应和过敏样反应

在首次或以后服用镇静催眠药（包括唑吡坦）后的患者中，已有罕见的血管性水肿（包括舌、声门或喉）的病例报告。某些患者有其他一些症状，如呼吸困难、喉闭锁或恶心和呕吐，提示为过敏反应。某些患者需要急诊治疗。如果血管性水肿涉及咽、声门或喉，可能发生气道阻塞并致命。唑吡坦治疗后发生血管性水肿的患者，不能再用该药。

点评：FDA 核准的说明书【注意事项】中对过敏反应有详细描述，而中文说明书却没有，仅在【不良反应】中简单提及"首次服用本品初期可能出现过敏性休克（严重过敏反应）和血管神经性水肿（严重面部浮肿）"。没有描述详细的临床表现、严重后果及处理办法。

6.2.2.7 药物相互作用问题

FDA 要求【注意事项】中应简要描述已知或可预知的有严重的或有其他临床意义后果的药物相互作用，并且应与说明书其他部分（如【用法用量】、【药物相互作用】或"临床药理学"）更详细的资料相呼应。在本文涉及的样稿中，存在没有增补药物相互作用的新内容或前后说法相互矛盾的问题。

案例 8 沙格列汀片

FDA 核准的药品说明书相关内容如下：

5 警告和注意事项

5.2 与已知引起低血糖药物合用

本品与引起低血糖的药物，磺酰脲类或胰岛素合用时，低血糖发生率增高，超过与磺酰脲类或胰岛素合用安慰剂的发生率（见"不良反应（6.1）"）。因此，可能要降低促胰岛素分泌药或胰岛素的剂量，以便与本品合用时，将低血糖风险降到最低（见"用法用量（2.4）"）。

点评：2011 年 12 月 FDA 修订的说明书【注意事项】中增加了上述药物相互作用的内容，而中文说明书没有做相应增加。

6.2.2.8 有效性问题

在药品说明书【注意事项】中往往包括使执业医师对药品有效性产生担忧的问题。在本文涉及的样稿中，存在有关有效性注意事项的内容缺失、没有及时增补新内容或变相增加适应证等。

案例 9 注射用达托霉素

点评：由于 FDA 新版说明书【注意事项】中增加了新内容，经药审中心核对后修改增补了下列内容：

"中度基线肾损伤患者中降低疗效

来自评估本品治疗在肌酐清除率（CL_{CR}）＜50mL/min的患者中的临床疗效的 cSSSI 临床试验的数据有限。在接受本品治疗的意向性治疗（ITT）人群中仅有31/534（6％）的患者基线 CL_{CR}＜50mL/min。表2显示了 cSSSI 试验中不同肾功能和不同治疗组的临床治疗成功的患者人数。

在金黄色葡萄球菌菌血症/内膜炎试验中，ITT 人群的亚组分析表明，本品治疗的受试者按双盲治疗裁定委员会测定的临床成功率（见临床试验项下"金黄色葡萄球菌菌血症/内膜炎"）比基线 CL_{CR}＜50mL/min 患者低（表3）。如表3所示在对照药治疗的受试者中临床成功率未见大幅度降低。

表2　达托霉素 cSSSI 临床试验中按肾功能和治疗组分类的临床成功率

（人群：ITT）

CL_{CR}/(mL/min)	成功/例(成功率)	
	本品 4mg/(kg·24h)	对照药
50～70	25/38(66％)	30/48(63％)
30～50	7/15(47％)	20/35(57％)

表3　金黄色葡萄球菌菌血症/内膜炎试验中在 TOC 时按基线肌苷酸清除率分类的裁定委员会成功率（人群：ITT）

基线 CL_{CR}/(mL/min)	本品成功/例(成功率)		对照药成功/例(成功率)	
	菌血症	右侧感染性心内膜炎	菌血症	右侧感染性心内膜炎
＞80	30/50(60％)	7/14(50％)	19/42(45％)	5/11(46％)
50～80	12/26(46％)	1/4(25％)	13/31(42％)	1/2(50％)
30～50	2/14(14％)	0/1(0％)	7/17(41％)	1/1(100％)

当选择抗菌剂治疗基线中度至重度肾损伤患者时应参考这些数据。"

案例10　硝酸异康唑乳膏

【适应证】　主要用于皮肤浅表真菌感染，如手癣、足癣、体癣、股癣等。

【注意事项】　为减少感染复发，对念珠菌病、体癣、股癣和花斑癣，治疗至少需2～4周。脂溢性皮炎至少需4周或至临床治愈。

点评：【适应证】项下并无皮脂溢性炎，而【注意事项】中加入该适应证。不允许未经国家药品监督管理局批准，这样变相增加适应证。

6.3 我国和欧美的相关法规与指导原则

本节介绍有关说明书【注意事项】项目撰写我国和欧美的相关法规与指导原则。目的是使读者对撰写【注意事项】项目有更广泛的视野，当遇到前述"撰写要点"之外的问题时，能在此找到答案。

6.3.1 我国的指导原则

6.3.1.1 《化学药品和治疗用生物制品说明书规范细则》[4]

该细则原则规定"【注意事项】列出使用时必须注意的问题，包括需要慎用的情况（如肝功能、肾功能的问题），影响药物疗效的因素（如食物、烟、酒），用药过程中需观察的情况（如过敏反应，定期检查血常规、肝功能、肾功能）及用药对于临床检验的影响等。

滥用或者药物依赖性内容可以在该项目下列出。"

6.3.1.2 《化学药品、生物制品说明书指导原则（第二稿）》[5]

2004 年我国药审中心起草的该指导原则，虽然未宣布正式公布实施，但可作为撰写说明书的参考。其中有关【注意事项】的内容如下：

（十四）警告

本项应对严重药品不良反应、潜在的危险以及由此引起的应用限制进行说明，并注明发生严重药品不良反应时应采取的措施。

如果有证据表明某种严重的危险与应用本药有关，应及时修订说明书，并将该危险订入本项，不需要其因果关系得到证明；与本药使用相关的、没有在"适应证"或"用法用量"项中述及的特殊警告，应订入本项。

应将特殊的情况，尤其是能导致死亡或严重损伤的情况在警示框中列出。带框的警告通常以临床数据为基础，如果缺少临床数据，也可以用动物的严重毒性实验数据。在方框之前应有惊叹号，且在方框中必须包含以黑体形式出现的"警告"的文字标题，以表达方框中信息的重要性。如果方框中涉及危险性的信息内容很多，其详细的信息资料应该用黑体字的形式在使用说明书的相应部分说明（"禁忌"或"注意事项"中）。而警告框中的警示必须提及其详细信息来源。警示语不能含有任何提示或暗含宣传本品的作用。不能变相的宣传其他产品作用。

（十五）注意事项

本项包括一般注意事项、患者须知、实验室检查、药物对试验室检验的干扰等。

1. 一般注意事项　应包括使执业医师对药品安全性和有效性产生担忧的任何问题。

2. 过敏试验　如用药前需进行过敏试验，应在本项说明过敏试验的方法、过敏试验用制剂的配制方法及过敏试验结果的判定方法。

3. 实验室检查　应明确哪些实验室检查项目有助于疗效随访，哪些实验室检查项目有助于发现可能的不良反应。尽量提供在某些特定状态下某些特殊实验室检查项目的正常值和异常值的范围，以及这些实验室检查项目推荐的检查频度（在治疗前、治疗期间或治疗后）。

4. 药物对实验室检查的干扰　如已知药品会对实验室检查产生干扰，应简要地说明该干扰作用，并提及相关项下有该讨论的详细信息。

5. 药物滥用和药物依赖　本项应包括以下内容：

5.1　药品管制范围品种：列入国家药品管制范围的品种，应当叙述列入药品管制的时间。

5.2　滥用：根据人体数据和人体试验结果（有时包括相关的动物数据结果），本项应说明应用本药可能发生的滥用类型和药物不良反应，并对易患人群做相应地说明。

5.3　依赖性：本项应描述应用本药导致的生理性依赖和精神性依赖的特征，并叙述引起耐受或/和依赖的药量。提供详细的长期使用本药可能发生的不良反应和突然停药可能引起的戒断症状等资料。提供详述的药物依赖性诊断程序，以及治疗突然停药时引起戒断症状的治疗原则。

6. 患者须知　提供给患者用药的安全性和有效性信息，如与驾驶有关的注意事项以及协同用药可能产生损害作用相加的相关信息。

7. 对《国家非处方药目录》中注明使用疗程期限的药品，须在该项目下注明：如在××日症状未缓解或未消除，请咨询医生。

6.3.2 EMA 的指导原则 (SmPC)[2]

警告和注意事项的顺序原则上应根据提供的安全信息的重要性确定。

本项目的确切内容，将因每种产品和打算治疗的状态而异。但是，建议应包括与具体产品相关的下列项目。

只有当风险导致采用使用预防措施或必须警告医疗专业人员这种风险时，才应在注意事项中提供有关特定风险的信息。禁忌中只应提及禁止使用药物的患者群，此处不再重复。

应描述下列内容：①可接受使用药品的条件，前提是满足特殊使用条件。特别是，作为风险管理计划的一部分，为确保安全和有效使用而要求的具体风险最小化措施，应在本项目中说明（例如，"开始治疗前应监测肝功能，此后每月监测一次""应建议患者立即报告任何抑郁和/或自杀意念症状""有生育潜力的妇女应采取避孕措施"……）。②增加风险的特定患者群或有可能发生产品或相关类别产品不良反应（通常严重或常见）风险的特殊患者群，如老年人、儿童、肾或肝损害患者（包括损害程度，如，轻度、中等或严重的），麻醉患者或心力衰竭患者（例如，包括本例的 NYHA 类别）。应与特定不良反应频率和严重程度的效应差异相互呼应。③需要提醒医疗专业人员的严重不良反应，可能出现这些反应的情况以及可能需要采取的行动，例如，紧急复苏。④如果有与开始给药（如，首剂效应）或停药（如反弹、停药效应）相关的特殊风险，应在该项中提及这些风险以及预防所需的措施。⑤可采取任何措施识别有风险的患者并防止其发生，或及早发现有害状态的出现或恶化。如果需要了解显示严重不良反应早期警告的症状或体征，则应包括说明。⑥应说明对特定临床或实验室监测的任何需要。监测建议应说明在临床实践中应进行监测的原因、时间和方式。如果建议在这种情况或条件下，减少剂量或采取其他剂量学措施，则应将其纳入用法用量部分，并在此相互呼应。⑦所需的辅料或生产过程的残留物的任何警告。⑧对于含酒精的草药制剂，应根据《人用药品说明书和包装说明书中的辅料指导原则》，列入有关药品中乙醇含量的信息。⑨关于传染性因子的任何必要警告［例如，SmPC 和包装说明书中关于血浆衍生药物的传染性因子的警告（CPMP/BPWG/BWP/561/03）］。⑩具有特定基因型或表型的受试者或患者可能对治疗没有反应，或有明显药效效应或不良反应的风险。这些可能是由于无功能的酶等位基因、替代代谢途径（由特定等位基因控制）或转运体缺乏引起的。如果了解，应该清楚地描述这种情况。⑪任何与不正确给药途径相关的特殊风险（例如，静脉制剂外渗引起的坏死风险，或静脉注射而非肌内注射引起的神经系统后果），都应提出，并且在可能的情况下，提供处理建议。

在特殊情况下，特别重要的安全信息可包含在方框内的粗体字中。

该项所述或已知在此所述条件引起的任何不良反应也应包含在 4.8 项不良反应项目中。

在适当情况下，应提及对实验室试验的具体干扰，例如库姆斯试验和 β-内酰胺类药物。它们应清楚地以小标题标识，例如"干扰血清学检测"。

一般来说，关于妊娠和哺乳期妇女、驾驶和使用机器的能力以及相互作用的其他方面的警告和注意事项的描述，应分别在 4.6 生育力、妊娠和哺乳，4.7 对驾驶和操作机器能力的影响及 4.5 与其他药物相互作用和其他形式相互作用项目中讨论。然而，在具有重大临床意义的具体案例中，在本项中描述具体的预防措施可能更为恰当，例如，避孕措施，或不建议同时使用其他药物，并且与 4.5 项、4.6 项或 4.7 项相互呼应。

儿科人群

如果产品适用于儿科人群的一个或多个亚群，并且有针对儿科人群或任何儿科人群亚群使用的警告和注意事项时，应在该小标题下标明。应描述与儿科人群长期安全性（如，生长、神经行为发育或性成熟）或特定监测（如，生长）有关的任何必要的警告或注意事项。当长期安全性数据是必要的而尚未提供时，应在该项中说明。如果可能对儿童日常活动产生重大或长期影响，如学习能力或身体活动，或对食欲或睡眠方式产生影响，则应列入警告。

如果需要针对产品适用的儿科人群采取措施（例如，作为风险管理计划的一部分），应在该项中描述这些措施。

6.3.3 美国的相关法规与指导原则

6.3.3.1 法规 [21 CFR 201.57(c)][6]

5 警告和注意事项

（ⅰ）概述。该项必须描述临床上重要的（significant）不良反应（包括任何可能致命的、即使不常发生但很严重的、或通过合理用药可以预防或减轻的）、其他潜在的安全危害（包括药理学类别或药物/药物相互作用所致的预期危害)、强制实施的使用限制（例如，避免某些伴随治疗）以及出现时应采取的措施（例如，剂量调整）。所有临床上重要不良反应的发生频率，以及发生该反应的患者的大约死亡率和发病率（如果知道并且对安全有效地使用该药是必要的），必须按照该项第（c）（7）段规定予以显示。根据本章§§314.70和601.12的规定，一旦有合理证据表明与药物有因果关系，说明书必须修改，以便列入关于临床上重要危害的警告；无须确定因果关系。根据法案第201(n)和502（a）节的规定，如果药物通常针对某一疾病或状态被处方，并且这种用法与临床有意义的（significant）风险或危害相关，则FDA可要求提供与"适应证和应用"项未规定的用途相关的特定警告。

（ⅱ）其他特殊护理的注意事项。该项必须包含关于医生为安全有效地使用药物而需进行的任何特别护理的信息（例如，任何其他特定项目或小项没有要求的注意事项）。

（ⅲ）监测。实验室检测。本项必须确定有助于跟踪患者反应或识别可能的不良反应的任何实验室检测。在适当的情况下，必须提供有关这些因素的信息，如在特定情况下预期的正常值和异常值的范围，以及治疗前、治疗中和治疗后进行检测的建议频率。

（ⅳ）干扰实验室检测。该项必须简要说明产品对实验室检测的任何已知干扰信息，并参考提供详细信息的项目（例如，"药物相互作用"项目）。

6.3.3.2 FDA《人用处方药和生物制品说明书的警告和注意事项、禁忌和黑框警告部分的指导原则》[1]

该指导原则详细说明了说明书【注意事项】项目的撰写内容和形式。目前可作为撰写说明书【注意事项】项目的重要参考资料。

参考文献

[1] FDA. Guidance for Industry Warnings and Precautions, Contraindications, and Boxed Warning Sections of Labeling for Human Prescription Drug and Biological Products-Content and Format [EB/OL](2011-11-11)[2019-06-02]. http://www.fda.gov/downloads/Drugs/GuidanceComplianceRegulatoryInformation/Guidances/UCM-075096.pdf.

[2] EC. A guideline on summary of product characteristics (SmPC)[EB/OL]. (2009-09)[2019-06-02]. https://ec.europa.eu/health//sites/health/files/files/eudralex/vol-2/c/smpc_guideline_rev2_en.pdf.

[3] 萧惠来. FDA关于处方药说明书［注意事项］、［禁忌］和［警示语］的要求［J］. 中国药物警戒, 2013, 10（8）：460-463.

［4］ 国家食品药品监督管理局. 化学药品和治疗用生物制品说明书规范细则［EB/OL］.（2006-05-10）［2019-06-02］. http：//www. sfda. gov. cn/WS01/CL0055/10528. html.

［5］ 化学药品、生物制品说明书指导原则课题研究组. 化学药品、生物制品说明书指导原则（第二稿）［EB/OL］.（2004-03-01）［2019-07-30］. http：//www. cde. org. cn/zdyz. do？method＝largePage&id＝44.

［6］ Administrative Committee of the Federal Register. 21 CFR 201. 57 Specific requirements on content and format of labeling for human prescription drug and biological products described in 201. 56(b)(1)［EB/OL］.（2019-04-01）［2019-12-06］. https：//www. accessdata. fda. gov/scripts/cdrh/cfdocs/cfcfr/CFRSearch. cfm？fr＝201. 57.

（张　豪）

第 7 章

【孕妇及哺乳期妇女用药】的撰写

妊娠和哺乳期的处方决定，要非常个体化且涉及复杂的母亲、胎儿和婴儿的风险-效益。FDA 于 2015 年 6 月发布了《妊娠、哺乳期和生殖潜能：人用处方药和生物制品说明书中项目的内容和格式指导（小企业依从性指南）》指导原则[1]。我国目前尚无相应规范，因此本章参照美国相关的法规与指导原则，建议我国说明书【孕妇及哺乳期妇女用药】项目的撰写内容、格式以及撰写的注意事项。

7.1 撰写要点

本节主要参考 FDA 发布的有关指南，建议我国【孕妇及哺乳期妇女用药】项目的撰写要点。

7.1.1 撰写内容

7.1.1.1 妊娠

（1）妊娠暴露登记 药物妊娠暴露登记内容中应包括以下描述："有监测妊娠期间妇女暴露于×××（药名）的妊娠后果的妊娠暴露登记"，其后应是报名登记或获得登记资料所需的联系信息（如免费电话、网址）。

没有妊娠暴露登记信息时可省略该小标题。在"患者须知"项中应说明妊娠期暴露登记的可用性，并应与包括报名登记所需联系信息的该"妊娠"小项相呼应。

（2）风险摘要 该小标题必不可少，即使尚未获得相关数据，也须描述某些必要内容。风险摘要应提供所有人体数据、动物数据和药物药理学数据，进行药物导致不良发育结果的"风险描述"。多个数据源时按以下顺序描述：人体、动物和药理学。风险描述是综合性摘要，而不是仅罗列出各方数据。若有一个以上人体风险数据，则按临床重要性的顺序排列。

风险描述应与下文"（4）数据"下相关部分的其他详细资料相呼应。若药物妊娠期间禁用，这些资料应在风险摘要中首先说明。

若药物被全身吸收，风险摘要应包括不考虑药物暴露的总人口的主要出生缺陷和流产的背景风险资料，以此作为比较基础。若出生缺陷和流产资料将用于说明书的患者群，也应包括这些资料。药企应定期评价出生缺陷和流产数据，以确保说明书准确。若数据表明，特定途径给药时药物不是全身吸收，风险摘要可只包括下列描述："×××（药名）在×××（给药途径）后不被全身吸收，且预计母体使用不可能导致胎儿暴露于药物"。若药物在一种给药途径后不被全身吸收，而在其他途径给药后被全身吸收，则须明确指出。

风险摘要的具体要求包括以下 3 个方面。

① 依据人体数据的风险摘要。若获得任何与母体用药相关的不良发育后果存在或不存在的确定的人体数据，基于这些数据的风险摘要应概述特有的发育后果并包括发病率、剂量效应、暴露持续时间效应、暴露妊娠时段效应等内容。

人体数据若显示妊娠期间暴露于药物的妇女所生婴儿特有的不良发育后果的风险增加，该风险应与没有暴露于该药但有需要使用该药的疾病或状态的妇女所生婴儿的风险进行定量比较。若未获得这些状态妇女的风险资料，那么妊娠期间暴露于该药的妇女特有的后果应与在一般人群出现的这种后果的比率相比较。

若没有人体数据或获得的人体数据不能确定药物相关风险的存在或不存在，则必须在风险摘要中说明。

② 依据动物数据的风险摘要。此处应包含对人不良发育后果的可能风险并概述这些数据，包括受影响的动物种属的数目和类型、暴露时间、用人体剂量或暴露的等效剂量表示动物剂量、妊娠动物及其子代的后果。

若动物研究不符合当前非临床发育毒性研究标准或没有动物数据，风险摘要应予说明。

③ 依据药理学的风险摘要。若确定药物导致（药物类别）相关不良发育后果的药理作用机制，风险摘要应解释该机制和可能的相关风险。应与药品说明书"临床药理学"项相呼应。

（3）临床考虑的问题　这个部分包括 5 个小标题，详见下文。若没有关于某标题的资料或所获数据不翔实，则该标题可省略。若所有这些标题都省略，则本小标题也应省略。

① 疾病相关的母体和/或胚胎/胎儿风险。若获得相关数据，这部分必须描述与该药适应证或疾病状态相关的孕妇和/或胚胎/胎儿任何已知或可能的严重风险。应提供妊娠期间不治疗其疾病/状态的严重风险资料，供医师和患者决策。

② 妊娠期和产褥期的剂量调整。若有支持妊娠期和产褥期剂量调整的药动学数据，须提供摘要。应与说明书其他资料（如"临床药理学"和【用法用量】）相呼应。

③ 母体不良反应。应描述妊娠特有的以及妊娠妇女频率和严重性增加的药物相关不良反应。若临床干预可帮助监测或减轻药物相关母体不良反应，此处应描述这些干预（如对妊娠期间引起高血糖的药物进行血糖监测）。若已知，还应描述暴露的剂量、时间和持续时间及其对母体不良反应的影响。

④ 胎儿/新生儿不良反应。此处应描述非不良发育后果的和在风险摘要中没有描述的胎儿/新生儿不良反应。若根据药理学等数据，已知或预计母体药物增加或可能增加胎儿或新生儿不良反应风险，则应描述这些不良反应。还应描述不良反应的严重性和可逆性以及可采用的监测或减轻胎儿/新生儿不良反应的干预。应描述已知的暴露剂量、时间和持续时间及其对风险的影响。

⑤ 产程或分娩。若预料药物影响产程或分娩，应提供药物对母体、胎儿或新生儿以及产程或分娩持续时间的影响。应描述任何不良反应风险的增加，包括其可能的严重性和可逆性以及可减轻这些影响和/或不良反应的有效干预。仅批准在产程或分娩时使用的药物可省略本标题。

（4）数据 此处应描述风险摘要和临床考虑的问题中内容的科学依据。以下两种类型数据分列 2 个标题依序介绍。

① 人体数据。此处应描述支持风险摘要中任何风险描述的数据和临床考虑的问题项所依据的人体数据资料。既应包括阳性研究结果，也应包括阴性结果。当获得足够的新资料时，医药企业应更新药品说明书。医药企业应评价有必要纳入药品说明书资料的数量和质量。此处应描述不良发育后果、不良反应和其他不良事件的数据，且应包括以下内容：数据源（如对照临床试验、正在进行或已完成的妊娠暴露登记、其他流行病学或监测研究、病例分析等）、受试者数量、研究持续时间、暴露资料（暴露时间、持续时间、剂量）、数据的局限性，应包括已知的潜在的混杂因素和偏倚。

个例报告不足以显示风险特点，因此通常不应包括在本项中。若适合，还应包括对照组数据以及可信区间和检验效能。

② 动物数据。应描述构成风险摘要中任何动物发育毒性研究结果。内容包括：研究类型、动物种属、人体剂量或等量暴露及其计算依据所描述的动物剂量或暴露、暴露时间和持续时间、研究发现、母体毒性存在或不存在、数据的局限性。

母体和子代结果应包括不良发育后果的剂量-效应和严重性。发育毒性数据的解释见 FDA《生殖和发育毒性——评估综合研究结果》指导原则。

7.1.1.2 哺乳期

以如下顺序描述哺乳期小项（替代哺乳母亲小项）。PLLR 中的"哺乳期"是指母体产生和分泌乳汁的生物学状态。"母乳喂养"是指全人乳喂养状态，即当用人乳喂养婴儿或儿童时，直接从乳房获得人乳或通过挤出乳汁得人乳。需检测人乳中的药物、前药和活性代谢产物的水平。

（1）风险摘要　该项必不可少，即使没有数据。应简述药物和/或其活性代谢物在人乳中存在的资料，药物和/或其活性代谢物对母乳喂养儿童的影响以及药物和/或其活性代谢物对乳汁生成的影响。若获得有关人体和/或动物哺乳期数据，此处应与有详细数据的哺乳期小项相呼应。若有人体数据，则不包括动物数据，除非该动物模型确实对人有预测性。

若在哺乳期间禁用某药（如含放射性碘的成像和治疗产品），在风险摘要中应首先说明，之后应是简要风险说明。

数据若表明药物不被母体全身吸收，此处可只描述如下："×××（药名）在×××（给药途径）后不被母体全身吸收，并预计母乳喂养不会导致儿童暴露于×××（药名）。"

一种给药途径之后药物不被母体全身吸收，而另外一种途径给药后可被母体全身吸收，上述描述应明确指出。

以下是对被母体全身吸收药物的风险摘要要求。

① 药物在人乳中的存在。应说明在人乳中是否存在药物和/或其活性代谢物，并应包括简短描述数据。若没有评估药物和/或其活性代谢物在人乳中存在或不存在的数据，应予说明。若研究表明在人乳中没有检测出药物和/或其活性代谢物，应指出检测方法的检出限。

若研究表明药物和/或其活性代谢物在人乳中存在，此处应包括人乳中的浓度与实际或估计的婴儿每日剂量。应计算只用人乳喂养婴儿的实际或估计的婴儿每日剂量,并应与标记的婴儿或儿童剂量(若已获得)或标记的母体剂量对比。若研究表明药物和/或其活性代谢物在人乳中存在,但预计不被母乳喂养儿童全身生物利用(如药物在胃肠道被降解或不被吸收),应描述药物和/或其活性代谢物的处置。

若只有动物哺乳期的数据,风险摘要可只说明在动物乳中是否检测出药物和/或其活性代谢物并指出动物种属,应与哺乳期小项的数据相呼应。

② 药物对母乳喂养儿童的影响。应包括已知或预计的通过人乳和/或接触母体(乳房/乳头)皮肤的外用产品,对暴露于药物和/或其活性代谢物的母乳喂养儿童影响的可能性和严重性资料。应包括全身和/或局部(如胃肠道)不良反应。若没有评估药物和/或其活性代谢物对母乳喂养儿童影响的数据,也应说明。

③ 药物对乳汁生成和分泌的影响。若有相关数据,应描述药物和/或其活性代谢物对人乳生成和/分泌的影响。应以药物和/或其活性代谢物的药理作用或临床相关数据为依据,并应说明这种作用是暂时的或持久的。若没有评估药物和/或其活性代谢物对人乳生成和/分泌影响的数据,也应予说明。

④ 风险和效益描述。若药物被母体全身吸收,除非药物治疗期间禁止母乳喂养,应在最后做如下描述:"母乳喂养的发育和健康效益应该与母体对×××(药名)临床需求和×××(药名)或可能的母体状态对哺乳儿童任何可能的不良影响一起考虑。"

(2)临床考虑的问题 若有足够资料,本部分应包含以下 3 个内容;若没有相关数据,则可省略。

① 把暴露降到最低。若药物和/或其活性代谢物以临床相关浓度存在于人乳中,或者尚未确定在婴儿的安全性特点,或者间歇使用(如急性偏头痛治疗)、单次给药(如放射性成像药、麻醉药)或短疗程的治疗(如某些抗生素),则哺乳期项下应描述把哺乳期通过人乳和/或母体皮肤接触,暴露于母乳喂养儿童的药物和/或其活性代谢物降到最低的方法。应尽可能描述将用于乳房或乳头的局部用药的母乳喂养儿童的经口摄入量降到最低的干预措施。

将暴露于母乳喂养儿童的药物和/或其活性代谢物降到最低的干预措施,如与用乳房喂奶、抽取奶的时间和/或在规定时间周期挤奶并丢弃("抽取并倒掉")相关的给药时间。应根据获得的数据或药物和/或其活性代谢物的多个半衰期,确定其周期。

临床哺乳期研究和/或药动学研究的数据摘要，提供了哺乳期项内容的依据。应与哺乳期小项的数据相呼应。若适用也可与"临床药理学"相呼应。

② 不良反应监测。应提供风险摘要中所描述的监测和减轻母乳喂养儿童药物不良反应的有效干预措施，医师据此告知服药的哺乳期妇女有关哺乳对母亲和儿童的风险和效益以及如何监测母乳喂养儿童的药物重要不良反应。

③ 数据。应描述风险摘要和临床考虑问题所依据的数据。医药企业应以获得的新数据更新药品说明书，应评估现有的值得纳入说明书的数据的质量和数量。若没有数据，可省略本段。

7.1.1.3 女性和男性生殖潜能

PLLR 创建该小项以便在以下情况下要求这些人群的资料：在药物治疗期间和前后建议或要求妊娠试验和/或避孕，和/或人和/或动物数据提示有对生育力和/或植入前丢失效应的药物相关影响。可依据可能的或确定的与妊娠期间药物暴露相关的重要不良发育后果，做出妊娠试验和/或避孕的建议和/或要求。如适用，该小项所要求的资料应在按下列次序的小标题中出现：妊娠试验、避孕、不孕不育。若数据表明对不孕不育无不良影响，这些资料应该在不孕不育标题下出现。

若动物研究数据引起了对突变或女性或男性生育力损害的关注，这些资料及其临床意义的概述应出现在本项下。"非临床毒理学"项应与详细的动物研究讨论相呼应。

可视情况省略某个小标题。若一个小标题也没有，可省略本项。

7.1.2 撰写格式

处方药说明书该项目的小项编号及其标题必须用粗体字（如"妊娠"）。此外，小项标题下面有固定的小标题（如"风险摘要"）。这些小标题应使用斜体字或下划线，而且小标题下面的标题也要用斜体字或下划线，并且在整个说明书应一致。

建议参考 FDA 下列新格式撰写：

妊娠

<u>妊娠暴露登记</u>（如果不适用，请省略）。

<u>风险摘要</u>（所需小标题）。

<u>临床考虑的问题</u>（如果不适用，请省略）。

与疾病相关的母亲和/或胚胎/胎儿风险（如果不适用，请省略）。

孕期和产后的剂量调整（如果不适用，请省略）。

产妇不良反应（如果不适用，请省略）。

胎儿/新生儿不良反应（如果不适用，请省略）。

产程或分娩（如果不适用，请省略）。

<u>数据</u>（如果不适用，则省略）。

人体数据（如果不适用，请省略）。

动物数据（如果不适用，请省略）。

哺乳期

<u>风险摘要</u>（所需副标题）。

<u>临床考虑的问题</u>（如果不适用，请省略）。

<u>数据</u>（如果不适用，请省略）。

女性和男性生殖潜能（如果不适用，则略去）。

<u>妊娠测试</u>（如果不适用，请省略）。

<u>避孕</u>（如果不适用，请省略）。

<u>不孕症</u>（如果不适用，请省略）

7.1.3 撰写注意事项[2]

7.1.3.1 内容更新

【孕妇及哺乳期妇女用药】项目应确保准确反映撰写说明书当时的认识。随着上市后收集的妊娠暴露和哺乳期的数据，进行说明书的修订。如需要，可能会增加某些小标题的新内容，如出生缺陷和流产的背景资料。

7.1.3.2 相互呼应

在大多数情况下，说明书的【孕妇及哺乳期妇女用药】项目将包括与正在审核的患者群相关的详细和最重要的资料。说明书的其他项目（如【禁忌】、【注意事项】）可简要介绍【孕妇及哺乳期妇女用药】项目涉及的内容并将与【孕妇及哺乳期妇女用药】项目中更详细的讨论相互呼应。如果临床有意义的药物相关的不良发育结果表明有必要在妊娠期间禁忌，那么在【禁忌】项目中将把妊娠列为禁忌证，并简短描述妊娠期间使用药物所观察到的或预期的后果并将与【孕妇及哺乳期妇女用药】的详细内容相互呼应。推荐的小项内相互呼应的方法是用括号中的斜体字标示小标题的题目（如"见数据"）。

7.2　案例分析

7.2.1　合格案例

案例1　阿昔洛韦片

> 【孕妇及哺乳期妇女用药】
>
> **孕妇**
>
> 小鼠、兔和大鼠在器官发生期分别给予阿昔洛韦450mg/（kg·d）（经口）、50mg/（kg·d）（皮下注射或静脉注射）和50mg/（kg·d）（皮下注射）均未见致畸作用，其血浆暴露量分别为人的9～18倍、16～106倍和11～22倍。
>
> 尚未在妊娠期女性中进行充分和良好的对照研究。从1984年至1994年4月，建立了一项关于孕妇使用阿昔洛韦的前瞻性流行病学记录。在妊娠早期发生阿昔洛韦全身暴露的749名孕妇得出了756项结果。出生缺陷的发生率与一般人群接近。然而，关于阿昔洛韦对孕妇及胎儿发育的安全性，小规模记录不足以对不太常见的缺陷进行评价，也无法得出可靠的或明确的结论。仅在阿昔洛韦的潜在益处超过对胎儿的潜在危害的前提下，才可考虑在妊娠期间使用阿昔洛韦。
>
> **哺乳期妇女**
>
> 曾有2名妇女在口服阿昔洛韦后在乳汁中检出阿昔洛韦，其浓度为相应血药浓度的0.6～4.1倍。这样的浓度可能使哺乳婴儿的阿昔洛韦暴露剂量达到0.3mg/（kg·d）。哺乳期应慎用阿昔洛韦，并仅在有用药指征时使用。

点评：提出了风险摘要和临床考虑，并分别给出了支持的数据。

7.2.2　不合格案例

对比同一品种国内外说明书中【孕妇及哺乳期妇女用药】项目，发现国内药品说明书中该项目的撰写与国外有一定的差距，主要问题有：格式不统一、内容不够详细以及未阐述建议的原因或者甚至缺失此项目等，特别是没有借鉴

FDA 新的规范要求。希望阅读本节对读者有一定的启发作用。

案例 1　盐酸二甲双胍片

【孕妇及哺乳期妇女用药】

孕妇

对于计划怀孕或已经怀孕的患者，不推荐使用二甲双胍，但可以使用胰岛素来维持血糖水平，使其尽可能接近正常水平，从而降低胎儿畸形的风险。

哺乳期妇女

二甲双胍可以通过乳汁排泄。在二甲双胍治疗期间不推荐哺乳。

存在问题：描述内容较为简单。

点评：建议加强描述，按本书中建议的撰写格式，详细描述各小项要点。

案例 2　盐酸多奈哌齐片

【孕妇及哺乳期妇女用药】

1. 妊娠：以约 80 倍人用剂量在妊娠大鼠和 50 倍人用剂量在家兔中做的致畸实验结果未发现有致畸性。但以 50 倍人用剂量在妊娠大鼠所做的实验中，从孕 17 天至产后 20 天给药，死产轻微增多，并且产后 4 天仔鼠存活率轻度下降。但在约 15 倍人用剂量的下一个低剂量时，未发现异常作用。目前尚无将多奈哌齐用于孕妇的临床资料。因此，本品孕妇禁用。

2. 尚无哺乳期妇女用药的安全有效性研究资料，故服用本品妇女不能哺乳。

存在问题：描述内容较为简单，格式不统一。

点评：建议采用本章推荐的内容和格式描述。

7.3　我国和欧美的相关法规与指导原则

7.3.1　我国的指导原则

7.3.1.1　《化学药品和治疗用生物制品说明书规范细则》[3]

【孕妇及哺乳期妇女用药】

着重说明该药品对妊娠、分娩及哺乳期母婴的影响，并写明可否应用本品及用药注意事项。

未进行该项实验且无可靠参考文献的，应当在该项下予以说明。

7.3.1.2 《化学药品、生物制品说明书指导原则（第二稿）》[4]

（十六）妊娠期妇女及哺乳期妇女用药

1. 妊娠期妇女用药

仅当药品不能全身吸收且没有资料说明药品对胎儿产生潜在的间接性危害时，说明书该部分内容可以省略。对于除上述情况外的其他药物而言，本项应包括如下信息：

1.1 致畸作用应明确本药属于妊娠期间用药对胎儿危险性的类型，而且应包含该类型相应的说明。应对本药对儿童随后的生长、发育以及功能成熟的影响进行描述。

根据药物对胎儿的危险性分为五类。具体分类及说明见附录。

1.2 非致畸作用本项应包括除致畸作用以外的其他不良反应信息，其中必须包括对胎儿和新生儿的非致畸作用（如戒断症状或低血糖症）。这些作用可能是妊娠期妇女长期使用本药的结果。

2. 分娩

如果公认本药可用于分娩或生产（经产道分娩或剖宫术），不管在"适应证"项是否已有相应的声明，本项都应包括药品对下述因素的影响，这些因素包括：①母亲和胎儿；②产程；③对需要产钳引产、需要其他干预措施、需要新生儿复苏的可能性；④儿童随后的生长、发育以及功能成熟。如果缺乏相应的信息，应说明尚不明确。

3. 哺乳期妇女用药

如果药品能全身吸收，本项应包括药品是否从人乳汁中分泌以及药品对哺乳婴儿影响的有关信息，也应描述动物子代中观察到的不良反应。

如果药物全身吸收且从人乳汁中分泌，本项必须包括以下声明中的一种。①如果药物与严重不良反应相关，或已知具有潜在的致癌性，本项应进行如下声明："如药品有引起哺乳婴儿不良反应的潜在可能性，或动物或人体试验提示其具有潜在的致癌性，应结合考虑药品对母亲的重要性，而决定是否用药或中止哺乳。"②如果药品与不良反应无关，也没有已知的潜在的致癌性，本项应进行如下声明："哺乳期妇女用药应慎重。"

如果药物能全身吸收，但不清楚是否从人乳汁中分泌，本项必须包括以下声明中的一种。①如果药物与严重不良反应相关，或已知具有潜在的致癌性，本项应进行如下声明："目前尚不清楚本药是否从人乳汁中分泌，但由于很多药物从乳汁中分泌，且因为药物与严重不良反应相关（或已知有潜在的致癌性），应结合考虑药品对母亲的重要性，而决定中止哺乳或停药。"②如果药品与不良反应无关，也没有已知的潜在的致癌性，本项应进行如下声明："哺乳期妇女用药应慎重。"

7.3.2 美国的相关法规与指导原则

7.3.2.1 法规

21 CFR 201.57(c)(9)[5]是 FDA 处方药说明书 "8 特殊人群用药" 要求的主要法规依据。下面概括其主要内容。

（Ⅰ）8.1 妊娠。说明书的这一小项必须在 "妊娠暴露登记""风险摘要""临床考虑的问题" 和 "数据" 等小标题下按以下顺序包含以下信息。

（A）妊娠暴露登记。如果有科学上可以接受的药物妊娠暴露登记，则必须在以下说明之后提供登记或获得登记信息所需的联系信息："有一个妊娠暴露登记，监测妊娠期间接触（药物名称）妇女的妊娠结果"。

（B）风险摘要。风险摘要必须包含基于来自所有相关来源（人体、动物和/或药理学）的数据的风险陈述，这些数据描述药物不良发育结果的风险（即结构异常、胚胎和/或婴儿死亡率、功能损害、生长异常）。当有多个数据源时，报表必须按以下顺序显示：人体、动物、药理学。必须说明数据来源。说明书必须说明在美国有严重出生缺陷的活产的百分比范围，以及在美国以流产告终的百分比范围，而不论是否接触药物。如果该药物的说明书所针对的人群有此类信息，也必须将其包括在内。当妊娠期间禁止使用药物时，必须在 "风险摘要" 中首先说明这一小项的 "资料" 小标题的有关部分，包括对其他详情的相互参照。如果数据表明一种药物在一种特定的给药途径后没有被系统吸收，风险摘要必须只包含以下陈述："（药物名称）没有按照（给药途径）进行系统吸收，而且母亲的使用预计不会导致胎儿接触该药物。"

（1）基于人体数据的风险陈述。当有人体数据确定是否存在与母亲使用药物有关的任何不良发育结果时，"风险摘要" 必须概述具体的发育结果、其发生率以及剂量、暴露时间和妊娠时间的影响。如果人体数据表明，妊娠期间接触药物的妇女所生婴儿的特定不良发育结果的风险增加，则必须在数量上将这一风险与未接触药物但患有指明使用药物的疾病或状况的妇女所生婴儿的风险相比较。如果没有显示药物所针对的疾病或状况的妇女的风险信息，则必须将具体结果的风险与一般人群的结果发生率进行比较。风险摘要必须说明何时没有人体数据，或何时可获得的人体数据不能确定存在或不存在与药物有关的风险。

（2）基于动物数据的风险陈述。当有动物数据时，风险摘要必须总结动物的研究结果，并根据这些发现，描述药物对人类任何不良发育结果的潜在风险。这一陈述必须包括：受影响物种的数量和类型、接触时间、以人类剂量或暴露当量表示的动物剂量，以及妊娠动物和后代的结果。当动物研究不符合目前非临床发育毒性研究的标准时，风险摘要必须这样说明。当没有动物数据时，风险摘要必须这样说明。

（3）基于药理学的风险陈述。当药物具有可能导致不良发育结果的众所周知的作用机制时，风险摘要必须解释作用机制和潜在的相关风险。

（C）临床考虑的问题。在"临床考虑的问题"小标题下，说明书必须在"疾病相关的母体和/或胚胎/胎儿风险""孕期和产后剂量调整""母体不良反应""胎儿/新生儿不良反应"和"产程或分娩"等标题下提供相关信息。

（1）疾病相关的母体和/或胚胎/胎儿风险。如果已知对孕妇和/或胚胎/胎儿有严重的已知或潜在危险，则必须在说明书中说明这种危险。

（2）孕期和产后剂量调整。如果有药动学数据支持妊娠和产后期间的剂量调整，则必须提供此信息的摘要。

（3）母体不良反应。如果药物的使用与孕妇特有的不良反应有关，或者如果已知的不良反应在孕妇中发生的频率或严重程度增加，则说明书必须说明不良反应和可用于监测或减轻反应的干预措施。说明书必须描述，如果知道，剂量、时间和时间的暴露对妊娠妇女经历不良反应的风险的影响。

（4）胎儿/新生儿不良反应。如果已知或预期对孕妇的治疗会增加或可能增加胎儿或新生儿发生不良反应的风险，说明书必须说明不良反应、潜在的严重程度和不良反应的可逆性，以及可用于监测或减轻反应的干预措施。如果已知，说明书必须描述剂量、时间和暴露时间对风险的影响。

（5）产程或分娩。如果药物预计会影响产程或分娩，说明书必须提供以下方面的信息：药物对孕妇和胎儿或新生儿的影响；药物对产程和分娩时间的影响；任何增加的不良反应风险，包括其潜在的严重性和可逆性；必须提供有关可用于减轻这些影响和/或不良反应的干预措施的信息。经批准仅在生产和分娩期间使用的药物不需要本标题下所述的信息。

（D）数据

（1）"数据"副标题。在副标题"数据"下，说明书必须描述作为风险摘要和临床考虑的问题因素基础的数据。

（2）人体和动物数据标题。人体数据和动物数据必须分开显示，在"人体数据"和"动物数据"标题下，必须首先显示人体数据。

（3）人体数据的描述。对于人体数据，说明书必须描述不良的发育结果、不良反应和其他不良影响。在适用的范围内，说明书必须描述研究或报告的类型、研究对象的数量和每次研究的持续时间、暴露信息以及数据的局限性。积极和消极的研究结果都必须包括在内。

（4）动物资料描述。对于动物数据，说明书必须描述以下内容：研究类型、动物种类、剂量、接触时间和时间、研究结果、是否存在母体毒性以及数据的局限性。对母体和子代研究结果的描述必须包括剂量反应和不良发育结果的严重程度。动物剂量或照射必须以人的剂量或接触当量来描述，并且必须包括这些计算的基础。

（Ⅱ）8.2 哺乳期。说明书的这一小项必须在"风险摘要""临床考虑的问题"和"数据"小标题下按以下顺序包含以下信息。

（A）风险摘要。当有相关的人体和/或动物哺乳期数据时，风险摘要必须包括对说明书"哺乳期"小项中"数据"小标题的交叉引用。当人体数据可用时，除非动物模型对人体有明确的预测作用，否则不能包含动物数据。如果在母乳喂养期间禁止使用药物，则必须在"风险摘要"中首先说明这一信息。

（1）药物未被系统吸收。如果数据表明药物没有被母亲系统地吸收，风险摘要必须只包含以下陈述："（药物名称）不是由母亲按照（吸收途径）系统吸收的，母乳喂养预计不会导致孩子接触（药物名称）"。

（2）药物吸收系统。如果药物被系统地吸收，风险摘要必须在现有相关信息的范围内说明以下情况：

（ⅰ）母乳中是否含有药物。风险摘要必须说明该药物和/或其活性代谢物是否存在于母乳中。如果没有数据来评估这一点，"风险摘要"必须说明这一点。如果研究表明在母乳中检测不到该药物和/或其活性代谢物，风险摘要必须说明所用分析的限度。如果研究表明母乳中存在该药物和/或其活性代谢物，风险摘要必须说明该药物和/或其活性代谢物在母乳中的浓度，以及纯母乳喂养婴儿的实际或估计每日剂量。婴儿摄入的药物和/或其活性代谢物的实际或估计数量必须与标记的婴儿或儿科剂量（如果有的话）或与母亲的剂量相比较。如果研究表明母乳中存在药物和/或其活性代谢物，但该药物和/或其活性代谢物预计不会系统地提供给母乳喂养的儿童，则风险摘要必须说明药物和/或其活性代谢物的处置情况。如果只有动物哺乳期数据，风险摘要必须只说明是否在动物奶中检测到该药物和/或其活性代谢物，并具体说明动物种类。

（ⅱ）药物对母乳喂养儿童的影响。风险摘要必须包括有关通过母乳接触药物和/或其活性代谢物或接触乳房或乳头皮肤（用于外用产品）对儿童的已知或预测影响的信息。风险摘要还必须包括有关系统和/或局部不良反应的信息。如果没有数据来评估药物和/或其活性代谢物对母乳喂养儿童的影响，"风险摘要"必须说明这一点。

（ⅲ）药物对母乳产奶量的影响。风险摘要必须描述药物和/或其活性代谢物对母乳生产的影响。如果没有数据来评估药物和/或其活性代谢物对牛奶生产的影响，风险摘要必须这样说明。

（3）风险效益声明。对于系统吸收的药物，除非药物治疗期间禁止母乳喂养，风险摘要末尾必须显示以下风险和效益声明："母乳喂养的发展和健康效益应与母亲的临床需求（药物名称）以及（药物名称）或潜在的孕产妇状况对母乳喂养儿童的任何潜在不利影响一并考虑。"

（B）临床考虑的问题。在"临床考虑的问题"项下，必须在现有和相关的范围内提供以下信息。

（1）尽量减少接触。如果母乳中含有临床相关浓度的药物和/或其活性代谢物；该药物在婴儿中没有确定的安全特征；该药物是间歇性、单剂量或短疗程使用的，则说明书必须说明如何最大限度地减少母乳喂养的儿童接触该药物的情况。在以下情况下，必须使用该药物和（或）其活性代谢物：在母乳中以临床相关浓度存在的药物和/或其活性代谢物；该药物在婴儿中没有确定的安全特征。如果适用，说明书还必须说明如何最大限度地减少母乳喂养的儿童口服外用药物适用于乳房或乳头皮肤。

（2）不良反应监测。说明书必须描述可用于监控或减轻风险摘要中出现的不良反应的干预措施。

（C）数据。在小标题"数据"下，说明书必须描述作为风险摘要和临床考虑的问题因素基础的数据。

（Ⅲ）8.3　女性和男性生殖潜能。如果在药物治疗之前、期间或之后需要或建议进行妊娠检测和/或避孕，以及/或有人类和/或动物数据表明与药物有关的生育效应，这一小项的说明书必须按顺序在"妊娠检测""避孕"和"不孕症"小标题下包含这一信息。

7.3.2.2 《人用药品和生物制品说明书妊娠、哺乳期和生殖潜能的内容和形式》指导原则[6]

FDA 于 2014 年 12 月发布了供企业用的《人用药品和生物制品说明书妊娠、哺乳期和生殖潜能的内容和形式》指导原则。该指导原则详细介绍了 FDA 对说明书妊娠、哺乳期以及女性和男性生殖潜能的撰写内容和形式的新要求。新要求还删除了妊娠字母分类 A、B、C、D 和 X。FDA 认为这种分类往往混乱，并且不准确或不一致地传递胎儿风险程度的差异，可导致不明智的临床决策。而新要求则要求在说明书中描述妊娠期间的药物风险摘要和对支持这些摘要数据的讨论，可给临床医师提供更多有意义的信息。新要求创建了女性和男性生殖潜能小项，便于医护人员查找妊娠、避孕和不孕信息。如果要更详细了解这些新要求，可查阅该指导原则原文和中文介绍[2]。

7.3.2.3 《妊娠、哺乳期和生殖潜能：人用处方品和生物制品说明书中项目的内容和格式指导（小企业依从性指南）》

FDA 于 2015 年 6 月发布了该指南[1]。该指导原则是专供小企业用的。较上述指导原则简明扼要，突出了撰写要点，便于小企业理解和实施。

7.3.3　EMA 的指导原则

EMA 的（SmPC)[7]有关"生育、妊娠和哺乳"的规定如下。

（1）一般原则

建议说明书中包括药物是否适用于妊娠或哺乳期妇女以及有生育潜力的妇女的信息。此信息对于告知患者的医疗专业人员很重要。

在整体评价中，应考虑所有可用的知识，包括临床研究、上市后监测数据，药理活性，非临床研究结果，以及关于同一类化合物的知识等。随着妇女妊娠的暴露增加，需更新妊娠和哺乳期间使用的建议，最终取代动物数据。

涉及禁忌证的情况下，这应该包括在 4.3 节中。

此项应包括以下信息：

有生育潜力的女性/男性和女性避孕

在适当情况下，对于有生育潜力的妇女使用该药物提出建议，包括需要进行妊娠测试或采取避孕措施。如果在治疗期间或在开始或结束治疗之前或结束后的规定时间内，患者或患者的伴侣需要有效的避孕措施，那么其依据应包括在本节中。如果建议采取避孕措施，那么在与口服避孕药相互作用的情况下，还应交叉参考 4.5 节（可能还有 4.4 节）。

妊娠

一般来说，临床和非临床数据应该遵循建议。

关于非临床数据，

● 本部分只应包括生殖毒性研究的结论。更多细节应在 5.3 节中提供。

关于临床数据，

● 该部分应酌情包括关于胚胎、胎儿、新生儿和孕妇报告的相关不良事件的综合信息。此类事件的频率（例如出生缺陷的频率）应在可用时具体说明。

● 如果妊娠期间没有报告不良事件，则该部分应具体说明人体数据。

关于建议：

a) 应就不同妊娠期使用该药物产品提出建议，包括提出这些建议的理由。

b) 在适当的情况下，应就妊娠期暴露管理提出建议（包括相关的具体监测，如胎儿超声，胎儿或新生儿的特定生物或临床监测）。

根据需要，可以将交叉引用包括在 4.3 节、4.4 节和 4.8 节中。

哺乳期

如果有，应提及临床数据（母乳喂养的婴儿）作为药动学研究的结论（母乳喂养的婴儿的血药浓度，活性物质和/或其代谢物转移到母乳中等）。

如果有的话，应该包括护理新生儿的不良反应的信息。

只有在没有人体数据的情况下，才应该给出关于将活性物质和/或其代谢物转移到母乳中的非临床研究的结论。

应建议停止或继续母乳喂养和/或在建议治疗或停止母乳喂养的情况下停止或继续治疗，并应提供理由。

生育力

关于药物对男性和女性生育力可能产生的影响的主要信息应包括在 4.6 节中。

本节应包括：

a）临床数据（如果有）。

b）非临床毒性研究的相关结论（如果有）。更多细节应包括在 5.3 节中。

c）建议在计划怀孕时使用药物，但治疗可能会影响生育能力。

如果适当，可以将交叉引用包括在 4.3 节中。

如果根本没有生育力数据，那么应该清楚地说明这一点。

参考文献

[1] FDA. Pregnancy，Lactation，and Reproductive Potential：Labeling for Human Prescription Drug and Biological Products—Content and Format Guidance for Industryl（Small Entity Compliance Guide）[EB/OL]．（2015-06-10）[2015-08-13]．http://www.fda.gov/downloads/Drugs/Guida nceComplianceRegulatoryInformation/Guidances/UCM4 50636.pdf.

[2] 萧惠来．FDA 对处方药说明书妊娠、哺乳期和生殖潜能的新要求 [J]．药物评价研究，2015，38（2）：128-134.

[3] 国家食品药品监督管理局．化学药品和治疗用生物制品说明书规范细则 [EB/OL]．（2006-05-10）[2015-08-13]．http://www.cde.org.cn/policy.do? method＝view&id＝274.

[4] 化学药品、生物制品说明书指导原则课题研究组．化学药品、生物制品说明书指导原则（第二稿）[EB/OL]．（2008-09-04）[2015-08-13]．http://www.cde.org.cn/zdyz.do? method＝largePage&id＝44.

[5] Administrative Committee of the Federal Register. 21 CFR 201.57 Specific requirements on content and format of labeling for human prescription drug and biological products described in § 201.57(c)(9)[EB/OL]. https://www.ecfr.gov/cgi-bin/text-idx? SID＝467396391e8b4b96742e806bf1c0b8e7&mc＝true&node＝se21.4.201 157&rgn＝div8.

[6] FDA. Guidance for Industry：pregnancy，lactation，and reproductive potential：labeling for human prescription drug and biological products—content and format [EB/OL]．（2014-12-03）[2015-01-10]．http://www.fda.gov/downloads/Drugs/GuidanceComplianceRegulatoryInform ation/Guidances/UCM425398.pdf.

[7] EMA. A guideline on summary of product characteristics（SmPC）[EB/OL]．（2009-09）[2015-08-13]．https://ec.europa.eu/health/sites/health/files/files/eudralex/vol-2/c/smpc _ guideline _ rev2 _ en.pdf.

（高丽丽　王玉珠）

第8章

【儿童用药】相关内容的撰写

　　我国于 2014 年发布了《关于保障儿童用药的若干意见》（国卫药政发〔2014〕29 号），其中明确提到"加强药品说明书管理。对部分已临床使用多年但药品说明书缺乏儿童用药数据的药品，发挥专业协会作用，组织论证、补充完善儿童用药数据，引导企业修订药品说明书。"为进一步落实上述要求，丰富儿童适用药品的品种、剂型和规格，满足儿科临床用药需求，国家多部门联合印发《首批鼓励研发申报儿童药品清单》（国卫办药政函〔2016〕573号），随后 2017 年 5 月和 2019 年 5 月陆续提出了《第二批鼓励研发申报儿童药品建议清单》和《第三批鼓励研发申报儿童药品建议清单》；2019 年 8 月26 日公布的《中华人民共和国药品管理法》（简称《药品管理法》）中明确"国家采取有效措施，鼓励儿童用药品的研制和创新，支持开发符合儿童生理特征的儿童用药品新品种、剂型和规格，对儿童用药品予以优先审评审批。"进一步强调了儿童用药的重要性，均是为了更好地满足儿科临床用药需求，提升我国儿童用药水平，维护儿童健康权益。

　　2006 年国家食品药品监督管理局颁布了《药品说明书和标签管理规定（局令第 24 号），后续通过《关于印发化学药品和生物制品说明书规范细则的通知》附件的形式颁布了《化学药品和治疗用生物制品说明书规范细则》[1]，对【儿童用药】项有简单的规定；其后，原国家食品药品监督管理局于 2006 年颁布了《中药、天然药物处方药说明书格式》《中药、天然药物处方药说明书内容书写要求》《中药、天然药物处方药说明书撰写指导原则》[2] 对【儿童用药】项的撰写原则、格式和内容进行了简单要求，而化学药则未出具体的细则。2018 年发布的《抗菌药物说明书撰写技术指导原则》[3] 中针对抗菌药物涉及的【儿童用药】内容提供指导意见。截至目前，我国还没有系统且全面的关于说明书中规范儿科用药信息的指导原则。

　　FDA 根据《联邦药品、食品和化妆品法》（Federal Food，Drug，and Cosmetic Act，FD & C Act）以及美国联邦法规（Code of Federal Regulations）21 CFR 201.56 和 21 CFR 201.57 中关于"儿童用药"中的相关规定，在 2013 年

2月发布《人用处方药和生物制品说明书儿科资料指导原则（草案）》的基础上，于2019年3月正式发布了《人用处方药和生物制品说明书儿科资料指导原则》[4]，其中详细规定了儿科资料在处方药说明书中的合适位置和内容。通过这些规定，以指导儿科患者的合理用药。EMA在SmPC[5]的临床特点和药理学特性两项的12个小项中有10个小项述及对儿科资料的要求，在一些小项中还要求设立"儿童人群"小标题。并在该指导原则发布后的10年又追加了文件《SmPC儿科信息的常见问题解答》[6]，进一步强调SmPC对儿科资料的要求并使其具体化，便于操作。

本章参考FDA和EMA的指导原则内容，结合我国的审评实践，提出我国处方药说明书儿科资料内容的撰写要求建议，包括应撰写的内容及相关注意事项，供药品上市许可持有人参考，在药品说明书中增加全面的、必要的儿科资料内容，以便指导医师和患者科学合理用药，确保儿童用药安全有效，更好地维护儿童健康权益，为保护儿童健康做出贡献。

8.1　撰写要点

8.1.1　撰写内容

国内说明书尚未对儿科用药提出具体要求，但是，根据目前的审评实践，结合国外说明书撰写内容，建议根据以下两种情况注意儿科用药相关资料的撰写内容。

8.1.1.1　获准用于儿科人群的药物

对于获准用于儿科人群的药物来说，儿科用药信息必须放在说明书的相关部分。

【儿童用药】项应清晰地提供有用的信息，提供足够的证据证明儿科适应证的安全性和有效性。应描述在儿童人群中已知和未知的用药信息（例如，已进行的与获批儿科人群相关的临床研究，不同年龄分组下的用药区别等），对于儿童与成人不同的安全性和有效性应重点标注。在【儿童用药】部分总结的数据应当在说明书的其他适合的部分（如【用法用量】、【不良反应】、【注意事项】、【禁忌】、【临床试验】、【药代动力学】等）进行详细描述。说明书中不同部分可进行总结，与各部分项下的详细信息进行相互参考。

若儿科适应证获批基于充分的对照良好的儿童研究，需要简述以下内容的总结：①研究中每组儿童的人数；②如果获批的适应证与成人相同，描述获批的儿科适应证依据（如支持有效性的数据和外推）；③儿科适应证或儿童用药的限制；④是否需要监测；⑤对于儿童人群中的亚组人群是否有特定的风险（如，新生儿）；⑥成人与儿童人群的显著差异〔如药动学（pharmacodynamic，PK)/药效学（pharmacokinetic，PD) 数据〕；⑦其他与用药相关的安全性和有效性。

若获得儿科适应证是基于充分的对照良好的成人研究（来自年纪小或年长的儿童患者）外推并有其他支持儿科使用的数据，需要有如下的描述或能够充分的表达如下信息："已在 X 岁到 Y 岁（注限制信息，如，没有 2 岁以下儿童的信息，或只有能用于某些成人获批的适应证）人群中建立本品的安全性和有效性。本品在这些年龄段的使用是基于充分的对照良好的本品成人研究提供的额外数据（插入准确描述递交的用以支持儿童人群有效性的大量证据）。"此外，以上总结的数据，须在说明书的其他适当部分详细描述。任何儿童与成人疗效应答的区别、特定监测的需求、剂量的调整和任何与儿童用药有关的安全性有效性的信息要在【儿童用药】部分简述，在说明书其他适当的部分详细描述。

此外，应提供在幼龄动物开展的临床相关的非临床毒理学研究概述 F 在此，并说明详细数据参见【药理毒理】。

除了【儿童用药】，儿科用药相关信息应纳入但不限于以下项目。

- 【适应证】所有批准的儿科适应证应包括在此项目。如果该药适用于整个儿科人群，则应将"儿科患者"或"儿科人群"一词纳入【适应证】说明中。但是，如果该药的儿科适应证仅适用于特定的儿科年龄组，则应注明所适合的儿科年龄组的年龄。

- 【用法用量】必须包括所有批准的儿科适应证儿科患者的推荐剂量。若不同年龄组的剂量存在差异，也应详细分别说明，并明确给药间隔。还必须包括与儿科应用有关的重要的配制和给药说明，以及为保证制剂稳定性的储存条件。

- 【不良反应】必须包括来自临床研究或上市后资料的儿科不良反应详细资料。应特别关注儿科患者中出现的新的或独特的不良反应，或与成人发生率或严重程度不同（较高或较低）的不良反应。

- 【禁忌】若存在安全性风险而禁用于特定儿科年龄组的儿科患者，或在所有儿科患者或特定儿科年龄组存在相关安全性问题的禁用信息资料，应在本项目进行说明，并在其他部分提供更详细的资料，与本项目交叉参照。

- 【注意事项】应在本项目描述与儿科人群的长期安全性（如生长、神经行为发育或性成熟）或特殊监测（如生长）有关的任何必要的注意事项。如果可能对儿童日常活动有严重或长期影响（如学习能力或身体活动），或对食欲或睡眠方式有影响，还应在其余相关部分进行说明并本项目交叉参照。若需要针对儿科人群或特定的年龄组患者进行与该药物有效性和安全性有关的监测措施，也应在本项目进行说明。

- 【药物相互作用】若儿科研究提示儿童与成人的药物代谢特征存在明显差异而导致药物相互作用情况存在区别时，应在本项目进行说明，并在【药代动力学】项目提供更详细的资料，与本项目交叉参照。

如果存在与食物的相互作用而建议与膳食或特定食物同服时，应在本项目说明这是否与饮食不同（新生儿进食是 100％乳）的特定年龄段儿科人群使用（尤其是新生儿和婴儿）有关，并在【药代动力学】项目提供更详细的资料，与本项目交叉参照。

- 【临床试验】应详细描述为儿科患者或人群的有效性提供实质性证据的研究（如，研究设计、受试人群、研究终点、研究设计或证据的结果和局限性）。

- 【药理毒理】除常规药理毒理资料外，还应在"毒理研究"项中的"幼龄动物毒性"小项提供在幼龄动物开展的临床相关的非临床毒理学研究数据，描述动物种属类型、给药方法（动物给药起始日龄、给药周期、给药途径、给药剂量）和主要毒性表现等重要信息，尤其是对生长发育的影响，以及与成年动物毒性的异同。

当幼龄动物研究数据表明存在不良信号（如，长期的安全性信息，包括生长发育或神经认知发育；或者在幼龄动物研究中某年龄组出现安全性担忧，但未在儿科临床研究中进行评估）时，应提供详细的研究数据，并以临床相关术语进行临床相关性分析，包括但不限于：人体等效剂量暴露、实验动物年龄及与人类年龄的近似关系、受影响的器官系统、动物给药时间及与临床使用的关系、不良影响的可逆性、发育延迟（若适用）。

- 【药代动力学】详细描述儿童药动学数据，以及与成人的药动学（若有）是否存在差异也应进行说明；从建模、模拟或桥接研究中获得的相关数据；剂量反应信息也应包括在本项目。

此外，只有经批准的儿科适应证的摘要以及儿科适应证的任何限制应在本项目中描述。

当一种药物仅被批准用于儿童患者，而非成人患者时，整个说明书应为儿童患者的安全和有效使用提供必要的信息。

8.1.1.2 未获准用于儿科人群的药物

若现有的数据不支持儿科的适应证，在【儿童用药】部分应阐述尚未在儿童人群中建立安全性和有效性，并描述在儿童人群已知和未知的用药信息（例如，是否已进行研究，解释未获得儿科适应证的原因等），对于儿童与成人不同的安全性和有效性应重点标注。这种情况下，仅可在特殊人群用药、儿童用药部分中表述药物未被批准用于儿童的信息（包括临床试验和药动学信息），避免引起药物已被批准用于儿科的错误印象。如果已发现患儿有某特定风险，必须在【儿童用药】部分描述，如果可以也应当放在【禁忌】和【注意事项】部分。

对于未获准用于儿科人群的药物来说，儿科用药信息通常仅出现在【儿童用药】项目中。但是，若该药物的儿科研究数据或超说明书用药数据表明儿科患者（所有儿科患者或特定儿科年龄组）临床反应（如，不良反应、药效学/药动学数据）与成人相比有显著差异和/或根据作用机理/概念验证数据/非临床研究数据提示对儿童患者存在风险或安全性担忧，也应在本项目进行描述，并在其他部分提供更详细的资料，与本项目交叉参照，包括但不限于以下内容。

- 【不良反应】必须包括来自临床研究的儿科不良反应详细资料和/或上市后超说明书用药所致的儿科不良反应资料。应特别关注儿科患者中出现的新的或独特的不良反应，或与成人发生率或严重程度不同（较高或较低）的不良反应。

- 【禁忌】应在本项目对存在安全性风险而禁用于儿科人群的相关信息进行说明，并在其他部分提供更详细的资料，与本项目交叉参照。

- 【注意事项】应在本项目描述当出现超说明书用药时，对儿科人群的长期安全性（如，生长、神经行为发育或性成熟）或特殊监测（如，生长）等的风险；或提供儿科人群超说明书用药后可能出现的症状，以及应对措施建议。

　　如果该药物的获批适应证人群未包括儿童患者的原因与其在儿童患者中的风险或安全性担忧（危害）相关，那么这些风险或安全性担忧必须在本项目进行概述，应交叉参照其他部分中涉及儿童安全有效用药的信息（如，【禁忌】、【注意事项】），并在其他章节提供更详细的资料。

　　此外，若已获得儿科研究数据，应在【临床试验】项详细描述已开展的儿科患者或人群中存在风险或安全性担忧的研究（如，研究设计、受试人群、研究终点、研究设计或证据的结果和局限性）。当临床研究结果提示儿童与成人的药物代谢特征存在明显差异而导致药物相互作用情况存在区别时，应在【药物相互作用】、【药代动力学】提供更详细的资料，与本项目交叉参照。若已开展幼龄动物实验并获得与成年动物不同的特殊毒性发现，应在【药理毒理】项的"毒理研究"项中的"幼龄动物毒性"提供在幼龄动物开展的临床相关的毒理学试验信息。

8.1.2　撰写注意事项

8.1.2.1　儿科年龄段分段

　　目前，我国作为 ICH 管理委员会成员，已全面实施 ICH 二级指导原则；2019 年 7 月 19 日发布《关于对部分 ICH 三级指导原则转化实施建议公开征求意见的通知》中涉及的 E11（儿童用药品临床研究，Clinical Investigation of Medicinal Products in the Pediatric Population）指导原则也将于发布公告之日起 6 个月后正式实施部分三级指导原则；此外，ICII S11（支持儿童药开发的非临床安全性评价，Nonclinical Safety Testing in Support of Development of Pediatric Medicines）也已进入 ICH 进程的第 2 阶段。因此，建议参考 ICH E11《儿科人群的药品临床研究》儿科人群年龄段分类方法，按年龄范围分为：①早产新生儿；②足月新生儿：0 至 27 日龄；③婴儿和学步儿童：28 日龄至 23 月龄；④儿童：2 岁至 11 岁；⑤青少年：12 岁到 16～18 岁（随地区而定）。在药品说明书中儿科用药资料撰写的过程中应准确描述各年龄段的儿科人群。

8.1.2.2　不纳入幼龄动物毒理学研究内容的情况

　　为了避免误导，若未开展儿童用药的临床试验或开展的临床试验不支持儿童人群的有效性和安全性，不建议仅在【药理毒理】项列入幼龄动物毒理学内容，尤其是阴性结果，避免引起儿童人群可安全使用的误解。但是，若已进行的幼龄动物毒理学试验已发现明显的或特殊的风险，根据情况可写入【药理毒理】项，以指导临床安全用药。

8.1.2.3 其他情况

如果药物含有一个或多个可增加儿科人群（所有儿科患者或特定儿科年龄组或亚组）安全性风险（毒性作用）的非活性成分（如，新生儿或婴儿中的苯甲醇毒性），必须在说明书中说明该风险。与非活性成分有关的重大安全风险一般应在【禁忌】和【注意事项】中概述，还应在【儿童用药】中进行描述。

8.2 案例分析

本节所列举案例均为合格案例，以这些案例说明，对于不同情况应如何撰写。

案例 1 盐酸托莫西汀胶囊

盐酸托莫西汀（Atomoxetine Hydrochloride）是由礼来公司研制的去甲肾上腺素再摄取抑制剂，第一个非中枢兴奋性的治疗注意缺陷多动障碍（ADHD）的药物，盐酸托莫西汀用于治疗儿童和青少年的 ADHD。其说明书中儿科用药相关资料如下。

> 【儿童用药】 任何人考虑在儿童或青少年中使用盐酸托莫西汀胶囊，必须对其使用的风险和临床的需要进行权衡。
>
> 盐酸托莫西汀在儿童和青少年中的药动学与成人中相似，对年龄小于 6 岁的儿科患者的安全性、有效性和药动学尚未确定。
>
> 【药理毒理】
>
> ……
>
> **幼龄动物毒性**
>
> 在幼龄大鼠中进行了一项评价托莫西汀对生长、神经行为和性发育影响的试验。大鼠从出生后早期（10 日龄）至成年灌胃给予托莫西汀 1mg/(kg·d)、10mg/(kg·d)、50mg/(kg·d)（按 mg/m^2 折算，分别约为人最大剂量的 0.2 倍、

2 倍、8 倍），观察到阴道张开（所有剂量）和包皮分离［10mg/(kg·d)、50mg/(kg·d)］轻度延迟，附睾重量和精子数量轻度减少［10mg/(kg·d)、50mg/(kg·d)］，黄体轻度减少［50mg/(kg·d)］，但不影响生育力和生殖行为；在 50mg/(kg·d) 组剂量下门齿萌出轻度延迟；在 15 日龄［雄性 10mg/(kg·d) 和 50mg/(kg·d)，雌性 50mg/(kg·d)］和 30 日龄［雌性 50mg/(kg·d)］时出现活动轻度增加，但 60 日龄时未见影响；学习和记忆检测未见影响。这些发现对人类的意义尚不清楚。

其他相关项内容简介如下：

• 【临床试验】项除成人临床试验内容外，专门撰写了"儿童和青少年"项，其下列出了在儿科人群中进行的 4 项随机、双盲、安慰剂对照研究内容及结果。

• 【药代动力学】项列出了儿科人群的药物代谢情况，说明在参与临床试验的 400 多名儿童和青少年中进行的药代研究显示与成人的药代特征相似。

• 【不良反应】项专门列出了"儿童和青少年临床试验"项，总结了临床试验中不良反应发生情况。

• 【注意事项】项专门列出了"对生长发育的影响"项，包含托莫西汀治疗后使儿科患者的体重和身高的增长落后于标准人群预计的值，基于此对生长发育的影响，特别提出了"在盐酸托莫西汀胶囊的治疗过程中应对患者的生长发育进行监测"。此外，该药物一项严重的不良反应为"自杀观念"，即在患有 ADHD 的儿童或青少年中进行的短期研究发现，盐酸托莫西汀胶囊的使用增加了产生自杀观念的风险，在该项下详细描述自杀观念的发生情况，以及临床使用时的监控措施，并基于其严重性，将其列入了"警示语"中，在说明书名称项下强调盐酸托莫西汀胶囊的使用增加了产生自杀观念的风险。

点评：基于本品适应证中儿科人群占较大比例，且采用儿科人群进行了多项临床试验，因此说明书在多项内容中列出了儿科人群相关的内容。

①【儿童用药】项简明扼要，在其他各项基础上进行总结。基于其临床不良反应情况提出必须对其使用的风险和临床的需要进行权衡；并且由于临床试验尚未在 6 岁以下儿童开展研究，因此限定年龄小的儿童用药，在该项内容中说明"对年龄小于 6 岁的儿科患者的安全性、有效性和药动学尚未确定"。

②【药理毒理】项概述了幼龄大鼠毒理学实验情况，重点描述对幼龄大鼠

生长和发育的影响。该试验中表现出对神经行为和性发育的影响，与临床试验中表现为对生长发育的抑制作用有相关性。

③【临床试验】、【药代动力学】、【不良反应】、【注意事项】项均专门列出了与儿童用药相关内容，清晰明了。此外，将严重的不良反应"自杀观念"列入了"警示语"中。

综上，对该药物已有的临床资料及非临床资料信息，总结为"在儿童或青少年中使用盐酸托莫西汀胶囊，必须对其使用的风险和临床的需要进行权衡"。说明书通过多处提示，全面展示信息，为临床合理用药、控制风险提供保障。

案例 2 左乙拉西坦

左乙拉西坦为比利时 UCB Pharma 公司原研的抗癫痫药物，有多种剂型，用于成人及 4 岁以上儿童癫痫患者部分性发作（伴或不伴继发性全面性发作）的加用治疗。以左乙拉西坦注射用浓溶液为例，其说明书中儿科用药相关内容如下。

> 【适应证】 用于成人及 4 岁以上儿童癫痫患者部分性发作（伴或不伴继发性全面性发作）的加用治疗。本品可在患者暂时无法应用口服制剂时替代给药。
>
> 【药理毒理】
>
> ……
>
> **幼龄动物毒性**
>
> 幼龄大鼠（4～52 日龄给药）和幼龄犬（3～7 周龄给药）给药剂量达到 1800mg/(kg·d)［以 mg/m² 计算，分别相当于 4～11 岁儿童和 12～17 岁青少年（体重≤50kg）最大推荐剂量 60mg/(kg·d) 的 7 倍和 24 倍］，未发现潜在的年龄特异性毒性。

- 【用法用量】项列出了不同年龄/体重的青少年和儿童推荐剂量。
- 【不良反应】项专门列出了对部分性发作的癫痫儿童患者（4～16 岁）的临床研究中的不良反应发生情况，"儿童患者的安全性结果与成人患者一致，只是行为和精神方面不良反应发生率较成人高（儿童 38.6％，成人 18.6％）"。因此，临床研究和上市后经验中报告的不良反应列表未区别年龄，而是将成人、青少年、儿童和 1 个月以上婴儿的不良反应一起列出。
- 【注意事项】项"儿科患者"小标题下写明"在现有的儿童临床研究资

料中未显示对儿童成长和青春期有影响。然而，对认知、智力、成长、内分泌功能、青春期和生育潜力的长期影响仍未知"。

• 【临床试验】项列出了左乙拉西坦在儿童患者（4～16 岁）中的一项双盲、安慰剂对照的研究结果，其结果为"患有部分性癫痫发作的患者，达到与基线相比每周发作频率降低 50％或更高的患者的百分比，左乙拉西坦组为 44.6％，安慰剂组为 19.6％"。

• 【药代动力学】项下专门列出了"儿童（4～16 岁）"的药代学内容。

点评：该药物在已有的临床资料及非临床研究中，未显示出年龄相关的特异性毒性/不良反应，故相应风险提示较盐酸托莫西汀胶囊少。但应明确不同体重或年龄的用法用量，并提示相关风险，以指导临床合理用药。

案例 3 吸入用七氟烷

七氟烷是一种吸入性麻醉药，可用于全身麻醉的诱导和维持，由日本丸石制药公司研究开发，1990 年在日本上市。Abbott 公司的七氟烷于 1995 年 6 月 7 日在美国上市。目前我国有美国 Baxter Healthcare Corporation、日本 Maruishi Pharmaceutical Co., Ltd.、英国 AbbVie Limited 的吸入用七氟烷进口，商品名分别为奇弗美®、喜保福宁®、悦坦®/ULTANE®。以悦坦®为例，其说明书中儿科用药资料相关内容如下。

【适应证】 本品适用于成人和儿科患者的院内手术及门诊手术的全身麻醉的诱导和维持。

【用法用量】 七氟烷应通过经校准过的七氟烷专用挥发罐来使用，以便能准确地控制七氟烷的输出浓度。

七氟烷的 MAC 随着年龄和氧化亚氮的增加而减少。其不同年龄组的平均 MAC 值如下所示：

年龄对七氟烷的 MAC 的影响

患者年龄	七氟烷在氧气中 MAC	七氟烷在 65％N_2O/35％O_2中 MAC*
0～1 个月	3.3％	2.0％**
1～6 个月	3.0％	
6 个月～3 岁	2.8％	
3～12 岁	2.5％	

续表

患者年龄	七氟烷在氧气中 MAC	七氟烷在 65%N_2O/35%O_2中 MAC*
25 岁	2.6%	1.4%
40 岁	2.1%	1.1%
60 岁	1.7%	0.9%
80 岁	1.4%	0.7%

* 指足月新生儿，尚未确定早产儿的 MAC。

** 1～3 岁儿科患者使用 60%N_2O/40%O_2。

麻醉前用药：

⋯⋯

诱导：

剂量须个体化，并须依据患者的年龄和临床状况来调整。吸入七氟烷后可给予短效巴比妥类或其他静脉诱导药物。七氟烷可与纯氧或氧-氧化亚氮同时使用以达到麻醉诱导作用。成人，七氟烷吸入浓度至 5%，通常 2 分钟内可达到外科麻醉效果；儿童，七氟烷吸入浓度至 7%，2 分钟内即可达到外科麻醉效果。若没有术前用药的患者的麻醉诱导，吸入七氟烷浓度可为 8%。

⋯⋯

儿科患者：

根据年龄划分的儿科患者 MAC 值请参见上表。

【不良反应】

安全性总结

⋯⋯

七氟烷最常见不良反应：成年患者，低血压、恶心和呕吐；老年患者：心动过缓、低血压和恶心；儿童患者，躁动、咳嗽、呕吐和恶心。

⋯⋯

儿科人群

七氟烷的使用与癫痫发作相关，多见于 2 个月以上没有易感因素的儿童和年轻成人。在有癫痫发作危险的患者中应用七氟烷前，应进行临床评估。（参见【注意事项】）。

【注意事项】

⋯⋯

围手术期高钾血症：

使用吸入麻醉药与儿童术后阶段因血钾水平的罕见增高导致心律失常和死亡相关。此种情况见于患有潜在以及明显的神经肌肉疾病特别是进行性假肥大性肌营养不良症患者。琥珀胆碱的使用与大多数病例有关，但不是与所有病例有关。这些患者的血清肌酸激酶浓度显著升高，在一些病例中尿量变化与肌红蛋白尿变化一致。患者没有典型的恶性高热的症状如肌肉僵硬或代谢增强。对于高血钾症及心律失常须给予及时有效的治疗，之后再对潜在的神经肌肉疾病作出评估。

……

在患有庞贝氏病的儿科患者中报道过室性心律失常的个别病例。

……

儿童患者出现的躁动和不合作可能与七氟烷的快速苏醒有关。（约占25％的病例）。

癫痫：

极少有报告癫痫发作与七氟烷的使用相关。

在有和没有易感因素的儿童和年轻成人以及年长成人中应用七氟烷出现过癫痫发作。在有癫痫发作危险的患者中应用七氟烷前，必须进行临床评估。在儿童中，麻醉深度应限制。EEG 监护可能会优化七氟烷的剂量选择，从而避免癫痫易感的患者出现癫痫发作（参见【不良反应】）。

儿童：

七氟烷的使用与癫痫发作相关，多见于 2 个月以上没有易感因素的儿童和年轻成人。在有癫痫发作危险的患者中应用七氟烷前，应进行临床评估（参见【注意事项】癫痫部分）。

观察到儿童发生过张力障碍性运动（参见【不良反应】）。

【儿童用药】

参见【用法用量】、【不良反应】、【注意事项】。

【药物相互作用】

……

琥珀胆碱与吸入麻醉药合并用药时会使血钾水平罕见升高，血钾水平升高可导致儿科患者在术后阶段心律失常和死亡。

氧化亚氮

与其他卤化挥发麻醉剂相同，合用氧化亚氮时七氟烷的 MAC 值会减少。成人患者中 MAC 可等量减少约 50%，儿童患者减少约 25%。（参见【用法用量】中表"年龄对七氟烷的 MAC 的影响"）。

【药理毒理】

……

七氟烷降解产物化合物 A 的毒性：

……

成人患者中，在新鲜气体流速为 1L/min 的条件下，化合物 A 在临床麻醉环路中的平均最高浓度采用碱石灰时大约为 20ppm（0.002%），而采用钡石灰时大约为 30ppm（0.003%）；儿童患者采用碱石灰时的平均最高浓度约为成人患者的一半。单个患者中观察到的最高浓度在采用钡石灰时为 61ppm（0.0061%）加，在采用碱石灰时为 32ppm（0.0032%）。化合物 A 对人体产生毒性的水平尚不清楚。

点评：对于同时获批用于成人和儿科患者的药物来说，除了【适应证】项进行人群描述外，通常应在【用法用量】项对各年龄组是否存在给药剂量区别进行详细说明。如上例所示，除了以表格形式详细划分各年龄层外，脚注及用法部分均分别进行阐述。【不良反应】、【注意事项】和【药物相互作用】项也应与成人患者区分进行说明。此外，本案例还涉及非活性成分，在【药理毒理】项也应对这部分涉及的儿科用药信息进行说明。

案例 4　美金刚

美金刚由德国 Merz 公司研发并于 1982 年在德国上市，用于治疗帕金森综合征，商品名 Akatinol® 和 Memantine®，1989 年在德国批准用于治疗阿尔茨海默病。目前美金刚已在美国、加拿大、欧洲、日本、中国和其他多个国家批注上市用于中至重度阿尔茨海默病（Alzheimer's disease，AD）。美金刚有多种剂型，如片剂、胶囊、口服液、缓释胶囊。盐酸美金刚缓释胶囊由 Forest Laboratories LLC 公司开发，于 2010 年 6 月在美国上市，商品名 Namenda XR®，规格有 7mg、14mg、21mg、28mg，推荐起始剂量为 7mg/d，随后应以 7mg 的剂量逐渐递增至推荐维持剂量 28mg/d，剂量递增的最短时间间隔为一周。

因为 AD 不发生于儿童，FDA 豁免了该药物的儿科研究要求。但是，申请人根据 FDA 发布的儿科研究书面要求（written request，WR）进行了美金刚在 6～12 岁儿童孤独症谱系障碍中的儿科研究以获得儿科排他性优惠，并基于这些研究数据提出了说明书修订。根据 FDA 要求，如果按照 WR 要求进行了儿科研究，制药公司会获准儿童药市场独家专利，并且不需要是正面的研究成果。该药物即属此种类型。在"特殊人群用药"项下的"儿童使用"列出了儿童临床试验和幼龄动物毒理学实验结果[7]，内容如下。

特殊人群用药

儿童使用

美金刚用于儿童患者的安全性和有效性尚未确定。

美金刚在两项为期 12 周的对照临床试验中均未显示疗效，研究对象为 578 名 6～12 岁的孤独症谱系障碍（ASD）患儿，包括阿斯伯格症（Asperger's disorder）和广泛性发育障碍（PDD-NOS）。美金刚尚未在 6 岁以下或 12 岁以上的儿童患者中进行研究。美金刚治疗起始剂量 3mg/d，到第 6 周剂量逐渐递增到目标剂量（以体重为基础）。体重＜20kg、20～39kg、40～59kg、≥60kg 的患者每日口服美金刚缓释胶囊 3mg、6mg、9mg、15mg 一次。

在一项 12 周的随机、双盲、安慰剂对照的孤独症患者平行研究（研究 A）中，随机分配至美金刚（$n=54$）的患者与随机分配至安慰剂（$n=53$）的患者在社会反应性量表（SRS）总原始评分上没有统计学差异。在 471 例 ASD 患者的 12 周应答者强化随机戒断研究（研究 B）中，继续使用全剂量美金刚（$n=153$）的患者与改用安慰剂（$n=158$）的患者在治疗应答率的丢失方面没有统计学差异。

儿童患者使用美金刚的总体安全性与成人患者的已知安全性基本一致［见【不良反应】（6.1）］。

在研究 A 中，美金刚组（$n=56$）的不良反应报告为至少 5%，是安慰剂组（$n=58$）的两倍，如表 2 所示。（表 2 略）

……

表 3 列出了在 12～48 周的开放标签研究中，至少有 5% 的患者有不良反应报告，该研究旨在确定参与研究 B 的应答者。（表 3 略）

……

在随机戒断研究（研究 B）中，易怒的不良反应，随机分配安慰剂组（$n=160$）的患者至少有 5%，是全剂量美金刚治疗组（$n=157$）的两倍（5.0% vs 2.5%）。

幼龄动物实验

在一项幼龄动物实验中，雄性和雌性幼龄大鼠从出生后 14 日开始至出生后 70 日内经口给予美金刚［给药剂量分别为 15mg/（kg·d）、30mg/（kg·d）、45mg/（kg·d）］，45mg/（kg·d）剂量时体重减轻。≥30mg/（kg·d）时雄性和雌性大鼠性成熟延迟。≥30mg/（kg·d）在大鼠出生后 15～17 日内美金刚会诱导脑部多个区域的神经元损伤。在 45mg/（kg·d）剂量时观察到行为毒性（听觉惊吓反射百分率下降），该试验的未观察到不良影响剂量水平（NOAEL）为 15mg/（kg·d）。

在另一项幼龄动物实验，雄性和雌性幼龄大鼠从出生后 7 日开始至出生后 70 日内经口给予美金刚［给药剂量分别为 1mg/（kg·d）、3mg/（kg·d）、8mg/（kg·d）、15mg/（kg·d）、30mg/（kg·d）、45mg/（kg·d）］。由于给药早期出现美金刚相关的死亡，30mg/（kg·d）和 45mg/（kg·d）剂量组提早中止而未进一步评价。15mg/（kg·d）组大鼠出生后 8d、10d、17d，美金刚会诱导其脑部若干个区域的细胞凋亡或神经退化，细胞凋亡和神经退化的 NOAEL 为 8mg/（kg·d）。剂量≥3mg/（kg·d）时于给药期间观察到行为毒性（对自主活动、听觉惊吓反射、学习和记忆的影响），但停药后症状消失。因此，本实验中对神经行为学的 NOAEL 为 1mg/（kg·d）。

点评：由于该药物适应证为 AD，上述研究的适应证——儿童孤独症在国内外均未获批准；此外，由于适应证的关系，本品用于儿童的可能性较小，且国内外药品监管情况不一样。因此，在国内说明书中不写入以上内容。

案例5　贝伐珠单抗注射液（安维汀®）

贝伐珠单抗注射液于 2004 年 2 月经 FDA 批准首次在美国上市（商品名 Avastin®/安维汀®），是首个用于临床的靶向作用于 VEGF 的药物，已于 2010 年 2 月 26 日批准进口，用于转移性结直肠癌和晚期、转移性或复发性非小细胞肺癌。未获批用于儿童人群。

安维汀®说明书中儿科用药资料相关内容如下。

【用法用量】

......

特殊剂量说明

儿童与青少年：对贝伐珠单抗在 18 岁以下患者中应用的安全性和有效

性尚不明确。

......

【不良反应】

......

儿科患者

本品未被批准用于18岁以下人群。在两项Ⅱ期临床试验（一项儿童高级别神经胶质瘤试验，一项儿童转移性横纹肌肉瘤或非横纹肌肉瘤软组织肉瘤试验）中，本品联合标准治疗在儿童患者中未显示临床效益。在公开发表的报道中，暴露于本品的18岁以下人群出现了除颌骨坏死以外其他部位的骨坏死。

上市后经验

......

骨骼/肌肉疾病与结缔组织疾病	在贝伐珠单抗治疗患者中观察到下颌骨坏死（ONJ）病例，主要与既往使用或合用双膦酸盐类药物相关。
	在用本品治疗的儿科患者中，观察到除颌骨坏死以外其他部位的骨坏死病例[6]。

[6] 在上市后的监测中，发现在非公司的临床试验的儿科患者中出现了骨坏死，因此加入上市后部分，从公开的数据中既没有CTC分级，也没有报道发生率。

【儿童用药】 贝伐珠单抗用于儿童和青少年的安全性和有效性尚不明确。

【药代动力学】

......

特殊人群的药动学

对群体药动学进行了分析以对人口学特征的影响进行评价。成人结果显示，贝伐珠单抗的药动学在不同年龄之间没有显著差异。

儿童与青少年：使用群体药动学模型，在4项临床研究的152例患者（7个月至21周岁；5.9～125kg）中对贝伐珠单抗的药动学进行了评价。药动学结果提示，按体重标准化时，儿童患者中的贝伐珠单抗清除率和分布容积与成年患者相当。考虑体重时，年龄与贝伐珠单抗的药动学不相关。

点评：尽管安维汀®未获批用于儿科人群，但其说明书基于现有结果，特别说明"贝伐珠单抗用于儿童和青少年的安全性和有效性尚不明确"，以防止临床试验随意扩大人群用药；【不良反应】项对儿童患者中的临床研究阴性结果进行了简单说明，同时描述了临床应用报道中特殊的不良反应，以提醒临床应用时关注。【药代动力学】项也提供了儿童患者临床药动学研究的主要结果，以说明其药物特征是否与成人患者有差异。通过以上内容，对儿童用药可能的风险和效益进行提示。

8.3 我国和欧美的相关法规与指导原则

8.3.1 我国的指导原则

8.3.1.1 《化学药品和治疗用生物制品说明书规范细则》

在该规范细则中，仅对【儿童用药】项有简单的规定，如下：

儿童用药主要包括儿童由于生长发育的关系而对于该药品在药理、毒理或药动学方面与成人的差异，并写明可否应用本品及用药注意事项。

未进行该项实验且无可靠参考文献的，应当在该项下予以说明。

8.3.1.2 中药、天然药物处方药说明书格式内容书写要求及撰写指导原则

《中药、天然药物处方药说明书格式》中列出了【儿童用药】项。

《中药、天然药物处方药说明书内容书写要求》对该项内容提出："【儿童用药】如进行过该项相关研究，应说明儿童患者可否应用该药品。可应用者需应说明用药须注意的事项。如未进行该项相关研究，可不列此项。如有该人群用药需注意的内容，应在【注意事项】项下予以说明。"

《中药、天然药物处方药说明书撰写指导原则》中有相对更详细规定，如下。

（十五）【儿童用药】

由于生长发育的关系，儿童对于药品在吸收代谢、药物反应等方面与成人有一定差异，因此，须写明儿童可否应用本药品及用药注意。

这里的儿童是指从出生到 16 岁的人群。

1. 如果在儿童群体中所进行的规范的临床试验结果，支持用于儿童的某一主治病症，则应在说明书的【功能主治】中列出，儿童适用的剂量应在【用法用量】中表述，如果药物同时用于成人和儿童，则应在【用法用量】中分别列出。

2. 应标明儿童适应证的所有限制要求，特殊监测的必要性以及在儿童使用时所出现的与药品有关的特殊损害（如，出生不满一个月的新生儿），儿童与成人对药品反应的区别和其他关于儿童安全有效使用药品的内容。如果必要，应在【临床试验】中进行更详细的说明。

3. 对儿童用药中的特殊人群（如不满一周岁等）未进行过临床试验，应说明在某年龄段的儿童中使用该药品的安全性和有效性尚不明确。

如未进行该项相关研究，可不列此项。如有该人群用药需注意的内容，应在【注意事项】项下予以说明。

8.3.1.3 《抗菌药物说明书撰写技术指导原则》

该指导原则为最新发布，因此涉及儿童用药的内容比较全面，具体如下。

（十二）儿童用药

1. 内容

此项应清晰地提供有用的信息，描述在儿童人群已知和未知的用药信息（如：是否已进行研究，解释未获得儿科适应证的原因），对于儿童与成人不同的安全性和有效性应重点标注。

在【儿童用药】部分总结的数据应当在说明书的其他适合的部分进行详细描述。说明书中不同部分可进行总结与详细信息的相互参考。

若现有的数据支持儿科适应证，根据法规要求，儿科信息须放入说明书中。在【儿童用药】部分应提供足够的证据证明儿科适应证的安全性和有效性。

若现有的数据不支持儿科的适应证，在【儿童用药】部分应阐述尚未在儿童人群中建立安全性和有效性。这种情况下，仅可在特殊人群用药、儿童用药部分中表达药物未被批准用于儿童的信息（包括临床试验和药动学信息），避免引起药物已被批准用于儿科的错误印象。如果已发现患儿有某特定风险，必须在【儿童用药】部分描述，如果可以也应当放在【禁忌】和【注意事项】部分。

此项也须重点提供儿童人群与成人安全性和有效性的区别。若所有支持获批的数据均来自儿科研究，也需要在说明书中阐明，在【儿童用药】部分用简洁的语句总结。

若儿科适应证获批基于充分的对照良好的儿童研究，需要简述以下内容的总结：①研究中每组儿童的人数；②如果获批的适应证与成人相同，描述获批的儿科适应证依据（如支持有效性的数据和外推）；③儿科适应证或儿童用药的限制；④是否需要监测；⑤对于儿童人群中的亚组人群是否有特定的风险（如，新生儿）；⑥成人与儿童人群的显著差异［如药动学（pharmacodynamic，PK）/药效学（pharmacokinetic，PD）数据］；⑦其他与用药相关的安全性和有效性。

若获得儿科适应证是基于充分的对照良好的成人研究（来自年纪小或年长的儿童患者）外推并有其他支持儿科使用的数据，需要有如下的描述或能够充分的表达如下信息："已在 $X \sim Y$ 岁（注限制信息，如，没有 2 岁以下儿童的信息，或只有能用于某些成人获批的适应证）人群中建立本品的安全性和有效性。本品在这些年龄段的使用是基于充分的对照良好的本品成人研究提供的额外数据（插入准确描述递交的用以支持儿童人群有效性的大量证据）"。此外，以上总结的数据，须在说明书的其他适当部分详细描述。任何儿童与成人疗效应答的区别、特定监测的需求、剂量的调整和任何与儿童用药有关的安全性有效性的信息要在【儿童用药】部分简述，在说明书其他适当的部分详细描述。

此部分内容是根据近些年来审评说明书的经验而撰写，因此不仅适用于抗菌药，对于其他适应证药物的【儿童用药】撰写具有重要的参考意义。

8.3.2 美国的指导原则

FDA 于 2019 年 3 月发布了《人用处方药和生物制品说明书儿科资料的指导原则》[4]，目的是帮助申请人确保儿科人群使用处方药的资料（无论其结果是阳性、阴性还是未确定）置于说明书的适当项目和小项，以便医护人员能够清楚和容易地获得这些信息。下面介绍该指导原则。

8.3.2.1 指导原则背景

20 世纪 90 年代早期之前，美国的大部分药品说明书包括很少或者没有儿科应用信息。1994 年，FDA 发布对说明书儿童用药小节的要求修订的规定终稿，旨在促进纳入新的临床试验、已发表的儿科研究以及案例报告中的儿科信息，来加强药品说明书中的儿科应用信息（剂量和监测等）；还要求药品生产商检查现有数据，并确定这些数据是否足以支持在说明书中附加的儿科使用信息。随后的儿童用药相关立法包括《儿童最佳药品法》（Best Pharmaceuticals for Children Act，BPCA）和《儿科研究公平法》（Pediatric Research Equity Act，PREA）。BPCA 包含开展儿科药物和生物制品研究的经济激励措施，

PREA 规定了可能用于儿科患者的某些药物和生物制品的研究要求。2012 年随着《美国食品药品管理局安全和创新法》(Food and Drug Administration Safety and Innovation Act，FDASIA，Public Law 112-144) 的通过，BPCA 和 PREA 成为永久性的法规。

对 BPCA 书面要求的答复而提交的资料以及对 PREA 研究要求的答复而提交的评估，都应在说明书中予以描述，无论其结果是阳性、阴性或不确定。说明书中的儿科信息不得有任何错误或误导性。基于 BPCA 和 PREA 获得的药品说明书中的儿科资料，FDA 创建新儿童药说明书信息数据库 (New Pediatric Labeling Information Database)[8] 提供的 "儿童用药" 信息，以鼓励在治疗儿科患者时合理用药。

8.3.2.2　儿科年龄组

FDA 药品评价和研究中心 (The Center for Drug Evaluation and Research，CDER) 以及生物制品评价和研究中心 (the Center for Biologics Evaluation and Research，CBER)，一般按下列方法定义儿科人群：①新生儿，出生至 1 月龄；②婴儿，1 月龄至 2 岁；③儿童，2~12 岁；④青少年，12~17 岁。FDA 一般建议在描述特定年龄组或儿科人群时使用 "X~Y 岁儿童患者" 或 "X 岁及以上儿童患者"（或类似短语）。然而，如果有一种有效的科学理论支持另一种方法（如月经初潮后），则将根据具体情况考虑在说明书中使用另一种描述来定义儿科人群。

8.3.2.3　儿科资料在人用处方药和生物制品说明书中的位置

通常，儿科应用信息应在儿童用药小节中进行讨论，并适当地包含在说明书的其他部分中。当依据 PREA，由于证据强烈提示某药物可能对某特定儿科年龄组无效或不安全，而豁免进行儿科研究时，该安全性的担忧或有效性的缺乏必须在说明书中进行描述（即 "儿童使用" 小节，以及当合适时总结在其他部分）。

FDA 根据所传达的信息类型对儿科应用信息的内容进行了分类介绍，分为以下 4 种情形。

情形 1：证据支持某药用于儿科患者（所有儿科患者或特定儿科年龄组）的适应证的安全性和有效性

当数据支持药物用于儿科人群时，儿科应用信息必须放在说明书的相关章节。

- **适应证**。所有批准的儿科适应证应包括在"适应证"项目。如果该药适用于整个儿科人群，则应将"儿科患者"或"儿科人群"一词纳入适应证说明中。例如："×××（药名）用于成人和儿科患者的×××（适应证）的治疗。"但是，如果某药的儿科适应证仅适用于特定的儿科年龄组，适应证说明书应注明所指示的儿科年龄组的年龄。例如："×××（药名）用于成人和6岁以上儿科患者的×××（适应证）的治疗。"

- **用法用量**。必须包括所有批准的儿科适应证儿科患者的推荐剂量。还必须包括与儿科应用有关的重要的配制和给药说明（如，稀释和/或重悬的说明），以及为保证制剂稳定性的储存条件。如果已按 FDA 获批药物所获批的与年龄相适应的处方还未进行商业销售，可由持证药剂师在持证药房配制，说明书应包括药剂师的详细配制说明（如，包括关于悬浮剂和甜味剂的信息）。

- **不良反应**。必须包括来自临床研究或上市后资料的儿科不良反应详细资料。应特别关注儿科患者中出现的新的或独特的不良反应，或与成人发生率或严重程度不同（较高或较低）的不良反应。

- **特殊人群用药的儿童用药**。当某药被批准用于儿童患者（所有儿科患者或特定儿科年龄组），其适应证与批准用于成人的适应证相同时，儿童用药章节必须包括必要的法规声明（儿童用药声明）或合理的替代声明。为与本小节采用的描述方法保持一致，当某药被批准用于儿童患者（所有儿科患者或特定儿科年龄组）时，建议使用一份儿童用药声明，以区别其获批适应证与成人批准的适应证不同。儿童用药声明一般应是"儿童用药"项的第一句话。例如："×××（药名）用于×××（适应证）的安全性和有效性已经在6岁及以上的儿童患者中得到证实。"

当某药根据在成人中进行的充分和严格对照的研究，并具有支持儿科用药的额外信息，而外推批准用于儿科人群，本小节必须包括（概述）批准的依据。例如："对于6个月及以上的儿童患者，已经确定了×××（药名）用于×××（适应证）的安全性和有效性。×××（药名）用于该适应证的依据，来自成人中进行的充分和严格对照的研究，以及6个月及以上儿童患者中的附加药动学和安全性数据（参见'不良反应''临床药理学'和'临床研究'）"。

如果某药批准用于成人，并根据在儿童患者中进行的充分和严格对照的研究获批用于儿童患者（所有儿科患者或特定儿科年龄组），批准的依据可包含在本小节中（如，儿科研究设计的概述，暴露于该药物的各特定年龄组患者数），并与提供更详细资料的其他章节或说明书的子章节交叉参照。

当某药仅被批准用于儿童患者，而非成人患者时，整个说明书应为儿童患者的安全和有效使用提供必要的信息。只有经批准的儿科适应证的摘要声明（儿童用药声明）和儿科适应证的任何限制应在儿童用药小节中描述。例如："×××（药名）的安全性和有效性已经在6岁及以上的儿童患者中得到证实用于×××（适应证），并在整个说明书中讨论了该用法的信息。×××（药名）的安全性和有效性尚未在6岁以下的儿童患者中得到证实。"

"儿童用药"项还必须包括以下信息，如适用，当涉及儿童安全有效地使用该药时，应包括交叉参照其他项目或相关的说明书的子项目：

- 在儿童患者或任何特定儿童年龄组（如新生儿）中使用该药的特定风险或安全性担忧（危害）和/或需要进行特定监测。

- 儿科适应证的任何限制。如果经批准的适应证不包括所有儿科年龄组，则必须包括一份关于未经批准的儿科年龄组的适用儿科人群的用药声明（如，"×××（药名）的安全性和有效性尚未在6个月以下的儿童患者中得到证实。"）

- 儿童和成人对药物的反应有何不同（如，不良反应、药效学/药动学数据）。

- **临床药理学**。详细描述儿童药动学、药效学和/或药物基因组研究数据；从建模、模拟或桥接研究中获得的相关数据；剂量反应信息也应包括在"临床药理学"项目。

- **临床研究**。应详细描述为儿科患者或人群的有效性提供实质性证据的研究（如，研究设计、人群、研究终点、研究设计或证据的结果和局限性）。

情形2：证据不支持某药用于儿科患者（所有儿科患者或特定儿科年龄组）的适应证的安全性和有效性

此种情况为在该人群中进行的研究结果是阴性的（如来自研究的数据强烈表明该药将是无效或不安全的）或不确定的。

当确定现有的安全性或有效性证据不支持儿科适应证时，说明书中包含的与未经批准使用相关的儿科信息一般应仅放在"儿童用药"项中。阴性结果和不确定的结果的研究应在本节中简要概述，而非在说明书的其他位置，以避免暗示药物对儿童患者是安全和有效的。

一个适当的儿童用药声明必须出现在"儿童用药"项，在总结现有证据之前，阐明儿童患者（有儿科患者或特定儿科年龄组）的安全性和有效性尚未证实，以避免暗示或建议用于未经批准的适应证或用途。例如："×××（药名）的安全性和有效性尚未在儿童患者用于×××（适应证）中得到证实。对 120 名年龄在 6～17 岁接受×××（药名）治疗的儿童患者［用于×××（适应证）］进行了两项充分和严格对照的研究，均未证明其有效性。"

如果某药的获批适应证人群未包括儿童患者，由于其在儿童患者中的风险或安全性担忧（危害）相关，这些风险或安全性担忧必须在"儿童用药"项目和说明书其他适当的项目进行描述（如"黑框警告""禁忌"或"注意事项"项目）。应包括涉及该风险的"儿童用药"项目以及交叉参照其他项目或相关子项目。

此外，当来自结果为阴性或不确定的儿科研究的数据表明儿科患者（所有儿科患者或特定儿科年龄组）的临床反应（如不良反应、药效学/药动学数据）与成人相比有显著差异时，应在"儿童用药"中包含这些信息的概述。

情形 3：没有证据可以支持儿科患者（所有儿科患者或特定儿科年龄组）的安全性和有效性

此种情况为尚未在该人群中进行研究或正在该人群中进行研究，并且/或在儿科患者（所有儿科患者或特定儿科年龄组）中进行的研究已依据 PREA 被豁免。

当没有证据支持某药在儿科患者（所有儿科患者或特定儿科年龄组）的安全性和有效性，因为该研究尚未开展或正在进行，应在"儿童用药"包含适当的儿童用药声明，以明确该药物在儿科患者（所有儿科患者或特定儿科年龄组）的安全性和有效性尚未证实。此类声明的例子包括：

"×××（药名）的安全性和有效性尚未在儿童患者中得到证实。"

"×××（药名）的安全性和有效性尚未在 6 岁以下的儿童患者中得到证实。"

除了儿童用药声明，如果有证据强烈表明该药物是无效或不安全的（如 PREA 基于此原因而豁免该研究），这项信息必须包含在"儿童用药"项目，在适当的情况下，必须包含在说明书的其他项目（如"黑框警告"、"禁忌"或"注意事项"），应包括涉及该风险的"儿童用药"项目以及交叉参照其他项目或相关子项目。例如："×××（药名）［用于×××（适应证）］在 6 个月及以上的儿童患者的安全性和有效性尚未证实。×××（药物）不推荐用于小于 6

个月的患者，因为皮肤表面积与体重比高，以及不成熟的皮肤屏障，可能会增加药物的全身吸收（参见"注意事项"）。"

情形 4：基于现有证据，该药物禁止用于所有儿科患者、特定儿科年龄组或特定儿科患者亚组

如果某药禁用于所有儿科患者、一个特定儿科年龄组或一个儿科患者亚组，禁忌和禁忌的原因应在"儿童用药"和"禁忌"首先声明。当某药禁用于所有儿科患者时，应用"儿童用药"中的禁忌证声明以替代儿童用药声明。如果该禁忌证是由儿科患者研究引起的，则应在"儿童用药"的禁忌证声明之后简要描述该研究。当儿科患者的禁忌证仅适用于一个特定的儿科年龄组或儿科患者亚组时，若适当，应在"儿童用药"增加一个额外的儿童用药声明，以描述支持性证据或缺乏证据支持其余儿科年龄组患者用药。此类用药声明的示例如下。

示例 1：儿童患者禁用×××（药名），因为在一项幼龄动物研究中观察到幼年大鼠在临床相关剂量下应用×××（药名）会导致死亡（参见"禁忌"和"注意事项"）（包括支持禁忌证的数据的简要描述）。

示例 2：由于系统性毒性风险增加，包括血压显著升高，小于 1 岁的儿童患者禁用×××（药名）（参见"禁忌"和"注意事项"）。

×××（药名）对 1 岁及以上儿童患者的安全性和有效性已得到证实（见"特殊人群用药"、"儿童用药"）。

必须在【禁忌】中描述禁忌证，与禁忌证使用相关的风险信息也应包含在说明书的其他适当项目（即"黑框警告"和"注意事项"）。

8.3.2.4 对非活性成分信息描述的规定

如果药物含有一个或多个可增加儿童人群（所有儿科患者或特定儿科年龄组或亚组）安全性风险（毒性作用）的非活性成分（如新生儿或婴儿中的苯甲醇毒性），必须在说明书中说明该风险。与非活性成分有关的重大安全风险一般应在【黑框警告】、【禁忌】和【注意事项】中概述，并还应在【儿童用药】中进行描述。

8.3.2.5 对幼龄动物实验资料撰写的规定

在幼龄动物进行的非临床毒理学实验可以提供药物在不成熟系统中的安全性以及药物对儿童患者生长发育的潜在影响的有用信息。青少年动物模型中临床相关的非临床毒理学实验的简要摘要应在"儿童用药"中描述，应在"儿童用药"下的"幼龄动物毒性数据"中提供在幼龄动物开展的临床相关的非临床毒理学实验概述。一般情况下，若未见不良反应，不应将幼龄动物数据包括在说明书中。

当幼龄动物研究数据表明存在不良信号（如，长期的安全性信息，包括生长发育或神经认知发育；或者在幼龄动物实验中某年龄组出现安全性担忧，但未在儿科临床研究中进行评估）时，应在"儿童用药"中对幼龄动物实验数据进行概述。一般来说，只对可能与临床相关的信息进行概述。概述应以临床相关术语进行讨论，如：人体等效剂量暴露；实验动物年龄，以及与人类年龄的近似关系；受影响的器官系统（例如，"中枢神经系统"，而不是描述"过度梳理"或"后肢伸展"）；动物给药时间，以及与临床使用的关系；不良反应的可逆性；发育延迟（若适用）。

一般来说，儿科临床数据比幼年动物数据更直接相关。因此，在儿科临床数据和非临床数据显示有类似风险的情况下，应使用临床数据讨论风险的关键细节和临床意义，若合适，应简要总结非临床数据。

8.3.3　EMA 的指导原则

EMA 于 2019 年 3 月发布了产品特性概要咨询小组撰写的《SmPC 儿科信息的常见问题解答》[6]（下文简称"问答"）。该文件涉及自 2009 年 9 月修订 SmPC 和设立 SmPC 咨询小组以来出现的一些常见问题。

本节主要根据 2009 年 9 月公布的《SmPC 指导原则（第 2 次修订版）》[5]（下文简称"指导原则"）并结合"问答"，介绍 EMA 对药品说明书儿科资料的要求。

8.3.3.1　SmPC 概述

根据欧盟相关法律规定，SmPC 是构成上市许可的一个内在和不可分割的组成部分。SmPC 是医疗专业人员如何安全有效地使用药品的信息基础。包装说明书（Package Leaflet，PL）应根据 SmPC 编写。欧洲委员会和某些成员国要求，对每种药物剂型和规格提供单独的 SmPC。欧盟的 SmPC 是供医疗专业人员使用的药品说明书，有如我国的药品说明书。SmPC 包含了 12 个大项，有些项目分为数小项，各项（或小项）中又设有若干小标题。

8.3.3.2 SmPC 中相关项目对儿科资料的要求

EMA 很重视药品说明书中的儿科资料，在 SmPC 的 12 个大项中共有 10 项可能涉及对儿科资料的要求，下面阐述"指导原则"对 SmPC 相关项目的儿科资料要求。其中穿插"问答"中对一些内容的进一步解释。这些解释是对指导原则的补充和具体化，可加深对指导原则的理解并便于实施。

- **治疗适应证**（4.1）

应说明药品适用于哪个年龄组，具体说明年龄范围。如，×××（药名）适用于成人、新生儿、婴儿、青少年或 X～Y 岁（年龄或月龄）。为避免对目标儿科人群的任何误解，建议用数字说明具体年龄组，除非其他用语更合适（例如，与青春期发育有关的年龄限制）；如果药品适用于所有年龄组（包括成年受试者），则应说明，例如，×××（药名）适用于所有年龄组；如果适应证覆盖整个儿科人群，应说明，例如，×××（药名）适用于从出生到 18 岁的儿童。

- **剂量和用法**（4.2）

应始终包括"儿科人群"特定小标题，并且当合适时，所提供的资料应结合下述可能的情况，涵盖儿科人群的所有亚群。如果药品适用于儿科人群，则应对每个相关的亚群提供剂量学建议。年龄限制应反映每个亚群现有资料的效益-风险评估。如果成人和儿童的剂量学相同，则这种效应的描述要充分，不需要重复剂量学。如果成人和儿科人群一些亚群的剂量建议相同，应在针对有关年龄组的单独小标题下进行说明。如果剂量建议在不同年龄组之间有差异，应在规定每一相关年龄组的单独小标题下对各剂量分别说明。如果针对多种适应证有不同的剂量建议，应按照上述年龄分组方法，分别对每种适应证提供剂量建议。

推荐剂量（例如，mg、mg/kg、mg/m^2）应明确药品适用的儿科亚群的每次给药间隔。不同的亚群可能需要不同的剂量资料。如果必要，对早产新生儿的推荐剂量应考虑更合适的年龄表达，例如，胎龄或校正胎龄。根据人群亚群、临床数据和可获得的制剂，剂量可用体重或体表面积表示。当合适时，药品服用时间资料应考虑儿童日常生活，例如，上学或睡眠。如果一个药品适用于儿童而又没有开发合适的儿科剂型，则关于如何配制临时制剂的详细操作指南，应包括在与 SmPC 4.2 交叉参照的 SmPC 6.6 处置过期药品或源自该药品的废料的特殊注意事项项目中。

不同亚群的剂量和给药方法可以表格形式呈现。

如果药品的适应证人群未包含部分或所有儿科人群亚群，则可不提出剂量建议，但应使用以下标准描述（当合适时采用一个或数个组合）概述现有资料：①×××（药名）在 $X\sim Y$ 岁儿童（月龄、年龄）或任何其他相关亚群（例如，体重、青春期年龄、性别）的安全性和有效性尚未确定。应添加下列描述之一：无可用数据，或者，当前已有数据在 SmPC 4.8 项、5.1 项、5.2 项中有描述，但不提出剂量学建议。②×××（药名）不应该用于 $X\sim Y$ 岁儿童（月龄、年龄）或任何其他相关亚群（例如，体重、青春期年龄、性别），因为安全性和有效性涉及与其交叉参照的详细数据项目（如，SmPC 4.8 项或 5.1 项）描述的问题。③×××（药名）在儿科人群 $X\sim Y$ 岁的儿童（月龄、年龄）或任何其他相关亚群（例如，体重、青春期年龄、性别）的适应证或特殊适应证中没有相关使用。④×××（药名）禁用于 $X\sim Y$ 岁的儿童（月龄、年龄）或任何其他相关亚群（例如，体重、青春期年龄、性别）的适应证（与 SmPC 4.3 项交叉参照）。

由于在儿科人群的不同亚群中没有适应证的原因可能各异（例如，在年龄最小的儿童中不存在这种疾病，在年龄较大的儿童尚未获得数据），因此应为儿科人群的每一个相关亚群选择适当的标准声明。每个相关亚群的标准声明的选择，应该根据该亚群的效益-风险评估的结论确定。当适合时，还应考虑是否符合儿科研究计划（Paediatric Investigation Plans，PIP）或可豁免类别。

推荐剂量应与适应证关联出现，即若在 SmPC 4.2 项无推荐剂量，则 4.1 项中的适应证不予批准；若 SmPC 4.1 项无适应证，则 SmPC 4.2 项中的推荐剂量也不予采纳。应提出儿科人群的效益-风险评估，以证明该药是否适用于在儿科人群或其亚群中给予推荐剂量的适应证。如果认为数据不足以证明适应证的合理性，则应采用 SmPC 指导原则的标准声明并参考概述现有信息的项目，在 SmPC 4.2 项说明理由。在描述这类数据时，例如在 SmPC 5.1 项或 5.2 项，应权衡这些信息，并说明所研究人群的主要特征和所用的剂量。

当提供在任何人群（即儿童和成年人）中未批准儿科人群适应证研究的结果时（例如，在 SmPC 5.1 项），应提供在成人批准的适应证中建议儿科应用与否的信息。此外，当认为与医疗保健专业人员有关时，在任何人群未批准相关适应证的信息，可使用下列调整后的标准声明概述（一种或数种，视情况而定）：①除批准的适应证之外，×××（药名）已在患有×××（疾病）的

$X\sim Y$ 岁（月龄、年龄）的儿童中进行研究，但是研究结果未得出使用这种药物的效益大于风险的结论。现有数据详见 SmPC 4.8 项、5.1 项、5.2 项。②除批准的适应证之外，×××（药名）不应用于患有×××（疾病）的 $X\sim Y$ 岁（月龄、年龄）的儿童，或任何其他相关的亚群（例如，体重、青春期年龄、性别）的儿童，因为［……警告已识别的安全性或效益-风险问题，并与包含详细信息的其他项目交叉参照（例如，SmPC 5.1）］。

如果对部分或全部儿科人群有更为合适的规格和/或剂型（例如用于婴儿的口服溶液），可在不太适宜的用药人群的 SmPC 4.2 项中提及。例如，其他药物剂型/规格用于该人群可能更适合。

对于注射制剂，用于儿童时，尤其是液体摄入量通常受限的新生儿），提供可安全给予的药物最大浓度的信息是有用的（例如，"不超过 y ml 溶液的 x mg"）。

- **禁忌**（4.3）

单独缺乏数据不应导致禁忌证。如果出于安全性原因，药品应禁用于特殊人群，例如，禁用于儿科人群或儿科人群的亚群，则这种禁用资料应出现在该项并与提供相关安全性问题详细资料的项目交叉参照。应列出儿科人群的禁忌证，但不设小标题。

- **特殊警告和使用注意事项**（4.4）

当药品适用于儿科人群的一个或更多亚群，并且有针对儿科人群或任何儿科人群亚群的警告和使用注意事项时，此类信息应出现在"儿科人群"小标题下。应描述与儿科人群的长期安全性（如，生长、神经行为发育或性成熟）或特殊监测（如，生长）有关的任何必要的警告或注意事项。如果长期安全性数据是必需的但尚未提供，应在该项说明。如果可能对儿童日常活动有严重或长期影响（如，学习能力或身体活动），或对食欲或睡眠方式有影响，则应列入"警告"。

如果要求针对药品适用的儿科人群的措施（例如，作为风险管理计划的一部分），应在该项说明这些措施。

- **与其他药品的相互作用和其他形式的相互作用**（4.5）

如果存在相互作用影响更严重或者预计相互作用程度更大的患者组，例如肾功能下降的患者（比如相应的途径是肾脏排泄）、儿科患者、老年人等，应在此处提供这些资料。如果与其他药物的相互作用取决于代谢酶或某些基因型的多态性，也应说明。该项应设"儿科人群"小标题。如果有特定年龄组的适应证，应在该小标题下提供儿科人群亚群的资料。

药动学相互作用所致暴露和临床后果，在成人与儿童，或者在年龄较大与年龄较小的儿童中有所不同。因此在该小标题下：①应提供与在儿科亚群同时使用的任何已确定的治疗建议（例如，剂量调整、临床效应标记物/不良反应的附加监测、治疗药物监测）。②如果已在成人进行了相互作用研究，则应包括"仅在成人中进行了相互作用研究"的描述。③如果已知儿科年龄组的相互作用程度与成人相似，则应说明。④如果相互作用尚不清楚，也应说明。这些原则同样适用于药物药效学相互作用。

如果由于与食物相互作用而建议与膳食或特定食物同时服用，应特别说明这是否与儿科使用（尤其是新生儿和婴儿）有关，因为他们的饮食与成人不同（新生儿为 100% 的乳）。

总的来说，SmPC 4.5 项应以最简单的方式呈现，以强调这些相互作用，从而就药物的使用提出切实可行的建议。以表格形式呈现这类信息可能有助于体现量多且多样的相互作用情况，如与抗病毒药相互作用。

• **不良反应（4.8）**

该项应始终包括儿科人群小标题（除非不相关）。对该小标题有如下要求：该小标题下应描述儿童安全性数据库的范围和年龄特征（如，来自临床试验或药物警戒的数据）。应说明由于经验有限所导致的不确定性。

如果在儿童和成人中观察到的安全性情况相似，可描述为"儿童不良反应的频率、类型和严重程度预期与成人相同"。同样，应说明不同儿科亚群的安全性情况是否相似。成人和儿科人群或任何相关年龄组的安全性情况之间的任何临床相关差异（即，不良反应的性质、频率、严重性或可逆性）应按年龄组描述和说明。如果需要特殊的监测，应交叉参照 SmPC 4.4 项予以强调。对于临床相关的差异，可以进行单独列表，按频率列出此类不良反应，并在适当情况下按相关年龄组列出。如果认为某些儿科不良反应是常见的（1/100～1/10）或很常见（≥1/10），则应在括号中提供频率。在与成人的安全性情况存在很大差异情况下，可提供儿童安全性情况概述，以便于呈现这种信息。任何经科学验证来源的儿童长期安全性的已有信息（如生长、心理发育和性成熟）也应概述，无论其结果是阳性的还是阴性的，当合适时应与 SmPC 5.1 项交叉参照。任何风险因素，如治疗持续时间或风险期，都应说明。如果相关，新生儿戒断症状应在单独段落中列出，并与 SmPC 4.6 项交叉参照。

如果在既没有批准儿童也没有批准成人的适应证的儿科开发中收集了安全性数据，更恰当的做法可能是在 SmPC 5.1 项概述这些安全性数据和儿科临床研究结果，以便在一处显示这种适应证的有效性和安全性经验，并避免在另一适应证或以不同剂量用于儿童时出现可能的混淆。

- **药物过量**（4.9）

如果有特定的儿科考虑，应该设一个小标题，标题为"儿科人群"。该小标题下应特别提及儿童仅摄入一个剂量单位可导致致命性中毒的药品/制剂规格。

- **药效学特性**（5.1）

在儿童进行的所有药效学（临床相关的）或有效性研究的结果应列在该项"儿科人群"小标题下。当可获得新的相关信息时，应更新信息。结果应按年龄或相关亚群列出。如果可获得数据，但儿科适应证未获批准，仍应提供数据，并且应始终与 SmPC 4.2 项和 4.3 项（合适时）交叉参照。

在儿童中进行的所有药效学（临床相关）或有效性研究结果应在 SmPC 5.1 项提供，即使在人群（成人和儿科人群的任何亚群）中没有批准该适应证和/或没有这种未批准适应证覆盖的儿科研究计划。根据"儿科药物法"的目的，改善儿童用药信息的可获得性，最好评估和适当显示儿科研究的所有有效性和安全性数据，即使是没有批准的适应证。可能需要根据具体情况做出科学评价，以确定这些结果是否对医护人员和患者有用，而且据此确定是否列入 SmPC 中并在合适时列入包装说明书中。必须权衡所提供的资料，必须说明不确定性，或者恰当地做出缺乏有效性或安全性的结论。应包括与 SmPC 4.2 项交叉参照，该项通过标准声明概述儿科人群的现有信息和建议。

在"儿科人群"小标题下呈现研究结果时，应特别注意包括相关的安全性数据。对于探索性研究，主要终点的结果应与研究人群的主要特征和使用的剂量一起给出。如果可获得，确证性研究的信息和结果通常应取代探索性研究的信息和结果。对于确证性研究，无论是其结果是阳性还是阴性，都应提供研究目的、研究持续时间、使用的剂量（以及所使用剂型，如果所使用剂型与上市产品不同）、研究患者群的主要特征（包括年龄和患者人数）以及预先设定终点的主要结果。如果数据被认为是不确定的，应予说明。还应给出任何特定临床安全性研究的目的和主要结果或结论。

如果 EMA 豁免或延迟了儿科开发，应提供以下信息：①对于适用于所有亚群的豁免："EMA 已豁免提交根据 PIP 决定批准适应证（产品名称）在儿科人群所有亚群的研究结果的义务。参见 SmPC 4.2 项'儿科使用信息'"。②对于至少适用于一个亚群的延迟："EMA 已同意根据 PIP 决定所批准适应证延迟提交（产品名称）在一个或多个儿科人群亚群的研究结果的义务。参见 SmPC 4.2 项'儿科使用信息'"。

对于在集中审评程序中按"有条件批准"批准的产品，应包括以下声明：该药品已根据"有条件批准"方案批准。这意味着等待该药品的进一步证据。EMA 将每年审查该产品的新的信息，必要时将更新本 SmPC。

对于根据"特殊情况"批准的产品，应包括以下声明：该药品已根据"特殊情况"获得批准。这意味着，由于该疾病罕见、出于科学原因或出于伦理原因不可能获得该药的完整信息。××××（监管机构名称）将审查每年可能提供的任何新的信息，必要时将更新本 SmPC。

- **药动学特性**（5.2）

应概述不同儿科年龄组的药动学研究结果，并与成人比较（如有）。当合适时，可给出与成人产生相似暴露的剂量。应说明用于儿童药动学研究的药物剂型。应说明经验有限导致的不确定性。

- **临床前安全性数据**（5.3）

如有必要，应在小标题下呈现与儿科人群用药相关的非临床研究结果，包括幼龄动物和围产期毒理学实验，以及临床相关性的讨论。

在幼龄动物和围产期发育的临床前安全性试验中观察到与儿科人群有关的特定毒性结果时，应在一个特定的儿科小节简要介绍幼龄动物和相关的围产期毒理学实验结果。实验结果的临床相关性也应加以说明，如有，还应与 SmPC 其他项目的相关信息交叉参照（例如，SmPC 4.2 项关于儿科人群的各亚群的适应证或无适应证，或 SmPC 4.4/4.8/5.1 项关于相关儿科临床安全性资料或缺乏数据）。当幼龄动物毒理学研究没有发现可能在儿科人群中使用的特定风险的相关结果时，可以如下描述（例如"幼龄动物毒理学实验没有显示任何相关的结果。"），而不需要进一步的详细资料。然而，当该药品没有批准用于儿科人群的一个或多个亚群时，应包括与 SmPC 4.2 项的"儿科人群"小项交叉参照（该小项概述每个儿科人群相关亚群是否使用的总体建议，并告知读者再查阅可提供儿科临床资料的 SmPC 其他项目）。

参考文献

[1] 国家食品药品监督管理局.化学药品和治疗用生物制品说明书规范细则.[EB/OL].(2006-05-10)
[2019-12-06]. http://samr. cfda. gov. cn/WS01/CL0844/10528. html.

[2] 国家食品药品监督管理局.中药、天然药物处方药说明书格式内容书写要求及撰写指导原则.[EB/
OL].(2006-06-22)[2019-12-06]. http://samr. cfda. gov. cn/WS01/CL0844/10573. html.

[3] 国家药品监督管理局.抗菌药物说明书撰写技术指导原则[EB/OL].(2018-05-31)[2019-12-06]. http://
www. nmpa. gov. cn/WS04/CL2138/228234. html.

[4] FDA. Pediatric Information Incorporated into Human Prescription Drug and Biological Product Labeling
Guidance for Industry [EB/OL].(2019-03)[2019-12-06]. https://www. fda. gov/media/84949/down-
load.

[5] European Commission. A Guideline on Summary of Product Characteristics (SmPC)[EB/OL]. https://
ec. europa. eu/health//sites/health/files/files/eudralex/vol-2/c/smpc _ guideline _ rev2 _ en. pdf,2009-
9/2019-12-06.

[6] European Commission. Revision 1-Frequently asked questions on SmPC pediatric information (EMA/
551202/2010 Rev1).[EB/OL].(2019-03-26)[2019-12-06]. https://www. ema. europa. eu/en/
documents/other/frequently-asked-questions-smpc-paediatric-information _ en. pdf.

[7] FDA. Namenda XRlabel [EB/OL].(2014-09)[2019-12-06]. https://www. accessdata. fda. gov/
drugsatfda _ docs/label/2014/022525s006lbl. pdf.

[8] FDA. New Pediatric Labeling Information Database [EB/OL].(2019-07-31)[2019-12-06]. https://
www. accessdata. fda. gov/scripts/sda/sdNavigation. cfm? sd=labelingdatabase.

（黄芳华　邵　雪）

第9章

【药物相互作用】的撰写

药物相互作用是指患者在使用一种药物同时或在一定时间内先后使用另一种药物、食品添加剂或某些食品后出现的复合效应。药物体内相互作用方式包括药动学相互作用和药效学相互作用[1]。药物相互作用是药物开发期间，充分评价药物安全性和有效性的一部分。药物相互作用资料是一般包括在说明书的【药物相互作用】和"临床药理学"项目中并介绍处方者合理使用药品必要的资料。如果药物相互作用资料与药物安全有效使用密切相关，在说明书其他项目（如【用法用量】、【禁忌】或【注意事项】）中往往有不同程度的详细描述。

9.1 撰写要点

9.1.1 撰写内容

【药物相互作用】项目应包括同其他药物（包括处方药和非处方药）、药物类别、食品添加剂以及食物或果汁有临床意义的相互作用。该项目可包括已知和可预知的相互作用资料，这可能有助于描述资料的数据来源。如果同时使用上述药物或食物，所导致的安全性、有效性或耐受性问题超过单独用药时出现的问题，则认为相互作用具有临床意义。

对于每种临床相关的相互作用，应提供以下信息：①任何临床表现和对血药浓度、母体化合物或活性代谢产物的 AUC 和/或实验室参数的影响。②相互作用机制（如果知道的话），例如，抑制或诱导细胞色素 P450 而产生的相互作用。③建议禁止合并使用、不建议合并使用，以及建议包括剂量调整在内的注意事项，并提及可能需要注意的具体情况。

因为依赖错误的试验结果可影响临床决策，所以，该项目还必须包含对已知的药物干扰实验室检查的实际指导。同时，如果可行，应提供关于如何调整给药方案的实际指导，以允许医师进行实验室检测。

9.1.2 撰写格式

与临床密切相关的药物相互作用（如导致严重后果或其他临床重要后果）应首先列出。

应首先描述影响该药品使用的相互作用，然后展示导致其他药物使用临床相关变化的相互作用。

因为【药物相互作用】项目的药物相互作用的数量和资料的复杂性各异，建议用最合适的形式加强信息的沟通。例如，对于有广泛药物相互作用资料的药物，表格是传达信息最有效的形式。如果合适，这种表列出合用药物、可能或已知的相互作用（有关增加或降低药物、合用药物或相关代谢物浓度的资料）和临床建议（临床应注意的问题、剂量调整或监测建议）。推荐使用编号的小项编排资料（如"某药对其他药物的影响""其他药物对某药的影响"等特定药物或药物类别的小标题）。

9.1.3 撰写注意事项

如果存在相互作用影响较严重的患者群，或者相互作用的程度预计较大，例如肾功能降低的患者（如果并行途径是肾排泄）、儿科患者、老年人等，则应说明。

如果与其他药物的相互作用取决于代谢酶或某些基因型的多态性，也应说明。

【药物相互作用】项目应与相关的"临床药理学"、【用法用量】、【禁忌】、【注意事项】等项目相互呼应。在【用法用量】、【禁忌】或【注意事项】中谈及的相互作用，在【药物相互作用】项目中应有更详细的讨论。

在【药物相互作用】项目中概述合用药物剂量调整的必要性，并在【用法用量】中更详细介绍。

"临床药理学"项目中，与药物临床应用相关的药物相互作用药动学研究的细节，不在本节重复。

药物相互作用的阴性结果（即没有发现相互作用）一般不应在【药物相互作用】项目中出现，除非这种资料对处方医师来讲具有临床意义（如，两个药物经常合用或一种药物相互作用与同类其他药物不同）。

9.2　案例分析

9.2.1　合格案例

案例 1　利伐沙班片说明书（节选）

【药物相互作用】

CYP3A4 和 P-gp 抑制剂

将利伐沙班和酮康唑（400mg，每日一次）或利托那韦（600mg，每日两次）联用时，利伐沙班的平均 AUC 升高了 2.6 倍/2.5 倍，利伐沙班的平均 C_{max} 升高了 1.7 倍/1.6 倍，同时药效显著提高，可能导致出血风险升高。因此，不建议将利伐沙班与吡咯类抗真菌剂（例如酮康唑、伊曲康唑、伏立康唑和泊沙康唑）或 HIV 蛋白酶抑制剂全身用药时合用。这些活性物质是 CYP3A4 和 P-gp 的强效抑制剂。

作用于利伐沙班两条消除途径之一（CYP3A4 或 P-gp）的强效抑制剂将使利伐沙班的血药浓度轻度升高，例如被视为强效 CYP3A4 抑制剂和中度 P-gp 抑制剂的克拉霉素（500mg，每日两次）使利伐沙班的平均 AUC 升高了 1.5 倍，使 C_{max} 升高了 1.4 倍。利伐沙班与克拉霉素之间的相互作用对于大多数患者可能无临床相关性，但对于高风险患者可具有潜在的临床显著性（肾功能损害患者见【注意事项】）。

中度抑制 CYP3A4 和 P-gp 的红霉素（500mg，每日三次）使利伐沙班的平均 AUC 和 C_{max} 升高了 1.3 倍。利伐沙班与红霉素之间的相互作用对于大多数患者可能无临床相关性，但对于高风险患者可具有潜在的临床显著性。

与肾功能正常者相比，在轻度肾功能损害者中使用红霉素（500mg，每日三次）可使利伐沙班的平均 AUC 增加 1.8 倍，C_{max} 升高 1.6 倍。与肾功能正常者相比，在中度肾功能损害者中使用红霉素可使利伐沙班的平均 AUC 增加 2.0 倍，C_{max} 升高 1.6 倍。肾功能损害程度可累加红霉素的效应（参见【注意事项】）。

氟康唑（400mg 每日一次，中度 CYP3A4 抑制剂）导致利伐沙班平均 AUC 升高 1.4 倍，C_{max} 升高 1.3 倍。利伐沙班与氟康唑之间的相互作用对于大多数患者可能无临床相关性，但对于高风险患者可具有潜在的临床显著性（肾功能损害患者见【注意事项】）。

由于决奈达隆的临床数据有限，因此应避免与利伐沙班联用。

抗凝剂

联用依诺肝素（40mg，单次给药）和利伐沙班（10mg，单次给药），在抗 Ⅹa 因子活性上有相加作用，而对凝血试验（PT、aPTT）无任何相加作用。依诺肝素不影响利伐沙班的药动学。

如果患者同时接受其他抗凝剂治疗，由于出血风险升高，应小心用药。

非甾体抗炎药/血小板聚集抑制剂

将利伐沙班（15mg）和 500mg 萘普生联用，未观察到出血时间有临床意义的延长。尽管如此，某些个体可能产生更加明显的药效学作用。

将利伐沙班与 500mg 阿司匹林联用，并未观察到有临床意义的药动学或药效学相互作用。

氯吡格雷（300mg 负荷剂量，随后 75mg 维持剂量）并未显示出与利伐沙班片（15mg）药动学相互作用，但是在一个亚组的患者中观察到了相关的出血时间的延长，它与血小板聚集、P 选择蛋白或 GPⅡb/Ⅲa 受体水平无关。

当使用利伐沙班的患者联用非甾体抗炎药（包括阿司匹林）和血小板聚集抑制剂时，应小心使用，因为这些药物通常会提高出血风险。

SSRI/SNRI

利伐沙班与其他抗凝剂一样，由于其对血小板的影响，当与 SSRI 或 SNRI 合并用药时可能使患者的出血风险增加。在利伐沙班临床项目中，合并用药时，所有治疗组中都观察到了大出血或临床相关的非大出血的发生率在数值上较高。

华法林

患者从维生素 K 拮抗剂华法林（INR 2.0～3.0）换为利伐沙班（20mg）或者从利伐沙班（20mg）转换为华法林（INR 2.0～3.0）治疗时，凝血酶原时间/INR（Neoplastin）的延长情况超过叠加效应（可能观察到个体 INR 值高达 12），而对活化部分凝血活酶时间（aPTT）产生的效应、对Ⅹa因子活性和内源性凝血酶生成潜力（ETP）的抑制作用具有叠加效应。

若要在换药期间检测利伐沙班的药效学作用，可以采用抗Ⅹa因子活性、PiCT 和 Heptest，因为这些检测方法不受到华法林影响。在华法林末次给药后的第 4 天，所有检测［包括凝血酶原时间（PT）、aPTT、对Ⅹa因子活性和 ETP 的抑制作用］都仅反映利伐沙班产生的效应。

如果要在换药期检测华法林的药效，可以在利伐沙班的谷浓度（C_{min}）时（上一次摄入利伐沙班之后的 24 小时）使用 INR 测定，因为在此时间点该检查受到利伐沙班的影响最小。

未观察到华法林和利伐沙班之间存在药动学相互作用。

CYP3A4 诱导剂

强效 CYP3A4 诱导剂利福平与利伐沙班合并使用时，使利伐沙班的平均 AUC 下降约 50%，同时药效也平行降低。将利伐沙班与其他强效 CYP3A4 诱导剂（例如苯妥英、卡马西平、苯巴比妥或圣约翰草）合用，也可能使利伐沙班血药浓度降低。因此，除非对患者的血栓形成的体征和症状进行密切观察，否则应避免同时使用强效 CYP3A4 诱导剂和利伐沙班。

其他合并用药

将利伐沙班与咪达唑仑（CYP3A4 底物）、地高辛（P-gp 底物）或阿托伐他汀（CYP3A4 和 P-gp 底物）、奥美拉唑（质子泵抑制剂）联用时，未观察到有临床意义的药动学或药效学相互作用。利伐沙班对于任何主要 CYP 亚型（例如 CYP3A4）既无抑制作用也无诱导作用。

未观察到利伐沙班 2.5mg 或 10mg 与食物之间有临床意义的相互作用。

实验室参数

正如预期，凝血参数（如 PT、aPTT、HepTest）受到利伐沙班作用方式的影响。

点评：利伐沙班片说明书中【药物相互作用】部分提供了每种临床相关的相互作用，内容符合撰写原则，撰写相对全面。

9.2.2　不合格案例

本节收集了 5 例不符合我国《化学药品和治疗用生物制品说明书规范细

则》基本要求的案例。

9.2.2.1　缺乏相关代谢酶描述

案例 1

　　【药物相互作用】直接罗列了多种药物的相互作用。

　　存在问题：未按照相关代谢酶分类描述。

　　审核后修订：经药审中心核对后做了相应补充，结果如下："体外研究显示本品由细胞色素 P450 同工酶 CYP3A4、CYP1A2、CYP2C8、CYP2C9、CYP2C18 代谢。本品可抑制 CYP3A4 和 P-糖蛋白（P-gp）。CYP3A4 抑制剂升高盐酸本品的血药浓度，已报道其相互作用具有临床显著性；而 CYP3A4 诱导剂降低盐酸本品的血药浓度。因此应监测患者的药物相互作用。"

　　点评：药物的相互作用可能取决于代谢酶或某些基因型的多态性，在此说明有利于指导临床合理用药。

9.2.2.2　广泛存在的药动学相互作用未按表格列出

案例 2

　　【药物相互作用】直接罗列了多种药物的相互作用。

　　存在问题：未以表格的形式分类描述。

　　审核后修订：经药审中心核对后做了相应补充，结果如下表（简略）。

表 1　×××（药名）的相互作用

合用药物	相互作用 对本品或合用药的影响	备注
α 受体阻断药		
哌唑嗪	哌唑嗪 C_{max} 增加（<40%），对半衰期无影响	额外的降压效应
特拉唑嗪	特拉唑嗪 AUC 增加（<24%）和 C_{max} 增加（<25%）	
抗心律失常药		
氟卡尼	对氟卡尼的血浆清除率影响很小（<10%）	更多信息见【注意事项】中抗心律失常药、β 受体阻断药和吸入麻醉药
	对本品的血浆清除率无影响	低血压
奎尼丁	口服奎尼丁的清除率下降（<35%）	肥厚型梗阻性心肌病患者，可能出现肺水肿
胺碘酮	胺碘酮的血药浓度增加	
平喘药		
茶碱	口服和全身清除率下降（<20%）	吸烟者的清除率降低不明显（<11%）

续表

合用药物	相互作用 对本品或合用药的影响	备注
抗惊厥药/抗癫痫药		
卡马西平	难治性部分性癫痫患者,卡马西平 AUC 增加(<46%)	卡马西平的水平增加
	盐酸本品血药浓度降低	这可能引发卡马西平的相互作用,例如复视、头痛、共济失调、头晕
苯妥英	本品血药浓度下降	
其他		
葡萄柚汁	R-本品 AUC 增加(<49%)或 S-本品 AUC 增加(<37%)	消除半衰期和肾脏清除率不受影响
	R-本品 C_{max} 增加(<75%)或 S-本品 AUC 增加(<51%)	使用本品时,避免含有葡萄柚汁的食物和饮料
圣约翰草(贯叶金丝桃)	R-本品 AUC 下降(<78%)或 S-本品 AUC 下降(<80%),C_{max} 相应降低	

点评:药动学相互作用按表格列出,有利于指导临床合理用药。

9.2.2.3 相关代谢酶未在【药代动力学】项下描述

案例 3

【药代动力学】 本品口服后 90% 以上被吸收。经门静脉有首过效应。生物利用度仅有 20%~35%。血浆蛋白结合率约为 90%。单剂口服后 1~2 小时内达峰浓度,作用持续 6~8 小时。平均半衰期为 2.8~7.4 小时,在增量期可能延长。长期口服(间隔 6 小时给药至少 10 次)半衰期增加至 4.5~12.0 小时。老年患者的清除半衰期可能延长。健康人口服本品后大部分在肝脏代谢。尿中可检测到 13 种代谢产物;除去甲维拉帕米外,所有代谢产物都是微量的。去甲维拉帕米的心血管活性是本品的 20%,可达到与本品基本相同的稳态血药浓度。口服本品后 5 天内大约 70% 以代谢物由尿中排泄,16% 或更多由粪便清除,约 3%~4% 以原型由尿排出。本品在肝功能不全的患者代谢延迟,清除半衰期延长至 14~16 小时,表观分布容积增加,血浆清除率降低至肝功能正常人的 30%。

存在问题:未描述相关代谢酶。

审核后修订:"本品被广泛代谢。体外研究表明,本品被细胞色素 P450 同工酶 CYP3A4、CYP1A2、CYP2C8、CYP2C9、CYP2C18 代谢。在健康男性,本品口服后在肝脏中被广泛代谢；已确认了 12 种代谢物，其中大部分代谢物仅有微量。代谢物主要由本品的各种 N-脱烷基化和 O-脱烷基化的降解产物组成。其中，只有去甲维拉帕米具有显著的药理作用（约是本品的 20%）；该发现来自一项犬试验。"

点评：在此说明相关代谢酶，利于表明药品的代谢特征，从而指导临床用药。

9.2.2.4 内容遗漏及夸大

案例 4

【药物相互作用】 茚达特罗与其他药物合并使用时，未观察到药物的相互作用。体外研究显示，茚达特罗在其临床使用的全身暴露水平下，与其他药物几乎不产生药物代谢相互作用。

存在问题：遗漏了茚达特罗与其他药物合并使用时的相互作用，并夸大不产生相互作用。

审核后修订：经药审中心核对后做了相应补充，增加的内容见下划线部分。结果如下：

【药物相互作用】

非保钾利尿剂：β-肾上腺素受体激动剂，尤其是在超过推荐剂量使用时，可能使服用非保钾利尿剂（例如袢利尿药或噻嗪利尿剂）导致的 ECG 改变或低钾血症急剧恶化。虽然尚不知晓这些作用的临床意义，但建议谨慎合用本品和非保钾利尿剂。

单胺氧化酶抑制剂，三环类抗抑郁药和延长 QTc 间期的药物：茚达特罗与其他 β2-肾上腺素受体激动剂一样，应该极其谨慎地用于正在服用单胺氧化酶抑制剂、三环类抗抑郁药或其他已知能够延长 QTc 间期的药物的患者，因为这些药物可能增强肾上腺素受体激动剂对心血管系统的效应。已知能够延长 QTc 间期的药物可能增加室性心律失常的风险。

删除的内容："茚达特罗与其他药物合并使用时，未观察到药物的相互作用。体外研究显示，茚达特罗在其临床使用的全身暴露水平下，与其他药物几乎不产生药物代谢相互作用。"

点评：内容遗漏及夸大将给临床合理用药带来风险。

9.2.2.5　相互作用项目太简单

案例 5

> 　　【药物相互作用】　丙磺舒可延缓阿莫西林经肾排泄，使血药浓度升高且维持时间延长。

　　存在问题：阿莫西林的相互作用项描述太简单。

　　审核后修订："1. 丙磺舒竞争性地减少本品的肾小管分泌，两者同时应用可引起阿莫西林血药浓度升高、半衰期延长。2. 氯霉素、大环内酯类、磺胺类和四环素类药物在体外干扰阿莫西林的抗菌作用，但其临床意义不明。"

　　点评：内容过于简单，不利于理解和深刻认识。

9.2.2.6　结语

　　建议说明书撰写者（包括药品进口商和在华设厂的跨国公司）遵照我国相关法规要求，同时参考 FDA 和 EMA 相关法规和指导原则并遵守有效、安全用药的基本原则，根据临床研究获得的证据，准确而精细地描述说明书相互作用项目，确保临床医师参照说明书为患者选择有效而安全的药物，避免本章列举的不正确描述，给用药者带来不应有的危害。

9.3　我国和欧美的相关法规与指导原则

　　本节将介绍有关药物相互作用项目撰写我国和欧美相关的法规与指导原则。目的是使读者对撰写【药物相互作用】项目有更广泛的视野，当遇到前述"撰写要点"之外的问题时，能在此找到答案。

9.3.1　我国的指导原则

9.3.1.1　《化学药品和治疗用生物制品说明书规范细则》[2]

　　列出与该药产生相互作用的药品或者药品类别，并说明相互作用的结果及合并用药的注意事项。

　　未进行该项实验且无可靠参考文献的，应当在该项下予以说明。

9.3.1.2　《化学药品、生物制品说明书指导原则（第二稿）》[3]

　　为避免药品在体内发生药物-药物或药物-食物的相互作用，本项应明确哪些或哪类药物在体内与本药产生相互作用，并对作用机制进行简要描述。本项内容应限定于仅与临床应用相关的信息。应将与临床应用可能相关的动物或体外试验的信息纳入本项。

体外配伍禁忌的药物（例如，在体外将药物混合而发生相互作用），静脉滴注时应在用法用量项进行说明，不应纳入本项。

对于非处方药尚需注明：如正在服用其他处方药，使用本品前请咨询医师。

9.3.2 EMA 的指导原则[4]

4.5 与其他药品和其他物质的相互作用

本部分应根据药物的药效学特性和体内药动学研究提供临床相关相互作用的可能性信息，并且特别强调相互作用，从而提出关于使用该药品的建议。这包括体内相互作用结果，其对于将标记物（"探针"）物质的作用外推至具有与标记物相同的药动学性质的其他药物产品是重要的。

应首先给出影响该药品使用的相互作用，然后是对其他药物的使用产生临床相关变化的相互作用。说明书中其他部分中提到的相互作用应在此处描述，并与其他部分交叉引用。陈述的顺序应该是禁忌合用，不推荐合用，其次是其他合用。

应为每个临床相关的相互作用提供以下信息：

a. 建议：包括以下描述，分为联合用药的禁忌证（交叉参见 4.3 节）、不建议同时联合用药（交叉参考 4.4 节），以及预防措施，包括剂量调整（交叉参见 4.2 节或 4.4 节，视情况而定），并提及可能需要的具体情况。

b. 任何临床表现和对母体化合物或活性代谢产物的血药浓度和 AUC 和/或实验室参数的影响。

c. 机制，如果知道的话。例如，由于抑制或诱导细胞色素 P450 引起的相互作用应该在本节中如上呈现，其中交叉引用 5.2 节，其总结了抑制或诱导可能性的体外实验结果。

如果可导致药物使用发生变化，虽然未在体内研究但可从体外研究中预测，或可从其他情况或研究中推断出的可能相互作用，也应描述，并交叉参考 4.2 节或 4.4 节。

当停用具有明显临床意义的相互作用药物（例如酶抑制剂或诱导剂）时，

该部分还应提及其相互作用持续的时间。上述结果可能导致剂量调整。此外，当连续使用药物时，还应提及可能需要一段时间的清洗期。

还应提供有关其他相关相互作用物质的信息，例如草药、食品、酒精、吸烟或不用于医疗目的的药理活性物质。

关于可能存在临床相关增效或有害累加效应的药效学效应，应该说明。

如果对处方者来说具有重要意义（例如，在已经鉴定出可能有问题的相互作用的治疗领域，例如抗逆转录病毒药物），则仅在此提及证明不存在相互作用的体内结果。

如果没有进行过相互作用研究，则应明确说明。

有关特殊人群的其他信息。如果存在相互作用影响较大的患者群体，或预期相互作用的程度较大，例如肾功能下降的患者（如果两种药品均通过肾脏排泄）、儿科患者、老年人等，这个信息应该在这里给出。如果与其他医药产品的相互作用取决于代谢酶或某些基因型的多态性，则应说明这一点。

儿科人群。如果有特定年龄组的适应证，则应在此给出特定于儿科人群的信息。由此产生的药动学相互作用的暴露和临床后果在成人和儿童之间，或者在年龄较大和较小的儿童之间可能不同。因此，应在儿科人群中同时使用任何已确定的治疗建议（例如，剂量调整、临床效果/相互作用的额外监测、治疗药物监测）。如果已在成人中进行了相互作用研究，则应包括"仅在成人中进行了相互作用研究"的陈述。如果已知儿童年龄组与成人相互作用的程度相似，则应说明。如果不知道，也应说明。这同样适用于药效学药物相互作用。

可能存在的食物相互作用带来对膳食或特定食物与药同服的建议诉求，此时，应指明这是否与饮食不同（新生儿 100% 的乳）的儿科用药（特别是新生儿和婴儿）相关。

总的来说，4.5 节应以最简单的方式提出，以突出相互作用，从而产生关于药品使用的实用建议。

9.3.3　美国的相关法规与指导原则

9.3.3.1　法规

21 CFR 201.57(8)[5] 是 FDA 处方药说明书【药物相互作用】要求的主要法规依据。下面概括其主要内容。

（ⅰ）本节必须包含与其他处方药或非处方药，药物类别或食品（如膳食补充剂、葡萄柚汁）发生重要临床相互作用的描述（无论是观察到的还是预测的），以及预防和处理的具体实用说明。必须简要描述相互作用的机制（如果已知）。必须在本节下更详细地讨论"禁忌证"或"警告和注意事项"部分中描述的相互作用。"临床药理学"部分中，与药物临床应用相关的药物相互作用药动学研究的细节，不得在本节重复。

（ⅱ）本节还必须包含有关已知药物干扰实验室检查结果的实用指南。

9.3.3.2 《药物相互作用——研究设计、资料分析、对给药的影响和对说明书的建议的指导原则（草案）》[6]

FDA 于 2012 年发布了《药物相互作用——研究设计、资料分析、对给药的影响和对说明书的建议的指导原则（草案）》。其内容主要包括：Ⅰ前言、Ⅱ指导原则摘要、Ⅲ背景、Ⅳ一般策略、Ⅴ体内药物-药物相互作用研究设计、Ⅵ对说明书的建议、附件。该指导原则提出了对新药药物代谢、药物转运和药物-药物或药物-治疗蛋白相互作用的体外和体内研究的建议，其重点是药动学相互作用。此部分介绍 FDA 该指导原则的Ⅱ和Ⅵ两部分。

Ⅱ指导原则摘要

在药物开发期间，作为充分评价药物安全性和有效性的一部分，应确定受试药和其他药物的相互作用。药物-药物相互作用研究的目的是确定受试药和其他药物是否存在可能的相互作用。如果存在，这种可能的相互作用是否表明需要调整剂量、追加治疗监测、禁止合用或采取减轻风险的其他措施。药物开发应包括证实消除的主要途径、酶和转运蛋白处置药物的量和药物-药物相互作用机制。如果认为药物-药物相互作用可能性的评价对受试药没有必要，应与 FDA 相关部门联系。本指导原则及其附件包括许多决策树（decision tree），帮助申请人决定可能需要哪种药物-药物相互作用类型。新药的药物-药物相互作用一般首先进行体外研究，确定药物是否是代谢酶的底物、抑制剂或诱导剂。体外研究结果将提示需要评价可能的相互作用的体内研究的性质和范围。

当测试一个受试药被抑制或诱导其代谢的可能性时，选择相互作用的药物，应以确定代谢该受试药的酶系统的体外和体内研究为依据。相互作用药物的选择，可以以在当前研究条件下已知的重要抑制剂和诱导剂为依据，强抑制剂和诱导剂可提供最敏感的评价，一般应首先试验。根据体外和（或）体内研究确定可能的药物-药物相互作用后，应收集资料，设计进一步的研究，以便确定以下几个问题：为更好地定量其效应以及检测较弱的抑制剂，对作为底物的受试药的影响和受试药作为抑制剂对底物的影响范围是否需要增加研究；为避免不良后果，根据确定的相互作用，是否需要调整剂量或其他处方修改措施（如增加安全监测或禁忌）。

当代谢物占母体药 AUC 的 25％ 时，应考虑受试药代谢物药物相互作用的可能性。对不是明显通过代谢消除的受试药，也应探索其代谢的药物-药物相互作用，因为这种药可能抑制或诱导合用药物的代谢途径。

当评价一个可能为细胞色素 P450（cytochrome P450，CYP）酶抑制剂的新药时，应考虑代谢相互作用的不同阶段的评价模型，从初始评价的基本模型到更复杂的机制模型，包括生理药动学（physiologically-based pharmacokinetic，PBPK）模型。评价"等效性"的标准（如用群体 PBPK 模型预测 AUC 比为 0.8～1.25）可用作判定是否需要终止体内研究。本指导原则讨论的标准是建议值，药品评价和研究中心（CDER）将根据注册申请人的解释公开讨论。PBPK 可帮助申请人更好地设计药物-药物相互作用研究，包括专用的试验和群体药动学研究；预测在不同临床状态下药物-药物相互作用的程度。PBPK 模型也可提供其他有用的专用临床研究。当向 CDER 提交 PBPK 研究资料时，应提供模型假设、生理学和生物学的拟真性、参数来源和关于不确定性和变异性的详细资料。CYP 酶诱导的评价应首先在体外研究 CYP1A2、CYP2B6 和 CYP3A。如果根据用基本模型预先确定的阈值，判定体外诱导结果阳性，可认为受试药是一种酶诱导剂并且有理由进一步做体内评价。另外，可用机制模型估计药物-药物相互作用程度，确定进一步体内评价的需要。应当指出可能有目前未知的诱导机制，因此如果药物拟用于育龄妇女，无论体外诱导研究结果如何，必须在体内研究可能的人致畸物对避孕类固醇的影响。除 CYP 外，在评价中对药物重要的其他代谢酶也应考虑，如尿苷二磷酸（uridine diphosphate，UDP）、葡萄糖醛酸转移酶（glucuronosyl transferase，UGT）。

近年来，许多基于转运蛋白的相互作用已被证实。所有受试药都应进行体外评价，确定它们是否为 P-糖蛋白（P-glycoprotein，P-gp）或乳腺癌耐药蛋白（breast cancer resistance protein，BCRP）的底物。如果受试药主要通过肝途径代谢，应进行体外评价，来确定它们是否是肝摄取转运蛋白有机阳离子转运多肽 1B1（organic anion transporting polypeptide 1B1，OATP1B1）或 OATP1B3 的底物。同样，如果受试药主要通过肾主动分泌，应进行体外评价确定它们是否为有机阴离子转运蛋白 1（organic anion transporter 1，OAT1）或 OAT3、或有机阳离子转运蛋白 2（organic cation transporter 2，OCT2）的底物。

一些重要药物是已知的 P-gp（如地高辛）、BCRP（如瑞舒伐他汀），OATP1B1/OATP1B3（如他汀类药物）、OAT1/OAT3（如甲氨蝶呤、替诺福韦）和 OCT2（如二甲双胍）底物，因为已证明其有临床意义重要的相互作用，所以应对作为这些转运蛋白抑制剂的受试药进行评价。因为没有确认的研究转运蛋白的体外系统，所以最后确定受试药对转运蛋白可能的诱导作用应以体内诱导研究为依据，应与 CDER 商讨体内转运蛋白诱导的研究。

评价药物-药物相互作用的临床研究，可在一项研究中同时给予多种 CYP 酶或转运蛋白的混合底物（即"鸡尾酒法"），以便评价药物可能的抑制或诱导作用。鸡尾酒研究的阴性结果可排除进一步评价特定 CYP 酶和转运蛋白的需要。然而，阳性结果可能表明应进一步进行体内评价。对某些类别的治疗蛋白（therapeutic proteins，TP）应考虑药品相互作用的可能性。如果受试 TP 是一种细胞因子或细胞因子调节剂，应研究确定 TP 对 CYP 酶或转运蛋白的影响。可用特定的 CYP 酶或转运蛋白的单一底物进行 TP 在目标患者群的体内评价，或用"鸡尾酒法"进行研究。就同其他药品（小分子或 TP）合用的 TP 来讲，研究应评价每种药品对另外一种药品的影响。当合用的药品治疗范围窄时，这种评价特别重要。如果已知作用机制或以前有过其他类似 TP 的某些药动学（PK）或药效学（PD）相互作用，应进行适当的体外或体内评价。

群体药动学（population pharmacokinetic，PopPK）分析，可能有助于揭示已知或新发现的相互作用，并可确定作为底物的受试药剂量调整的建议。PopPK 法的药物-药物相互作用分析应集中在排除特殊的临床有意义的 PK 变化上。因为大多数 PopPK 研究不监测合用药的暴露，所以 PopPK 法可能对评价受试药对其他药物的影响没有作用。应根据个案原则考虑特殊人群的可能的药物相互作用（如有器官损害的患者以及儿童和老年患者）。PBPK 模型可能有助于指导需要进行特殊人群研究的决定。该指导原则自始至终讨论药物研究设计，如给药途径、剂量选择、确定终点和统计学问题，鼓励注册申请人与 FDA 相关部门沟通有关药物相互作用问题，特别是为预测药物-药物相互作用，包括采用机制模型或 PBPK 模型进行复杂药物-药物相互作用评价；决定评价没有包括在决策树中的非 CYP 酶或其他转运蛋白药物相互作用；决定包括 TP 的药物-药物相互作用研究。

......

Ⅵ 对说明书的建议

药物相互作用资料一般包括在说明书的"药物相互作用"和"临床药理学"部分并介绍处方者合理使用药品必要的资料。如果药物相互作用资料与药物安全有效使用密切相关,在说明书其他部分(如"用法用量""禁忌"或"警告和注意事项")中往往有不同程度的详细描述。说明书应包括下列临床相关的相互作用资料:代谢和转运途径、代谢物、药动学或药效学相互作用以及临床建议或药物代谢酶和转运蛋白的遗传多态性。临床建议的描述应包括调整剂量或监测建议。如果注册申请人想在说明书中增加无临床意义的药物-药物相互作用的描述,应建议药物-药物相互作用的特定非有效范围,或临床等效区间,并提供其理由。无效范围是指认为全身暴露量没有临床意义的区间。这些结论以暴露-效应或剂量-效应数据为依据。

在说明书适当部分提供下列一般内容的建议:说明书药物相互作用资料不一定来自专门的药物相互作用研究。在某些情况下,资料可从一组药物的一项药物相互作用研究外推到另一组药物。如为警告 CYP3A 敏感底物和治疗范围窄的 CYP3A 底物,CYP3A 强抑制剂或强诱导剂的受试药不需要用所有CYP3A 底物试验。为警告 CYP3A 抑制剂或诱导剂相互作用,CYP3A 敏感底物和(或)治疗范围窄的 CYP3A 底物的受试药,不需要用所有强的或中等强度的 CYP3A 抑制剂或诱导剂试验。如果其代谢主要经CYP3A 途径,在没有研究的情况下,该说明书可包括这种警告。

A. 说明书的"药物相互作用"部分

"药物相互作用"部分包括同其他药物(包括处方药和非处方药)、药物类别、食品添加剂和食物有临床意义的相互作用的临床建议的描述,以及预防和处理这些相互作用的使用说明。有关合用药物剂量调整的建议应包括在这部分。在"用法用量""禁忌"或"警告和注意事项"中谈及的相互作用,在"药物相互作用"部分应有更详细的讨论。在这部分概述合用药物剂量调整的必要性并在"用法用量"中更详细介绍。药物相互作用的阴性结果(即没有发现相互作用)一般不应在这部分出现,除非这种资料对处方医师来讲具有临床意义(如两个药物经常合用或没有与同一类别的其他药物相同的相互作用)。这部分也可包括药物相互作用机制的简单概述(如"某药是 CYP3A 强抑制剂并可提高 CYP3A 底物的浓度"或"某药不是 CYP 1A2、2C9 或 2C19 的抑制剂或诱导剂")。这部分不包括药物相互作用研究的详细资料，而在"临床药理学"部分有与之呼应的资料。

与临床密切相关的药物相互作用（如导致严重后果或其他临床重要后果）应首先列出。因为这部分药物相互作用的数量和资料的复杂性各异，建议用最合适的形式加强信息的沟通，如对于有广泛药物相互作用资料的药物，表格是传达信息最有效的形式。如果合适，这种表列出合用药物、可能或已知的相互作用（有关增加或降低药物、合用药物或相关代谢物浓度的资料）和临床建议（临床应注意的问题、剂量调整或监测建议），推荐使用编号的小项编排资料（如"某药对其他药物的影响""其他药物对某药的影响"等特定药物或药物类别的小标题）。因为这部分可包括已知和可预知的相互作用资料，这可能有助于描述资料的数据来源（如表明资料以特定药物相互作用研究为依据和以已知作用机制为依据，包括没有进行研究而模拟的结果）。

B. 说明书的"临床药理学"部分

一般将"临床药理学"部分的药动学小节的资料编排在描述性的小标题（如吸收、分布、代谢、排泄、特殊人群的药动学和药物相互作用）下。药动学小节应包括有关药物相互作用的描述性资料和有关药物相互作用研究结果的详细资料。这些内容应与说明书描述与药物相互作用有关的临床处理说明、剂量调整或重要安全性问题的其他部分相呼应（如"警告和注意事项"或"禁忌"）。如果药物是代谢酶或转运蛋白底物，这种资料应包括在药动学的"代谢"项下，其内容应描述代谢途径、有关代谢物、特殊的药物代谢酶和是否有药物代谢酶的遗传变异。如果药物由受遗传变异性影响的酶代谢，资料应编排在代谢项下并且应与"临床药理学"的药物基因组学小节项下的详细讨论相呼应。

"药物相互作用"小标题项下的资料包括较说明书"药物相互作用"部分更详细、可能的药物相互作用的描述。应简要说明结论的资料来源（如以体外和体内研究为依据获知的 CYP3A 抑制剂）。可根据研究数量和为了清楚所需资料的详细程度，用森林图、表格或文字介绍"药物相互作用"项下的研究结果。资料应只包括理解结果所必需的那些研究特点。在大多数情况下，不需要包括研究设计、受试者数或研究人群（如健康志愿者或患者）。最重要的研究设计很可能是每个药的剂量和给药持续时间；如果相关，应包括这种资料。应介绍有关药动学暴露量变化的结果（如 AUC 和 C_{max} 以及 C_{min}、T_{max}）。显示相互作用的变异性是很重要的，结果一般应以几何均数和围绕几何均数的 90% 置信区间表示，如 AUC 增加 48%，可用 48%（90% CI：24%，76%）表示，或以比率或倍数变化表示，增加 48% 则可以用 1.48（90% CI：1.24，1.76）表示。在药动学小节，森林图是显示各种内在和外在因素（如药物相互作用、肝损害和肾脏损害）所致药动学暴露量变化的有用工具。森林图应显示主要药动学参数（如 AUC 几何均数和 C_{max} 几何均数）的倍数变化及其 90% 置信区间。这种图应明确参比臂（或在伴随图的文字中确定），并且可包括受试药的剂量（如果相关）。单独的森林图可显示其他药物对说明书药物的影响、说明书药物对其他药物的影响以及肝肾功能损害的影响。

C. 说明书的其他部分

如上所述，如果药物相互作用对药物的安全有效使用有重要意义，这种资料可分布在说明书数个部分，如"用法用量""禁忌""警告和注意事项"或"患者须知"，并与更详细资料的"药物相互作用"或"临床药理学"部分相呼应。"用法用量"部分可包括对给药方案有重要意义的药物相互作用资料，如剂量调整、与其他药物给药相关的给药时间；"禁忌"部分可描述因风险超过任何可能效益，使其他药物不应同该药合用的情况；"警告和注意事项"部分可包括任何已知或预期的严重或其他有临床意义和后果的药物相互作用的简短讨论；"患者须知"部分可包括对患者安全有效使用药物必要的资料（如吃降压药避免饮用葡萄柚汁）。

参考文献

[1] 徐叔云. 临床药理学，2 版 [M]. 北京：人民卫生出版社，1999.

[2] 国家食品药品监督管理局. 化学药品和治疗用生物制品说明书规范细则 [EB/OL]. (2006-05-10)[2019-08-08]. http://www. sfda. cn/WS01/CL0844/10528. html.

[3] 化学药品、生物制品说明书指导原则课题研究组. 化学药品、生物制品说明书指导原则（第二稿）[EB/OL]. (2008-09-04)[2019-08-08]. http://www. cde. org. cn/zdyz. do? method＝large Phagemid＝44.

[4] EMA. A guideline on summary of product characteristics（SmPC）[EB/OL]. (2009-09) [2019-08-08]. https://ec. europa. eu/health/sites/health/files/files/EudraLex/vol-2/c/smpc _ guideline _ rev2 _ en. pdf.

[5] Administrative Committee of the Federal Register. 21 CFR 201. 57 Specific requirements on content and format of labeling for human prescription drug and biological products described in §201.56(b)(1). (2019-04-01)[2019-08-08]. https://www. ecfr. gov/cgi-bin/text-idx? SID＝567751889cdbe287338715fac84c2ef0&mc＝true&node＝

se21. 4. 201 _ 157&·rgn=div8.

[6] FDA. Guidance for industry drug interaction studies-study design, data analysis, implications for dosing, and labeling recommendations [EB/OL]. (2012-02-17)[2019-08-08]. http://www. fda. gov/downloads/Drugs/ Guidance Compliance Regulatory Information/Guidances/UCM 292362. pdf.

（丁发明）

第 10 章

【药物过量】的撰写

处方药说明书【药物过量】项目主要介绍该药品过量引起的急性毒性反应、中毒剂量和救治措施。药物过量往往会引起严重的毒性反应，甚至危及生命。不言而喻，该项目关系到患者的安危，应引起足够重视。本章介绍说明书【药物过量】项目的撰写内容和格式以及撰写的注意事项；举出实例说明目前该项目撰写存在的问题及其如何正确撰写；并介绍我国和欧美的相关法规与指导原则。

10.1 撰写要点

目前我国有关说明书撰写的法规和指导原则对【药物过量】项目的撰写规定，都是原则性的，缺乏具体、细致地描述。因此本节主要参考 FDA 的相关法规与指导原则[1]，说明撰写要点。

10.1.1 撰写内容

本项目应对急性药物过量的症状、体征和实验室阳性发现进行描述，同时应提供治疗的一般原则。应尽量依据人体研究资料。如果没有可利用的人体资料，可采用适宜的动物和体外试验资料。应提供的具体资料：①与药物过量有关的症状、体征和实验室发现。②用药可能出现的并发症（例如，器官毒性或延迟性酸中毒）。③与毒性或死亡有关的生物分泌物中的药物浓度；影响药物排泄的生理变量（如，尿液 pH 值）；影响药物剂量反应关系的因素（如，耐受性）。如果适用于药物过量，药动学资料在这也可引用。④可能与药物过量症状有关的单次给药的剂量和可能威胁生命的单次给药的剂量。⑤在特殊人群（如老年人、肾损害患者、肝损害患者、其他并发症等）特别观察到的信息。儿科人群如果有特殊的儿科考虑的问题，应该有标题为"儿科人群"的小项。应特别提及儿童仅摄入一个剂量单位可导致致命中毒的药品/制剂规格。⑥药物是否能经透析或其他血液净化方法清除。⑦推荐的一般治疗程序和支持生命功能的具体措施（例如，以证实有效的解毒药、洗胃、强迫利尿或常规措施）。这些建议应以获得的具体数据或与药理学相关的经验为依据。不应提供缺乏具体药物或药物类别资料的不可靠的建议。

10.1.2 撰写格式

本项尚无具体的格式要求，但建议按照每一个药物过量的症状等全面、准确地将以上小项"药物过量项目撰写的内容"进行说明，尤其要注意包括中毒表现、中毒剂量和救治措施等内容。

10.1.3 撰写注意事项

撰写【药物过量】时应注意：

① 应主要提供人体资料，不能只提供动物资料，甚至只提供 LD_{50}。

② 应描述过量的具体临床和实验室表现，不能只抽象地讲"出现中毒症状"。

③ 应给出中毒剂量。

④ 应如实描述过量反应的严重程度，不能轻描淡写，更不能掩饰。

⑤ 应跟踪新发现，及时更新资料。

⑥ 提供可靠的有针对性的救治措施，不能笼统地讲"应立即就医进行处理"，更不能遗漏。

10.2 案例分析[2]

10.2.1 合格案例

案例 1 利培酮片

【药物过量】

人体经验

上市前的经验，包括 8 例利培酮严重过量的报告，估计剂量 20～300mg，没有引起死亡。一般来说，所报告的过量时的症状和体征均为其药理作用的延伸所致，包括嗜睡和镇静，心动过速和低血压，以及锥体外系症状。1 例过量用药 240mg，引起低钠血症、低钾血症、QT 间期延长和 QRS 增宽。另 1 例估计过量 36mg，引发癫痫。

上市后的经验，包括利培酮严重过量的报告，估计剂量高达 360mg。一般来说，最频繁报告的体征和症状是药理作用延伸所致，包括嗜睡和镇静，心动过速和低血压，以及锥体束外症状。上市后利培酮过量使用引起的其他不良反应包括 QT 间期延长和惊厥。有报道指出，尖端扭转型室速（Torsade de pointes）与利培酮过量和帕罗西汀联合用药有关。

过量管理

治疗应包括用药过量管理的一般措施；考虑多药过量的可能性；确保气道畅通，充足氧和通风；监测心律和生命体征；使用支持性和对症措施。利培酮没有特定的解毒剂。

点评：利培酮片说明书中【药物过量】部分提供了人体的临床资料，提供了过量的中毒剂量和具体临床表现，并利用上市后的数据更新资料，同时提供了可靠的有针对性的救治措施，因此是一个相对全面的【药物过量】撰写。

10.2.2 不合格案例

本节收集了 53 例不符合我国《化学药品和治疗用生物制品说明书规范细则》[3]基本要求的案例。按照处方药说明书【药物过量】项目的主要内容，分毒性反应、中毒剂量和救治措施 3 类分别叙述典型案例的问题。每类首先介绍存在的共同问题，然后列举典型案例加以详细说明，多数还给出经药审中心审核后修改的结果。

10.2.2.1 毒性反应

存在的问题分为人体研究数据不合格和动物实验数据不完善两个方面。

（1）人体研究数据不合格 在报送的样稿中，不符合要求的人体研究数据共 24 例，占不合格样稿总数的 45%。这类案例存在的主要问题表现为没有提供人体研究数据（14 例，占不合格样稿的 26%）、中毒表现描述不真实、不完整、不具体和没有及时更新。

案例 1　盐酸美金刚片

【药物过量】 对症治疗。（笔者按：这就是申报该项目的全部内容）

存在问题：没有提供临床中毒表现。

审核后修改："从临床研究和上市后经验中获得的药物过量经验有限。

症状：较大的药物过量（每天分别服用 200mg 和 105mg，共服用 3 天），出现的以下任一症状。疲倦、虚弱和/或腹泻或无症状。在服药低于 140mg 或剂量不详的患者中，出现中枢神经系统（混乱、睡意、嗜睡、眩晕、兴奋、攻击行为、幻觉和步态异常）和/或胃肠道反应（呕吐和腹泻）。药物过量最极端的个案中，患者服用了总量达 2000mg 的美金刚后出现中枢神经反应（昏迷 10 天，其后出现复视及兴奋）。患者接受了对症治疗及血浆除去法治疗。患者治愈后未遗留永久性后遗症。另有一例严重药物过量患者同样生还并被治愈。患者口服了高达 400mg 的美金刚，服药后出现中枢神经系统反应（包括不安、精神病性症状、视幻觉、惊厥前兆、嗜睡、木僵和意识障碍）。"

点评：增加了人体资料，过量的具体临床表现和中毒量并如实描述过量反应的严重程度。

案例 2　注射用奥沙利铂

【药物过量】 药物过量尚无解毒剂可供使用。出现用药过量时，不良反应会加剧，应开始血液学监测，并进行对症治疗。

存在问题：没有提供临床中毒表现。

审核后修改："除血小板减少外，过量使用奥沙利铂的预期并发症包括超敏反应、骨髓抑制、恶心、呕吐、腹泻和神经毒性。目前，已有几例有关过量使用奥沙利铂的病例报告。其中观察到的不良反应为：4 级血小板减少（$<25000/mm^3$）不伴出血、贫血、感觉神经病变（如感觉异常、感觉迟钝、喉痉挛和面部肌肉痉挛）、胃肠系统反应（如恶心、呕吐、口腔炎、肠胃气胀、腹胀和 4 级肠梗阻）、4 级脱水、呼吸困难、哮鸣、胸部疼痛、呼吸衰竭、严重

心动过缓以及死亡。"

点评：增加了临床中毒表现，如实描述过量反应的严重程度。

案例 3　尼洛替尼胶囊

【药物过量】　尚无药物过量的病例报告。当过量发生时，应密切观察患者并给予适当的支持治疗。

存在问题：讨论早在 2010 年 6 月 FDA 公布的本品说明书就有"已有过量报告"的描述，而本次 2011 年补充申请申报中仍称"尚无药物过量的病例报告"。

审核后修改："已有药物过量的病例报告，有人将不明剂量的尼洛替尼胶囊与酒精和其他药物一起吞服，结果导中性粒细胞减少、呕吐和困倦。当过量发生时，应密切观察患者并给予适当的支持治疗。"

点评：应跟踪新发现，及时更新资料。

案例 4　芬太尼透皮贴剂

【药物过量】　芬太尼过量时症状表现为其药理作用的延伸，最严重的影响为呼吸抑制。治疗……

存在问题：中毒表现描述不完整。

审核后修改："症状芬太尼过量时表现为其药理作用的延伸，最严重的影响为呼吸抑制。芬太尼过量的症状包括呼吸困难或呼吸表浅，疲乏、极度瞌睡或镇静状态，不能正常思考、说话或行走，感觉虚弱、眩晕或意识模糊。"

点评：应如实描述过量反应的严重程度。

（2）动物实验数据不完善　在没有可利用的人体数据情况下，又没有提供适宜的动物实验数据或动物实验数据不具体，则不符合有关要求。在报送的样稿中，这类案例共有 8 例，占不合格样稿总数的 15%。

案例 5　注射用亚胺培南西司他丁钠

【药物过量】　尚无有关处理本品治疗过量的特殊资料。亚胺培南西司他丁钠盐可通过血液透析清除，但在剂量过大时这种措施对处理本品药物过量是否有用尚不得而知。

存在问题：国内说明书没有提供人体毒性资料情况，又没有提供动物实验的资料，而原研厂说明书中提供了下列有关动物的资料。

审核后修改："在小鼠给予 751～1359mg/kg，研究了亚胺培南西司他丁钠（比例 1：1）的静脉注射的急性毒性。给药后 45min 内迅速产生共济失调和出现阵挛性惊厥。所有剂量组在 4～56 分钟内出现死亡。大鼠 771～1583mg/kg，给药后 5～10 分钟内出现本品的静脉注射的急性毒性。在所有剂量组，雌鼠活动减少、呼吸缓慢、死前上睑下垂伴有阵挛性惊厥；在雄鼠，所有剂量水平可见上睑下垂而在除最低剂量（771mg/kg）外，都出现震颤和阵挛性惊厥。在另外的大鼠研究中，在所有最低剂量（550mg/kg）雌鼠出现共济失调、呼吸缓慢和活动减少；死前出现阵挛性惊厥。雄鼠在所有剂量出现震颤，在两个最高剂量（1130mg/kg 和 1734mg/kg）可见阵挛性惊厥和上睑下垂。给予 771～1734mg/kg，在 6～88 分钟发生死亡。"

点评：在没有人体资料的情形下，需提供详细的动物资料。

10.2.2.2　中毒剂量

没有提供毒性反应剂量的 43 例，占不合格样稿总数的 81%，可见这类问题比较突出。

案例 6　秋水仙碱片

【药物过量】　过量时的临床症状：急性通常发生在急性过量后的 24～72 小时，发热：可能是过量的最早症状……

存在问题：讨论没有提供中毒剂量，而 FDA 核准的同品种说明书中详细描述了中毒剂量。

　　审核后修改："秋水仙碱引起明显毒性的确切剂量不清楚。仅服用 7mg，超过 4 天，即可引起死亡，而服用超过 60mg 的患者却幸免于死。服用过量秋水仙碱 150 例患者回顾发现，低于 0.5mg/kg 不引起死亡，但往往呈现轻度中毒，如，胃肠道症状；0.5～0.8mg/kg 有较严重的反应，如，骨髓抑制；超过 0.8mg/kg 的患者 100% 死亡。"

　　点评：补充了中毒剂量。

案例 7　卡马西平片

　　【药物过量】 体征和症状过量引起的体征和症状，主要发生在中枢神经系统、心血管系统、呼吸系统等。……

　　存在问题：没有提供中毒剂量。

　　审核后修改："已知的最小致死剂量：成人 3.2g（一名 24 岁的女性死于心脏停搏，一名 24 岁的男性死于肺炎和缺氧性脑病）；儿童 4g（一名 14 岁的女孩死于心脏停搏）、1.6g（一名 3 岁的女孩死于吸入性肺炎）。首发体征和症状在 1～3 小时后出现。"

　　点评：补充了中毒剂量。

10.2.2.3　救治措施

　　救治措施不符合要求的共 25 例，占不合格样稿总数的 47%。主要表现为没有提供救治措施（7 例，占不合格样稿总数的 13%）、没有提供透析或其他血液净化方法（7 例）、处理方法不完善、救治方法太抽象不具体、没有及时更新、描述不清和不真实。

案例 8　茶碱缓释片

　　【药物过量】 药物过量可以出现惊厥、甚至昏迷，应立即就医进行处理。

　　存在问题：没有提供具体的救治原则。

审核后修改："药物过量可以出现惊厥、甚至昏迷。出现茶碱中毒症状后，首先要减量或停药，给予对症处理和支持疗法。纠正低血钾，以稳定患者心血管和神经系统功能。内服活性炭可减少药物吸收，加快茶碱的清除。如中毒症状严重，对症治疗无效时，要采用血液透析方法，迅速降低血药浓度。"

点评：提供可靠的有针对性的救治措施。

案例9　氢溴酸西酞普兰片

【药物过量】　*毒性……治疗对于西酞普兰，尚无已知的特殊解毒药。应给予对症及支持治疗。应考虑使用活性炭、有渗透作用的泻药（如，硫酸钠）和胃排空。如果出现意识障碍，则应该对患者进行气管插管。监测ECG和生命体征。患有充血性心力衰竭/缓慢性心律失常的患者、已使用延长QT间期的合并药物的患者或者存在代谢异常（如，肝损伤）的患者，如果过量使用本品，最好进行ECG监测。*

存在问题：没有提供透析或其他血液净化方法的资料。

审核后修改："过量的处理　建立和维持通畅的气道，保证充分换气和供氧。应考虑洗胃使胃排空并给予活性炭。建议在一般对症和支持治疗同时，严密观察以及监测心脏和生命体征。由于西酞普兰分布容积大，强迫利尿、透析、血液灌流和换血不可能有益。没有针对本品的特效解毒药。在处理药物过量中，应考虑可能涉及多种药物。医师应考虑与毒物中心联系，了解任何过量治疗的追加信息。"

点评：提供可靠的有针对性的救治措施。

案例10　盐酸美金刚片

【药物过量】　对症治疗。

存在问题：没有提供具体救治措施。

审核后修改："处理：对症治疗。对中毒或药物过量没有专门的解毒剂。标准临床程序包括去除活性成分，如洗胃、活性炭（防止潜在的肝肠循环）、尿酸化功能、如必要进行强制利尿。如果出现全身性的中枢神经系统（CNS）过度刺激的症状和体征，应考虑进行谨慎的对症治疗。"

点评：提供可靠的有针对性的救治措施。

案例11 丁丙诺菲透皮贴剂

【药物过量】 症状：……治疗：从患者的皮肤除去所有贴剂，建立并维持通畅的呼吸气道，协助和控制呼吸并保持足够的体温和体液平衡。可使用氧气，进行输液，使用加压药和采取其他的支持性措施。特定的阿片类拮抗剂，如纳洛酮，可能拮抗丁丙诺啡的作用。纳洛酮静脉注射的剂量 5～12mg，纳洛酮的起效可能在 30 分钟或更长的时间。保持良好的通风比纳洛酮的治疗更重要。

存在问题：提供的治疗措施不够具体与完善。

审核后修改："治疗：在用药过量的情况下，如有必要，首先应重新建立一个维持通畅的呼吸气道，用于协助或控制呼吸。采用其他支持性措施（包括吸氧、给予血管升压类药物）以治疗循环性休克和肺水肿等症状，心脏停搏或心律失常将需要给予加强型生命支持技术治疗。纳洛酮对丁丙诺啡产生的呼吸抑制可能无任何逆转作用。在治疗丁丙诺啡用药过量期间，高剂量纳洛酮的极限值是 10～35mg/70kg，纳洛酮起效可能会延迟 30 分钟或更长时间。还可以使用盐酸多沙普仑（一种呼吸兴奋剂）。立即去除本品，因为预计逆转作用持续时间将小于本品丁丙诺啡的作用持续时间，小心监测直至患者重新建立可靠的自主呼吸。即使在症状改善期间，仍然需要进行医疗监测，因为还存在继续从皮肤中吸收丁丙诺啡的延长作用的可能性。去除本品之后，12 小时内（范围是 10～24 小时）丁丙诺啡的平均浓度大约降低 50%，表观终末半衰期为 26 小时。由于表观终末半衰期较长，需要对患者进行监测或治疗至少 24 小时。对阿片类药物产生生理依赖性的个体中，给予阿片受体拮抗剂可能增强急性戒断症状。戒断症状的严重性取决于心理依赖程度和拮抗药物的剂量。如果决定使用阿片受体拮抗剂治疗生理依赖性患者的严重呼吸抑制症状，则在开始时应小心给予拮抗剂，随后逐渐增加的剂量应小于拮抗剂常用剂量。"

点评：提供可靠的有针对性的救治措施，治疗措施更加具体与完善。

10.2.3　结语

药品说明书【药物过量】项关系到患者的安危甚至生命，药品生产厂商应按照我国法规，参考 FDA 和 EMA 的有关规定和指导原则认真起草和修订，及时为预防、诊断和救治药物过量，提供丰富、可靠而真实的资料。建议药品监管部门加强相关法规建设，尽快制定和公布该项目的撰写细则并加大监管力度，以确保用药者安全。

10.3　我国和欧美的相关法规与指导原则

本节介绍有关说明书【药物过量】项目撰写我国和欧美的相关法规与指导原则。目的是使读者对撰写【药物过量】项目有更广泛的视野，当遇到前述"撰写要点"之外的问题时，能在此找到答案。

10.3.1　我国的指导原则

10.3.1.1　《化学药品和治疗用生物制品说明书规范细则》[3]

该细则原则规定"【药物过量】详细列出过量应用该药品可能发生的毒性反应、剂量及处理方法。未进行该项实验且无可靠参考文献的，应当在该项下予以说明。"

10.3.1.2　《化学药品、生物制品说明书指导原则（第二稿）》[4]

2004 年我国药审中心起草的该指导原则，虽然未宣布正式公布实施，但可作为撰写说明书的参考。其中有关【药物过量】的内容如下：

本项应对急性药物过量的症状、体征和实验室阳性发现进行描述，同时应提供治疗的一般原则。本项内容应尽量依据人体研究数据。如果没有可利用的人体数据，可采用适宜的动物和体外试验数据。本项应提供下述特定信息：

1. 与药物过量有关的症状、体征和实验室检查阳性发现。

2. 与用药相关的并发症（例如，器官毒性或延迟性酸中毒）。

3. 与毒性或致死性相关的体液中的药物浓度；生理状态改变对药物排泄的影响，如尿 pH 值；影响药物量效关系的因素，如耐受性。

4. 与药物过量症状有关的单药剂量或可能致命的单药剂量。

5. 药物是否能经透析或其他血液净化方法清除。

6. 推荐在药物过量时采用一般治疗措施和支持重要器官功能的特殊措施，如，有效的解毒剂、催吐、洗胃和强制性利尿等。

10.3.2　EMA 的指导原则

EMA 产品特性概要指导原则（SmPC)[5]有关【适应证】 的规定如下：

药物过量根据所有可获得的信息（包括患者意外摄入、误用和自杀企图），描述不同剂量药品的急性症状和体征以及可能的后遗症。考虑所有有关证据，描述人过量的处理，如，监测或使用特殊的激动剂/拮抗剂、解毒剂或增加药品排除的方法，如透析消除。然而，不应该有任何其他药品的推荐剂量（如解毒剂），因为可能引起与其他产品 SmPC 的矛盾。如果合适，应描述基于遗传因素的对抗措施。

关于特殊人群的附加信息

在特殊人群（如老年人、肾损害患者、肝损害患者、其他并发症等）特别观察到的信息。

儿科人群

如果有特殊的儿科考虑的问题，应该有标题为"儿科人群"的小项。

应特别提及儿童仅摄入一个剂量单位可导致致命中毒的药品/制剂规格。

10.3.3　美国的相关法规

21 CFR 201.57（11)[1]是 FDA 处方药说明书【药物过量】要求的主要法规依据。下面概括其主要内容。

"药物过量"项应以人的数据为依据。如果得不到人的数据，适当的动物和体外数据也可采用。应提供下列具体资料：同药物过量有关的体征、症状和实验室发现；用药可能出现的并发症（如，器官毒性或延迟性酸中毒）；与毒性或死亡有关的生物分泌物中的药物浓度；影响药物排泄的生理变量（如，尿液 pH 值）；影响药物剂量反应关系的因素（如，耐受性）。如果适用于药物过量，在"临床药理学"项中提供的药动学资料在这也可引用；可能与药物过量症状有关的单次给药剂量和可能威胁生命的单次给药剂量；药物是否可透析；推荐的一般治疗程序和支持生命功能的具体措施（如，已证实有效的解毒药、洗胃、强迫利尿或每个毒物控制中心采用的常规措施)。这些建议应以获得的具体药物数据或药理学相关药物的经验为依据。不应提供缺乏具体药物或药物类别数据的不可靠的建议。

参考文献

[1] Administrative Committee of the Federal Register. 21 CFR 201. 57 Specific requirements on content and format of labeling for human prescription drug and biological products described in §201. 56(b)(1)[EB/OL]. (2019-04-01) [2019-12-06]. accessdala. fda. gov/scripts/cdrh/cfdocs/cfcfr/CFRSearch. cfm? fr=201. 57.

[2] 萧惠来. 处方药说明书［药物过量］撰写要点和案例分析［J］. 药物评价研究，2015，(38) 3：251-255.

[3] 国家食品药品监督管理局. 化学药品和治疗用生物制品说明书规范细则［EB/OL］. (2006-05-10)[2019-12-06]. http://www. cde. org. cn/policy. do? method=view&id=274.

[4] 化学药品、生物制品说明书指导原则课题研究组. 化学药品、生物制品说明书指导原则（第二稿）［EB/OL］. (2008-09-04)[2019-12-06]. http://www. cde. org. cn/zdyz. do? method=largePage&id=44.

[5] EMA. A Guideline On Summary Of Product Characteristics (SmPc)[EB/OL]. (2009-09)[2019-12-06]. https://ec. europa. eu/health/sites/health/files/files/eudralex/vol-2/c/smpc _ guideline _ rev2 _ en. pdf.

（高丽丽　王玉珠）

第 11 章

【药理毒理】中药理部分的撰写

我国《化学药品和治疗用生物制品说明书规范细则》[1]规定【药理毒理】项目中，"药理作用为临床药理中药物对人体作用的有关信息。也可列出与临床适应证有关或有助于阐述临床药理作用的体外试验和（或）动物实验的结果"。《化学药品、生物制品说明书指导原则（第二稿）》[2]进一步指出，"药理作用的内容包括药物类别、药理活性（临床药理）、作用机制等"。但对"药理活性（临床药理）、作用机制"如何描述，没有进一步具体说明。而 FDA 于 2016 年 12 月发布了《人用处方药和生物制品说明书临床药理学项目——内容和形式供企业用的指导原则》[3]的正式版本。对此有极详细的说明。本章借鉴这些说明，供撰写我国说明书【药理毒理】项目相关内容参考。

11.1 撰写要点

目前我国有关说明书撰写的法规与指导原则中，尚未对【药理毒理】项目药理活性（临床药理）和作用机制做出具体规定。而美国说明书的"临床药理学"项目中包括的作用机制和药效学两部分，相当于我国说明书的作用机制和药理活性（临床药理）部分。因此本节主要参考 FDA 的相关法规与指导原则[3]，说明这部分的撰写要点。

11.1.1 撰写内容

本节介绍【药理毒理】项目中药理部分撰写内容的一般要求、作用机制和药理活性（临床药理）撰写内容的建议。药理活性（临床药理）包括药效学，还可包括微生物学和药物基因组学等小项。

11.1.1.1 一般要求

【药理毒理】项目中药理部分的资料应该以对没有临床药理学专门知识的医护人员可理解的方式进行介绍。一般应包括相关阳性结果资料，并可包括为药物安全有效使用提供的相关阴性结果。提交的资料不应该是不准确的、虚假的、误导性的或促销语气的；并应避免主观措辞（如"快速地"或"迅速地"）。如果某适应证不包括在【适应证】项目中，则该部分中不应有暗示或建议。如果某给药方案不包括在【用法用量】项目中，则该部分中不应有暗示或提示。该部分必须包含人体临床药理学和药物对人体作用的资料。如果对理解用药或说明书其他项目中介绍的药物相互作用资料是必要的，该部分可包括人体生物材料体外数据和药理学动物模型的药理学资料，或与体内研究设计和结果（如药物相互作用研究）相关的详细资料。

以有意义的方式对整体疗效和毒性起作用的母体药物和代谢物药理学特性，应包括在说明书的【药理毒理】项目药理部分中。如果某药是消旋体，且两个对映体都有活性而活性类型或 PK 不同，那么消旋混合物及其各对映体临床药理学资料的简要描述应包括在该部分中。药物制剂中的添加剂（附加剂、赋形剂或防腐剂）所产生的预期或非预期的作用也应包括在该部分中。

该部分可包括具体的临床药理学研究结果、群体分析或其他模型和模拟方法［如基于生理药动学（PBPK）模型］的定量资料。

当描述超出批准的推荐剂量范围（如，暴露-效应、剂量比例、吸收动力学）的剂量时，应以最高和最低推荐剂量表示［如，假设批准的推荐剂量是 100mg 和 200mg，则描述为"50mg（批准的最低推荐剂量的 0.5 倍）到 400mg（批准的最高推荐剂量的 2 倍）"］。

11.1.1.2 作用机制

该小项应概述已确定的药物作用机制（MOA）。应根据所知，在不同水平讨论 MOA，包括细胞、受体或膜水平，组织、生理系统（靶器官）水平及整体水平。如果数据提示靶选择性可能与毒性或有效性相关，应描述靶选择性。如果有助于理解人体反应并且明确相关，可包括来自动物和体外研究的资料。虽然，简要描述疾病的病理生理学很少需要，但是有助于理解药物的药理学及其对这一过程的影响，特别是如果预期药物调节潜在的分子畸变效应。

该小项应包括批准适应证或药物应用的 MOA、有临床意义的不良反应或与药物相关的其他可能的安全危害的 MOA。必须包括在说明书的【适应证】项目中的适应证的 MOA。未经验证的 MOA，即推测性说法和基于 MOA 的未经验证的治疗优势，可能是虚假或有误导性，因此必须避免。如果不同的 MOA 是批准的不同适应证的基础，那么应概述各个批准的适应证的 MOA。如果尚不清楚达到预期临床效应的 MOA，应说明缺乏这种资料。

11.1.1.3 药理活性（临床药理）

通常包括药效学小项，必要时可包括微生物学和药物基因组学等小项。

（1）药效学 该小项应包括描述与药物临床效应、不良效应或毒性相关的药物或活性代谢物的生化或生理药理学效应。该小项应包括描述药物或其代谢物对相关的 PD 生物标志物或其他相关临床指标的影响。PD 生物标志物的相关性是生物标志物通过何种机制与药物效应或毒性产生相关作用。

如果数据存在并与药物使用有关，应概述药物及其活性代谢物的下列资料：主要的 PD 效应；PD 效应开始时间和 PD 峰值效应时间；PD 效应是否可逆；稳态 PD 效应时间以及这个时间是否与达到稳态血药浓度有关或反映滞后作用（即达到有效血药浓度和药物效应之间的延迟）；停药后 PD 效应持续时间和可能的反跳效应；亚群的不同 PD 效应；PD 效应是否是剂量相关性或暴露相关性的及其剂量-效应或暴露-效应关系的性质，这种资料应扩展到说明书其他项目（如【用法用量】项目）中描述的支持可操作的治疗药物监测资料（如适用）。治疗药物监测资料可置于该小项的单独标题；支持抗药抗体的形成对 PD 的影响，而对 PK 没有的影响临床意义的资料。如果抗药抗体形成同时影响 PK 和 PD，支持抗药抗体的形成对临床影响的资料将包括在【药代动力学】项目中。然而抗药抗体的形成对临床的影响应包括在说明书的其他项目中（如【不良反应】、【注意事项】、【禁忌】和"警示语"项目）。

药物相互作用或特殊人群研究的主要研究设计和结果及其不依赖于 PK 的对 PD 的有意义的临床影响的简洁描述，应包括在该小项中。评估潜在的药物相互作用或评估潜在因素影响的特殊人群，而对有意义的 PD 临床测定没有明显的临床影响的一系列相关研究的合用药物，可包含在一个或多个摘要语句中，传递临床上未观察到的临床有意义问题的知识。如果 PK 的变化引起对 PD 的影响，这些资料应在【药代动力学】项目中描述。

如果没有相关的 PD 数据或 PD 效应尚不清楚，该小项应包含表明缺乏资料的说明。

与药效学小项相关的其他资料可包括不良的 PD 效应，并与一些项目（如【禁忌】、【注意事项】或"特殊人群用药"）的临床重要描述相互呼应（如合适）。如果其影响处方决策，应该包括显示超出批准的推荐剂量范围的 PD 效应的资料，以便全面认识暴露-效应关系。非临床动物 PD 资料一般应包括在"毒理研究"项目中。然而，如果非临床 PD 数据对理解人体药理学数据是必要的，这些数据可包含在药效学小项中。

药效学小项通常应该包括"心脏电生理"标题。在该标题下应描述药物对QT间期的影响，并应包括研究的剂量、观察的暴露范围以及确定的任何剂量或暴露-效应关系。如果有与QT间期延长相关的潜在的临床有意义的风险，这些潜在的风险应该在说明书其他项目（如"警示语"、【禁忌】、【注意事项】以及【药物相互作用】）中讨论。如果药物对QT间期没有影响，应该在"心脏电生理"标题项下说明。如果全面QT试验阴性，建议做如下描述："在批准最大推荐剂量 X 倍的剂量，×××（药名）不延长与任何临床相关的QT间期。"如果资料尚不清楚，"心脏电生理"标题可省略。

（2）微生物学　微生物学小项应包括有关药物微生物学特性的相关资料。抗菌MOA应在微生物学小项，而不是在作用机制小项描述。抗菌药的药效学资料不应包括在微生物学小项中，相反，应包括在药效学小项中。此外，暴露-效应关系以及与药物抗菌作用相关的暴露关系（包括对生长和耐药性的影响），应该用明确的小标题［如暴露-效应、暴露-最小抑菌浓度（MIC）关系等］包括在药效学小项中。

（3）药物基因组学　如果合适，药物基因组学小项应包括在说明书的【药理毒理】项目药理部分中，并且应包括有关影响药物治疗的遗传变异效应的临床相关的数据或资料。

11.1.2 撰写格式

说明书的【药理毒理】项目药理部分必须包含作用机制和药效学小项。此外，如果合适，应使用下列规范的小项：微生物学、药物基因组学。偶尔情况下，为传递没有包括在上述小项中的重要临床药理学发现，可能适合增加其他小项，因为资料跨越多个【药理毒理】项目药理部分小项可能影响该项内其他关键资料被充分解读，所以不适合放在上述小项范围内。其小项标题应反映该小项的内容。【药理毒理】项目药理部分小项也可包括标题和小标题，以便帮助组织资料；建议使用一致体例区分项目内的标题和小标题（如标题用下划线和小标题用斜体字）。【药理毒理】项目药理部分相关资料的所有计量单位和参数应该与整个说明书一致。

11.1.3 撰写注意事项

（1）临床药理学资料相互呼应　【药理毒理】项目药理部分的详细资料应

包括在【药理毒理】项目药理部分中，而说明书其他项目则包含与【药理毒理】项目药理部分相关的摘要资料和临床建议。当特定【药理毒理】项目药理部分资料出现在说明书多个项目时，应相互呼应。

药效学（PD）数据的详细临床建议，不应该在【药理毒理】项目药理部分中。一般情况下，如果 PK 发现不值得做临床建议或者其发现的临床意义尚不清楚，则描述这种发现的项目或小项不应该与说明书另一项目相互呼应。然而，如果在【药理毒理】项目药理部分中讨论了阳性发现而且没有包括与另一项目的相互呼应，那么应该包括该缺少的资料临床相关性的有关描述（如，发现没有临床意义或尚不清楚其临床意义）。应避免多个项目中详细资料的重复。

（2）集中趋势和变异　PD 数据合适的表达，对解释和理解患者个体和亚群的这种资料至关重要。计算和比较两种特殊人群（如有和没有肝功能损害）之间的某种集中趋势的测定（如平均暴露）往往是说明书剂量调整建议的基础。此外，治疗个体化和个体化的药物越来越多地要求考虑反应的变异性（即观察到的测量值的变异）。

PD 值应以（算术的或几何的）平均数、中位数以及离散量数〔即标准差和（或）最小值和最大值〕报告。其表示将取决于数据的分布、数据是否为正态分布和/或正在报告的参数（如对于 T_{max}，使用中位数描述可能比平均数更合适）。

表达资料的方式可随临床决策重要资料的特性而不同。下面是特定背景的、对临床有用的表达数据分布的实例：当观测数据的频率对了解全部结果范围内非常重要时，采用直方图；在高暴露与安全性相关的情况下，采用暴露超过某一值的受试者的数量和/或百分率〔或当与治疗失败相关时，采用暴露低于某一值的受试者的数量和/或百分率〕；为定量影响重要阈值的小部分人群时，采用累积分布函数。

PD 数据的偏态分布可能有重要的治疗意义并且应为列入说明书而进行评价。下面是为可能列入说明书应该评价情况的实例：存在 PD 离群值（特别是如果与反应或不良反应相关）；观察数据的双峰（或多峰）分布（可能代表一个以上的消除过程或多态代谢）；仅一个数据子集评价所致的偏态（如因为超出范围、接近零或其他标准被用于创建一个原始数据子集）。

（3）格式表达　说明书【药理毒理】项目药理部分的资料是定性和定量

的，并且以文字、表格和/或图形形式在小项中出现。应采用最能确保清晰表达和医护人员理解的方式。如果强调特定数值或其他数据很重要，表格可能更好。显示趋势和具体现象的有无，特别是当数据绝对值对解释（如，某些药物相互作用）或说明自变量和因变量与时间相关现象之间的关系（如，暴露-效应关系、浓度-时间曲线、PD 终点动力学）并不重要时，图可能更有用。表格和图应该有自明性、标记清楚、不重复、且格式一致。文字一般不应重复表和图的内容。如果相关资料在组织的表或图中出现，标题或小标题可以省略。

11.2 案例分析

本节收集目前较新的说明书 6 例，将其【药理毒理】项目的临床药理学的药效学内容与 FDA 网站上的同品种说明书对比，所有 6 例都存在临床药理学的药效学资料的缺失。这种现象目前具有普遍性，应引起重视。具体举例如下。

案例 1 罗米地辛注射液

【药理毒理】 组蛋白脱乙酰酶催化来自非组蛋白和赖氨酸残基乙酰基去除组蛋白，从而影响基因的表达……（略）

存在问题：没有临床药效学资料。而 FDA 批准的 Istodax® （罗米地辛）说明书如下。

12.2 药效学

心脏电生理学

$14mg/m^2$ 静脉滴注 4 小时和 $8mg/m^2$、$10mg/m^2$ 或 $12mg/m^2$ 滴注 1 小时，在 26 例晚期恶性肿瘤患者中评估了罗米地辛对心律校正 QTc/QTcF 的影响。患者接受止吐前药物治疗。试验中未检测到基于 Fridericia 校正方法的平均 QTc 间期（>20ms）与基线的较大变化。

由于试验设计的限制，不能排除平均 QT 间期（<10ms）的微小增加及 10~20ms 的平均 QT 间期增加。在晚期癌症患者中，罗米地辛与延迟浓度依赖性的心率增加有关，对于接受 $14mg/m^2$ 作为 4 小时输注的患者，在开始输入罗米地辛后的 6 小时时间点，心率的最大平均增加为每分钟 20 次。

案例 2　阿昔替尼片说明书

> **【药理毒理】**
>
> **药理作用**
>
> 阿昔替尼在治疗剂量下可以抑制酪氨酸激酶受体，包括血管内皮生长因子受体（VEGFR-1、VEGFR-2 和 VEGFR-3）。这些受体与病理性血管生成、肿瘤生长和癌症进展相关。体外试验与小鼠体内模型实验显示阿昔替尼可抑制 VEGF 介导的内皮细胞增殖与存活；在荷瘤小鼠模型中，阿昔替尼可抑制肿瘤生长及 VEGFR-2 的磷酸化。（略）

存在问题：没有临床药效学资料。该公司同品种 Inlyta（阿昔替尼）FDA 批准的说明书则有此内容，见下：

12.2　药效学

在 35 名健康受试者的随机、单盲、双向交叉研究中，在没有和存在 400mg 酮康唑的情况下，单剂量口服 Inlyta（5mg）对 QTc 间期的影响进行了评估。服用安慰剂后 3 小时内未检测到平均 QTc 间期（即 >20ms）的大变化。然而，不能排除平均 QTc 间期（即 <10ms）的微小增加。

案例 3　注射用阿奇霉素

> **【药理毒理】**
>
> **药理作用**
>
> 阿奇霉素是氮杂类化合物，属大环内酯类抗生素，是用化学方法在红霉素 A 内酯环上插入一氮原子而衍生得到的。

存在问题：没有提供药效学资料。而同品种 Zithromax（阿奇霉素）FDA 批准的说明书则有：

12　临床药理学

12.1　作用机制

阿奇霉素是一种大环内酯类抗菌药物［见微生物学（12.4）］。

12.2　药效学

基于感染的动物模型，阿奇霉素的抗菌活性似乎与某些病原体（肺炎链球菌和金黄色葡萄球菌）的浓度-时间曲线下面积与最小抑制浓度（AUC/MIC）的比值相关。

与临床和微生物治愈最相关的主要药动学/药效学参数尚未在阿奇霉素的临床试验中阐明。

心脏电生理学

在一项随机、安慰剂对照的平行试验中研究了 116 名健康受试者的 QTc 间期延长，这些受试者要么单独接受氯喹（1000mg），要么联合口服阿奇霉素（每天一次）（500mg、1000mg 和 1500mg）。

阿奇霉素联合给药以剂量和浓度依赖的方式增加 QTc 间期。

与单独使用氯喹相比，联合使用 500mg、1000mg 和 1500mg 阿奇霉素时，QTcF 的最大平均值（95%置信上限）增加分别为 5(10)ms、7(12)ms 和 9(14) ms。由于在超过 1 小时给予 500mg 静脉剂量后阿奇霉素的平均 C_{max} 高于口服 1500mg 后阿奇霉素的平均 C_{max}，因此在接近一小时 500mg 输注的情况下，静脉注射阿奇霉素可能会使 QTc 间期更大程度地延长。在静脉注射阿奇霉素超过 1 小时后，阿奇霉素的平均 C_{max} 高于口服阿奇霉素 1500mg 后的平均 C_{max}，因此，当静脉注射阿奇霉素接近 1 小时 500mg 时，QTc 间期可能会更大程度地延长。

案例4　盐酸右美托咪定注射液

【药理毒理】

药理作用

右美托咪定是一种相对选择性 α_2-肾上腺素受体激动剂，具有镇静作用。动物缓慢静脉输注右美托咪定 10~300μg/kg 时可见 α_2-肾上腺素受体的选择性作用，但在较高剂量下（≥1000μg/kg）缓慢静脉输注或快速静脉注射时对 α_1-受体和 α_2-受体均有作用。

存在问题：遗漏临床药效学内容。而同品种 Precedex（右美托咪定）的 FDA 批准说明书则有下列内容：

12.2　药效学

在一项对健康志愿者（N=10）的研究中，呼吸频率和氧饱和度保持在正常范围内，当 Precedex 在推荐剂量范围 $[0.2 \sim 0.7 \mu g/(kg \cdot h)]$ 内静脉输注时，没有证据表明呼吸抑制。

案例5 塞瑞替尼胶囊说明书

【药理毒理】

药理作用

塞瑞替尼为激酶抑制剂。生物化学或细胞试验结果显示，在临床相关浓度下，塞瑞替尼的抑制靶点包括 ALK、胰岛素样生长因子1受体（IGF-1R）、胰岛素受体（InsR）和 ROS1。在上述靶点中，塞瑞替尼对 ALK 的抑制活性最强。在体内、体外试验中，塞瑞替尼抑制 ALK 自身磷酸化、ALK 介导的下游信号蛋白 STAT3 的磷酸化以及 ALK 依赖的癌细胞的增殖。

塞瑞替尼可抑制表达 EML4-ALK 和 NPM-ALK 融合蛋白的细胞系的体外增殖，可剂量依赖性地抑制 EML4-ALK 阳性非小细胞肺癌细胞的小鼠和大鼠异种移植瘤的生长。在临床相关浓度范围，塞瑞替尼可剂量依赖性抑制对克唑替尼（Crizotinib）耐药的 EML4-ALK 阳性非小细胞肺癌小鼠异种移植瘤的生长。

存在问题：没有提供临床药效学资料。而同品种 Zykadia® （塞瑞替尼）FDA 批准的说明书则有：

12.2 药效学

心脏电生理学

在单次给药和稳态下收集连续心电图，以评估在禁食条件下每日一次服用 Zykadia 750mg 的925名患者中，塞瑞替尼对 QT 间期的影响。在925名患者中发现12名（1.3%）QTc 间期大于500ms，58名患者（6%）比基线 QTc 间期增加大于60ms。在 Ascend-4 中，对平均稳态浓度下的 QTc 间期数据进行的中心趋势分析表明，在禁食条件下，在 Zykadia 750mg 每天一次的情况下，QTc 间期的双侧90% CI 的上限为15.3ms。药动学/药效学分析表明 QTc 间期呈浓度依赖性延长［见警告和注意事项（5.4）］。根据 ECG 数据的中心回顾，925名患者中有10名（1.1%）心动过缓（定义为每分钟少于50次）。

案例 6　艾尔巴韦格拉瑞韦

> **【药理毒理】**
>
> **药理作用**
>
> 　艾尔巴韦格拉瑞韦片是艾尔巴韦和格拉瑞韦组成的复方制剂，联合了两种作用机制完全不同且无交叉耐药的直接抗病毒药物，靶向作用于 HCV 病毒生命周期的多个步骤。
>
> 　艾尔巴韦是一种 HCV 非结构蛋白 NS5A 抑制剂，NS5A 是病毒 RNA 复制和病毒装配的重要成分。格拉瑞韦是一种 HCV NS3/4A 蛋白酶抑制剂，HCV NS3/4A 蛋白酶对 HCV 编码的多蛋白的蛋白酶切（水解成 NS3、NS4A、NS4B、NS5A 和 NS5B 蛋白的成熟形式）和病毒复制是必需的。格拉瑞韦可抑制重组基因 1a、1b、2、3、4、5 和 6 型 NS3/4A 蛋白酶的蛋白水解活性，IC_{50} 范围为 4～690pmol/L。

存在问题：没有提供同品种 Zepatier® 的 FDA 批准说明书下列临床药效学资料：

　12　临床药理学

　12.2　药效学

　心脏电生理学

　已经对艾尔巴韦和格拉瑞韦进行了全面的 QT 间期研究。

　在 42 名健康受试者中，通过随机、单剂量、安慰剂和阳性对照（莫西沙星 400mg）3 期交叉试验评估了依巴斯韦 700mg 对 QTc 间期的影响。在治疗浓度的 3～4 倍时，艾尔巴韦不会将 QTc 间期延长到任何临床相关程度。在 41 名健康受试者中进行了一项随机、单剂量、安慰剂和阳性对照（莫西沙星 400mg）3 期交叉试验，评估格拉瑞韦 1600mg（批准剂量的 16 倍）对 QTc 间期的影响。在 40 倍于治疗浓度的浓度下，格拉瑞韦不会延长 QTc 间期至任何临床相关程度。

11.3　我国和欧美的相关法规与指导原则

11.3.1　我国的指导原则

11.3.1.1　《化学药品和治疗用生物制品说明书规范细则》[1]

　【药理毒理】

　包括药理作用和毒理研究两部分内容：

药理作用为临床药理中药物对人体作用的有关信息。也可列出与临床适应证有关或有助于阐述临床药理作用的体外试验和（或）动物实验的结果。复方制剂的药理作用可以为每一组成成分的药理作用。

11.3.1.2 《化学药品、生物制品说明书指导原则（第二稿）》[2]

（七）药理毒理

包括药理作用和毒理研究两部分内容：

药理作用为临床药理中药物对人体作用的有关信息，如与已明确的临床疗效有关或有助于阐述临床药理作用时，也可以包括体外试验和（或）动物实验的结果。

药理作用的内容包括药物类别、药理活性（临床药理）、作用机制等，复方制剂的药理作用可以为每一组成成分的药理作用。

11.3.1.3 《中药、天然药物药品说明书撰写指导原则》[4]

15. 药理毒理

该项内容包括药理作用和毒理研究两部分内容，其中，药理作用包括非临床药理作用和临床药理作用两方面。

非临床药理作用应是与已明确的临床疗效密切相关或有助于阐述临床药理作用的非临床试验结果，包括体外试验和/或动物试验的结果，但应该明确为非临床试验（如大鼠试验）。

临床药理作用是药品对人体作用的有关内容，如果药品的作用机制清楚的可以写明，如果不清楚则不写。

11.3.2 EMA 的指导原则

EMA 的 SmPC[5]有关【药理学特征】的规定如下：

在考虑到批准的治疗适应证和潜在的药物不良反应的情况下，5.1～5.3 节通常应提及与处方者和其他卫生保健专业人员相关的信息。陈述应该简明扼要。

当有新的信息可用时，应定期更新这些部分，特别是与儿童人群有关的部分。

5.1 **药效学特性**

描述：

- 药物类别和 ATC 代码：

建议将治疗亚组（WHO 分类的第二级）与第三级（药理亚组）或第四级（化学亚组）列入其中。

如果 ATC 代码尚不可用，则应将其称为"尚未分配"。

如果医药产品被授权为生物类似药，将包括以下声明：

〈新药名称〉是一种生物类似药。

有关详细信息，请参阅欧洲药品管理局网站；www. emea. europa. eu〉

- 作用机制（如果已知）。

- 药效学效应。

- 临床疗效和安全性

提供与处方者相关的有限信息可能是合适的，例如关于主要试验中预先指定的终点或临床结果的主要结果（统计上令人信服的和临床相关的），并给出患者群体的主要特征。关于临床试验的此类信息应简明、清晰、相关和平衡，并应总结支持适应证的相关研究的证据。影响的大小应该用绝对数字来描述（不应在没有绝对数字的情况下提出相对风险或奇数比率）。

在特殊情况下，当来自亚组或事后特别分析的临床相关信息被呈现时，应以平衡的方式来识别，以反映积极和消极二级观察的有限稳健性。

来自临床研究的任何相关药理学信息都可以在这里提到。这应该包括根据特定基因型或表型显示效益或风险差异的任何数据。

儿童人群

在儿童中进行的所有药效学（临床相关）或疗效研究的结果应在本分标题下提交。

当新的相关信息可用时，应更新信息。

结果应按年龄或亚群提交。

当有数据可用，但没有授权的儿科适应证时，应提供数据，并应相互呼应 4.2 节，视情况而定对照 4.3 节。

在介绍研究结果时，应特别注意包括相关的安全数据。

对于探索性研究，主要终点的结果应提供所研究人群的主要特征和使用的剂量。

当结果可用时，验证性研究的信息和结果通常应该取代探索性研究的信息和结果。

对于验证性研究，应提供目标、研究持续时间、使用的剂量（以及所使用的配方，如果与市场上的不同）、所研究的患者人群的主要特征（包括年龄和患者数量）以及关于预先规定的终点的主要结果，无论是阳性还是阴性。

如果数据被认为是不确定的，则应说明这一点。

还应给出任何具体临床安全性研究的目的和主要结果或结论。

5.2 药动学特征和 5.3 非临床安全性信息的要求在此部分不予赘述，具体请参见第 12 章和第 13 章。

11.3.3 美国的相关法规与指导原则

11.3.3.1 法规

21 CFR 201.57（13）[6] 是 FDA 处方药说明书"临床药理学"要求的主要法规依据。下面概括其主要内容。

（ⅰ）本节必须包含与人体临床药理学和药物在人体内作用的有关信息。

基于使用人体生物材料或药理学动物模型的体外数据的药理学信息，或关于体内研究设计或结果的相关细节（例如药物相互作用研究），如果对于理解说明书其他部分中提供的剂量或药物相互作用信息是必要的，则可能包括在本节中。此部分必须包括以下子部分：

（A）12.1 作用机制

本小节必须总结已知的关于药物在不同水平（如受体、膜、组织、器官、全身）在人体内作用的既定机制。如果不知道作用机制，这一小节必须包含关于缺乏信息的陈述。

（B）12.2 药效学

本小节必须包括对药物或活性代谢物的任何生化或生理药理作用的描述，该药物或活性代谢物与药物在预防、诊断、减轻、治疗或治疗疾病方面的临床效果有关，或与不良反应或毒性有关。如果已知，必须包括暴露-效应关系（例如，浓度-效应，剂量-效应）和药效反应的时间过程（包括短期的临床反应）。如果此信息未知，则此小节必须包含有关信息缺乏的声明。根据其他章节中出现的药效信息（例如，"警告和预防措施"或"用法用量"）提出的详细剂量或监测建议不得在本节中重复，但必须列出这些建议在说明书中的位置。

(C) 12.3 药动学

该部分信息请详见药动学章节。

（ⅱ）在体外或动物实验中证明活性或有效性的数据，以及未经充分和良好控制的临床研究证明与临床使用有关的数据，只能在以下情况下才可列入本条：

（A）如果抗感染药物的体外数据前面紧跟着"以下体外数据可用，但其临床意义未知"的声明，则可包括这些数据。

（B）对于其他类别的药物，尚未通过本章§314.126（B）定义的充分和良好控制的研究显示为安全有效使用所必需的体外和动物数据，只有在根据本章§201.58 或§314.126（C）给予豁免的情况下，才可列入本节。

11.3.3.2　指导原则

FDA 于 2016 年 12 月发布了《人用处方药和生物制品说明书临床药理学项目——内容和形式供企业用的指导原则》的正式版本[7]。该指导原则规定药品说明书临床药理学项目必须包括作用机制、药效学和药动学 3 个小项；如果需要，可加设微生物学和药物基因组学等小项并说明了各小项应包括的内容，还阐述了该项目撰写的一般原则和格式。

参考文献

[1] 国家食品药品监督管理局. 化学药品和治疗用生物制品说明书规范细则［EB/OL］.（2006-05-10）. http://www. cde. org. cn/policy. do? method＝view&id＝274.

[2] 化学药品、生物制品说明书指导原则课题研究组. 化学药品、生物制品说明书指导原则（第二稿）［EB/OL］.（2008-09-04）［2019-12-06］. http://www. cde. org. cn/zdyz. do? method＝largePage&id＝44.

[3] FDA. Clinical Pharmacology Section of Labeling for Human Prescription Drug and BiologicalProducts-Content and Format Guidance for Industry（Final Guidance）［EB/OL］.（2016-12-02）［2019-12-06］. http://www. fda. gov/downloads/Drugs/GuidanceComplianceRegulatoryInformation/Guidances/UCM 109739. pdf.

[4] 国家药品监督管理局. 中药、天然药物药品说明书撰写指导原则［EB/OL］.（2006-06）［2019-12-06］. http://samr. cfda. gov. cn/WS01/CL1616/83436. html.

[5] EMA. A guideline on summary of product characteristics（SmPC）［EB/OL］.（2009-09）［2019-12-06］. https://ec. europa. eu/health/sites/health/files/files/eudralex/vol-2/c/smpc _ guideline _ rev2 _ en. pdf.

［6］ Administrative Committee of the Federal Register. 21 CFR 201. 57 Specific requirements on content and format of labeling for human prescription drug and biological products described in § 201. 56(b)(1). (2009-04-01)［2019-12-06］. https://www. ecfr. gov/cgi-bin/text-idx? SID＝467396391e8b4b96742e806bf1c0b8e7&-mc＝true&-node＝se21. 4. 201 157&-rgn＝div8.

［7］ 萧惠来. FDA 对处方药说明书临床药理学项目的要求 ［J］. 药物评价研究，2017，40（4）：442-449.

（高丽丽　王玉珠）

第 12 章

【药理毒理】中毒理研究的撰写

2019 年 8 月 26 日公布的《药品管理法》中明确"开展药物临床试验，应当按照国务院药品监督管理部门的规定如实报送研制方法、质量指标、药理及毒理试验结果等有关数据、资料和样品，经国务院药品监督管理部门批准。"并在多处明确"标签或者说明书应当注明药品的通用名称、成分、规格、上市许可持有人及其地址、生产企业及其地址、批准文号、产品批号、生产日期、有效期、适应证或者功能主治、用法、用量、禁忌、不良反应和注意事项"。【药理毒理】项揭示药物与机体间相互作用规律及其作用机制以及药物对生物体的毒性反应、严重程度、发生频率和毒性作用机制等，是说明书的重要内容。

2006 年国家食品药品监督管理局颁布了《药品说明书和标签管理规定》，后续通过《关于印发化学药品和生物制品说明书规范细则的通知》附件的形式颁布了《化学药品和治疗用生物制品说明书规范细则》[1]，对【药理毒理】项有简单的规定；其后，原国家食品药品监督管理局于 2006 年颁布了《中药、天然药物处方药说明书格式》《中药、天然药物处方药说明书内容书写要求》《中药、天然药物处方药说明书撰写指导原则》[2]，对【药理毒理】项的撰写原则、格式和内容进行了简单要求，而化学药则未出具体的细则。2018 年发布的《抗菌药物说明书撰写技术指导原则》[3]中针对抗菌药物涉及的【药理毒理】内容提供指导意见。截至目前，我国尚没有关于说明书中药理毒理信息撰写的详细的专门性指导原则或要求。

美国 21 CFR 201.57[4]中，关于"临床药理学"相关内容指出临床药理学部分应包括人临床药理学和药物在人体作用的资料，分为作用机制、药效学和药动学 3 项，其中，作用机制和/或部分品种的药效学内容与我国说明书【药理毒理】项中的"药理作用"项类似。美国 FDA 于 2016 年 12 月发布了《供企业用的人用处方药和生物制品说明书临床药理部分指导原则》[5]，其中详细规定了"作用机制""药效学"在人用处方药和生物制品说明书中的合适位置和内容。美国的说明书部分中的"13 非临床毒理学"则对应于我国说明书【药理毒理】项中的"毒理研究"项的大部分内容，"8 特殊人群用药"中的"8.1 妊娠"和"8.4 儿科"中包括的动物实验信息则属于我国说明书【药理毒理】项中的"毒理研究"项中的生殖毒性和幼龄毒性试验。通过这些规定，为医师和患者提供足够详细的非临床信息，指导科学合理用药。欧洲 EMA 在 SmPC[6] 的"5. 药理学特性"项述及对药效学、药动学和临床前安全性数据资料的要求，其中"5.1 药效学特性"和"5.3 非临床安全性资料"包含了药理毒理信息，但撰写方式可能存在一定差异。不同国家说明书收载信息不同，在药理毒理相关信息方面存在较大差异。如日本说明书对有效性（药效学试验）内容收载较多，包括临床前体外研究及动物实验，其安全性部分较少；欧盟和美国说明书的药理作用相关内容较简练，美国说明书的安全性内容较为丰富，欧盟版安全性描述则比较简单[7]。

　　本章根据我国在长期的审评实践中形成的【药理毒理】格式要求，并结合国外相关指导原则内容，提出我国处方药说明书药理毒理资料内容的撰写要求建议，包括应撰写的内容及相关注意事项，供药品上市许可持有人参考，在药品说明书中包含全面的、必要的药理毒理资料内容，为医师和患者提供更多药物相关的药理学和毒理学信息，以便指导科学合理用药。

　　本章仅阐述【药理毒理】项中的"毒理研究"内容的撰写。

12.1　撰写要点

12.1.1　撰写内容

　　国内尚未对药理毒理资料提出具体要求，但是，根据目前的审评实践，结合国外说明书撰写内容，【药理毒理】项应包含药理作用及毒理研究两项主要内容。"毒理研究"部分指与临床应用相关，有助于指导药物临床安全使用的毒理研究结果。其应当描述动物种属类型，给药方法（剂量、给药周期、给药途径）和主要毒性发现等重要信息，可能时说明这些在动物研究中的发现与临床的相关性。一般按以下顺序呈现毒理研究信息：

- 遗传毒性
- 生殖毒性
- 致癌性

- 依赖性（若适用）
- 其他毒性（包括幼龄动物毒性，若适用）

必要时应当包括与临床试验或上市后研究出现的值得关注的特殊的毒性信息。

复方制剂的毒理研究内容应当尽量包括复方给药后的毒理研究结果，若无该信息，应当写入单药的相关毒理内容。

12.1.2 撰写注意事项

12.1.2.1 一般原则

目前药审中心根据长期审评中形成的经验，对"毒理研究"部分撰写遵循"宽进"原则：安全性方面相关信息应尽量收录，以为临床安全用药提示信息。毒理学资料应完整、结论确切，不得掩盖重要信息，不得把毒性结论最小化。

毒理学内容主要撰写特殊毒理学试验内容，包括遗传毒性、生殖毒性、致癌性。对于创新药物，支持上市的毒理学数据包括遗传毒性、生殖毒性和致癌性资料。不同类药物需要何时试验资料可参考 ICH 指导原则，如 M3、S6、S9、S1、S2、S5 等。根据 ICH S1A 指导原则，预期临床用药至少连续 6 个月的药物都应进行致癌性试验。某些以间歇的方式重复使用的药物，如用于治疗慢性和复发性疾病（例如过敏性鼻炎、忧郁症和焦虑症等）而经常间歇使用的药物，一般需进行致癌性试验。对于某些可能导致暴露时间延长的给药系统，也可能需要考虑进行致癌性试验。除非有潜在致癌性担忧，非经常使用或短期暴露的药物（如麻醉药和放射性同位素标记造影剂）不需进行致癌性试验。

值得注意的是，不论遗传毒性和致癌性试验结果是否为阴性，都应如实描述具体的试验结果。对于遗传毒性，通常简要描述所开展的遗传毒性试验类型，若为阴性结果，则简要表述；若为阳性结果，则应详细描述涉及的遗传毒性表型，如染色体断裂/丢失、多倍体产生、碱基置换、微核率升高等。生殖毒性也遵循类似原则，描述出现的不同类型生殖毒性试验结果及出现剂量。

需要特别说明的是，与国外说明书不同，在中国说明书中，完整的动物生殖毒性试验信息均写在"毒理研究"中，包括美国说明书"8 特殊人群用药"中的"8.1 妊娠"项下的动物实验部分内容；同理，美国说明书"8.4 儿科"中包括的动物实验信息则属于我国说明书【药理毒理】项中的"毒理作用"项中的生殖毒性和幼龄毒性试验。这样，动物毒理学试验信息完整地展示在【药理毒理】项中。对于国内说明书【孕妇及哺乳期妇女用药】部分所需动物生殖毒性信息则采用交叉参照方式。

对于一般毒理学试验，若未显示具有特殊的值得担忧的毒性，一般毒理学试验内容可不纳入说明书中。

毒理学资料应完整、结论确切，提供给药剂量、给药周期、与推荐人用剂量下的暴露量比值等重要信息。

若毒理研究提示存在较为严重的器质性损伤或与临床暴露水平相似的暴露量下可见明显毒性反应，应在明确与人推荐剂量暴露量比后，追加分析动物实验中出现的毒性与临床不良反应之间的相关性和/或讨论与人体的相关性，如致癌性试验中出现的某种肿瘤发生率增加与人的相关性讨论等。

12.1.2.2　具体要求

对于资料的收录：对于国外原研品种，同一产品在不同国家或地区上市时所提供的非临床研究数据可能不同，导致其说明书内容可能不一致，此时应综合、收录不同说明书中的所有相关信息。

撰写应专业、准确，描述应规范、简练，使用专业规范术语。规范术语可参考相关指导原则、科技术语或专业书籍。

12.2　案例分析

本节所列举案例大多为合格案例，这些案例涵盖不同种情况。以这些案例说明，对于不同情况应如何撰写。

案例1　罗沙司他胶囊

罗沙司他是由 FibroGen 研制的全世界首个口服的低氧诱导因子脯氨酰羟化酶抑制剂（HIF-PHI），用于非透析依赖性慢性肾病的贫血和慢性肾脏病透析患者的贫血治疗。其说明书中毒理研究信息如下：

【药理毒理】

药理作用

（略）

毒理研究

遗传毒性

罗沙司他 Ames 试验、人外周血淋巴细胞染色体畸变试验、小鼠骨髓微核试验结果为阴性。

生殖毒性

大鼠生育力和早期胚胎发育毒性试验中，大鼠经口给予罗沙司他 $5mg/kg$、$15mg/kg$、$30mg/kg$，雌鼠于交配前 14 天至交配期间每周给药三次、妊娠第 0 天至第 7 天每天给药一次，雄鼠于交配前 14 天至试验结束每周给药三次。$30mg/kg$ 剂量时雄性大鼠附睾和精囊重量降低，但生育力未受影响；雌性大鼠的生育力未受影响，但 $30mg/kg$ 剂量时死胎数、着床后丢失率升高；$30mg/kg$、$15mg/kg$ 时亲代雌雄大鼠可见脾脏增大、脾脏重量升高，雌鼠还可见肝脏重量升高。

大鼠胚胎-胎仔毒性试验中，大鼠于妊娠第 7 天至第 17 天经口给予罗沙司他 $5mg/(kg \cdot d)$、$15mg/(kg \cdot d)$、$30mg/(kg \cdot d)$，$30mg/(kg \cdot d)$ 组胎仔体重下降、雄性胎仔胎盘平均重量升高、颈肋发生率升高。兔胚胎-胎仔毒性试验中，兔于妊娠第 7 天至第 17 天经口给予罗沙司他 $15mg/(kg \cdot d)$、$35mg/(kg \cdot d)$、$100mg/(kg \cdot d)$，$35mg/(kg \cdot d)$、$100mg/(kg \cdot d)$ 剂量时流产率升高，胎仔未见明显异常。

大鼠围产期毒性试验中，大鼠于妊娠第 7 天至哺乳期第 20 天经口给予罗沙司他剂量达 $20mg/(kg \cdot d)$，$\geqslant 10mg/(kg \cdot d)$ 剂量时 F_1 幼仔出现严重的剂量依赖性死亡，$\geqslant 5mg/(kg \cdot d)$ 剂量时幼仔摄食量和体重增幅下降、性成熟延迟、被动避险和学习记忆能力降低；$\geqslant 5mg/(kg \cdot d)$ 时 F_2 部分胎仔可见外观畸形，该发现与药物相关性尚不明确。罗沙司他可以通过胎盘屏障，并可经乳汁排出，乳汁中浓度明显高于同期母体血药浓度。

致癌性

小鼠经口给予罗沙司他 $15mg/(kg \cdot d)$、$30mg/(kg \cdot d)$、$60mg/(kg \cdot d)$，大鼠经口给予罗沙司他 $2.5mg/(kg \cdot d)$、$5mg/(kg \cdot d)$、$10mg/(kg \cdot d)$，每周给药三次，连续 2 年，未见致癌性。

点评：罗沙司他作为创新药，且临床为长期使用，以完整的毒理学试验数据包括支持上市。因此说明书【药理毒理】项的"毒理研究"中包括了遗传毒性、生殖毒性和致癌性试验等特殊毒理学试验信息。由于一般毒理学试验未揭示罗沙司具有特殊的值得担忧的毒性，根据国内说明书撰写要求，一般毒理学试验内容不列入说明书中。

案例2 拉考沙胺

拉考沙胺（Vimpat®）为 UCB 开发的抗癫痫药物，于 2008 年先后获 EMA 和 FDA 批准上市，并于 2018 年获准进口拉考沙胺片（维派特®），用于 16 岁及以上癫痫患者部分性发作的联合治疗。原研企业还开发了注射液剂型。国内已有拉考沙胺片的仿制品种获准生产。以维派特®为例，其说明书中毒理研究资料如下：

【药理毒理】

药理作用

（略）

毒理研究

<u>遗传毒性</u>

拉考沙胺 Ames 试验、小鼠体内微核试验结果为阴性，体外小鼠淋巴瘤试验结果为阳性。

<u>生殖毒性</u>

大鼠经口给予拉考沙胺，在给药剂量产生的血浆暴露量（AUC）最高约达人最大推荐剂量（MRHD）400mg/d 所产生暴露量的 2 倍时，未观察到对雄性或雌性生育力或生殖的不良影响。

妊娠大鼠和兔于器官发生期经口给予拉考沙胺 [大鼠 20mg/(kg·d)、75mg/(kg·d)、200mg/(kg·d)，兔 6.25mg/(kg·d)、12.5mg/(kg·d)、25mg/(kg·d)]，未产生致畸作用，但是，最大给药剂量受到两种种属中的母体毒性及大鼠中的胚胎/胎仔死亡的限制。在大鼠和家兔中，这些剂量引起的母体血浆暴露量（AUC）分别约为 MRHD 所产生暴露量的 2 倍和 1 倍。

大鼠于妊娠第 7 天至哺乳期第 20 天经口给予拉考沙胺 [25mg/(kg·d)、70mg/(kg·d)、200mg/(kg·d)]，最高剂量时观察到子代围产期死亡率升高和体重减轻。大鼠围产期发育毒性的无反应剂量 [70mg/(kg·d)] 产生的母体血浆暴露量（AUC）约等于 MRHD 所产生的暴露量。

大鼠于新生和幼年期经口给予拉考沙胺 $[30mg/(kg \cdot d)$、$90mg/(kg \cdot d)$、$180mg/(kg \cdot d)]$ 导致脑重量减轻及长期的神经行为改变（旷场行为改变、学习记忆缺陷）。一般认为，大鼠出生后早期在脑发育方面对应于人类妊娠晚期。大鼠发育神经毒性的无反应剂量产生的母体血浆暴露量（AUC）约等于MRHD 所产生暴露量的 0.5 倍。

体外试验显示，拉考沙胺会干扰脑衰蛋白调节蛋白-2（CRMP-2）（一种涉及神经元分化及控制轴突向外生长的蛋白质）的活性。不能排除对中枢神经系统发育的潜在相关不良反应。

致癌性

小鼠和大鼠经口给予拉考沙胺，每日一次，连续 104 周，剂量为产生的血浆暴露量（AUC）最高分别达到人最大推荐剂量（MRHD）400mg/d 所产生暴露量的大约 1 倍和 3 倍，未见药物相关的致癌性。

点评：如上案例所述描述了遗传毒性、生殖毒性、致癌性信息。拉考沙胺在幼龄大鼠中会导致神经影响（脑重量减轻及长期的神经行为改变），申请人进行了相应的毒性机制研究，此部分安全性信息对于用药人群具有重要提示。因此在毒理研究中增加了由体外研究结果提示的潜在毒性风险，以指导临床合理用药，进行必要的特定的用药监测。

案例 3 罗替高汀

罗替高汀（Neupro®）为 UCB 研发的多巴胺受体 D_2 和 D_3 激动剂，于2006 年先后经 EMA 和 FDA 批准上市，以透皮贴片剂型于 2018 年 6 月 8 日获准进口，商品名为优普洛®，用于早期特发性帕金森病症状及体征的单药治疗（不与左旋多巴联用），或与左旋多巴联合用于病程中的各个阶段，直至疾病晚期左旋多巴的疗效减退、不稳定或出现波动时（剂末现象或"开关"现象）。其说明书中毒理研究资料如下：

【药理毒理】

药理作用

（略）

毒理研究

遗传毒性

罗替高汀 Ames 试验、小鼠体内骨髓微核试验结果为阴性，小鼠淋巴瘤细胞 tk 基因突变试验结果为阳性。

生殖毒性

雌性大鼠于交配前、交配期直至妊娠第 7 天皮下注射罗替高汀 [1.5mg/(kg·d)、5mg/(kg·d)、15mg/(kg·d)]，所有剂量组均未见胚胎着床，最低剂量为人最大推荐剂量（MRHD）8mg/24h 的 2 倍（根据 mg/m² 计算）。雄性大鼠于交配前 70 天直至交配期间给药，未见对生育力的影响，但最高剂量时附睾精子活力降低，无反应剂量 [5mg/(kg·d)] 为 MRHD 的 6 倍（根据 mg/m² 计算）。雌性大鼠皮下注射罗替高汀，交配前 2 周至交配前 4 天剂量分别为 10mg/(kg·d)、30mg/(kg·d)、90mg/(kg·d)，交配前 3 天至妊娠第 7 天所有试验组均给药 6mg/(kg·d)（根据 mg/m² 计算约为 MRHD 的 4 倍），可见着床率明显降低（低剂量）或完全无着床（中剂量和高剂量）。罗替高汀对啮齿类动物着床的影响被认为与其降低催乳素水平相关。在人体中，绒毛膜促性腺激素而非催乳素对着床起关键作用。

妊娠小鼠在器官发生期（妊娠第 6～15 天）皮下注射罗替高汀 [10mg/(kg·d)、30mg/(kg·d)、90mg/(kg·d)]，高、中剂量导致骨骼骨化延迟发生率升高和胎仔体重降低，高剂量导致胚胎-胎仔死亡率升高，无反应剂量为 MRHD 的约 6 倍（根据 mg/m² 计算）。妊娠大鼠在器官发生期（妊娠第 6～17 天）皮下注射罗替高汀 [0.5mg/(kg·d)、1.5mg/(kg·d)、5mg/(kg·d)]，所有剂量均导致胚胎-胎仔死亡率升高，最低剂量低于 MRHD（根据 mg/m² 计算），对大鼠的这种影响被认为与罗替高汀降低催乳素水平有关。妊娠兔在器官发生期（妊娠第 7～19 天）皮下注射罗替高汀 [5mg/(kg·d)、10mg/(kg·d)、30mg/(kg·d)]，高、中剂量导致胚胎-胎仔死亡率升高，无反应剂量为 MRHD 的 12 倍（根据 mg/m² 计算）。

大鼠在妊娠和哺乳期（妊娠第 6 天直至产后第 21 天）皮下注射罗替高汀 [0.1mg/(kg·d)、0.3mg/(kg·d)、1mg/(kg·d)]，最高剂量组的子代出现哺乳期的生长发育损害和长期神经行为异常；这些子代交配，对下一代的生长和存活也产生不良影响；无反应剂量 [0.3mg/(kg·d)] 低于 MRHD

（根据 mg/m² 计算）。

致癌性

罗替高汀在小鼠和大鼠中开展了 2 年致癌性试验，小鼠给药剂量为 3mg/kg、10mg/kg、30mg/kg，大鼠给药剂量为 0.3mg/kg、1mg/kg、3mg/kg，均为每 48 小时皮下注射给药一次。在小鼠中，剂量达 MRHD 的 9 倍时未见肿瘤发生率升高。在大鼠中，所有剂量均导致睾丸间质细胞瘤和子宫肿瘤（腺癌、鳞状细胞癌）发生率升高。引发大鼠产生这些肿瘤的内分泌机制被认为与人类无关。因此，当暴露量达 MRHD 所产生血浆暴露量（AUC）的 4~6 倍时，未见引发相关肿瘤。

其他

在一项白化大鼠 6 个月毒理学试验中，罗替高汀最高剂量 [血浆暴露量（AUC）至少为 MRHD 的 15 倍] 组可见视网膜变性。在白化大鼠（白化大鼠血浆 AUC 达到 MRHD 的 4~6 倍）或白化小鼠 2 年致癌性试验中，或猴 1 年试验中，未见视网膜变性。该影响对人类的潜在意义尚未确定，但因可能涉及脊椎动物中普遍存在的机制破坏（即视网膜脱落），故不可忽略。

点评：在毒理研究资料中描述了重复给药毒理学试验出现的一种特殊毒性——眼毒性反应，并结合更长给药周期的致癌性研究中的阴性结果进行分析，为临床用药提供相对全面的信息，有助于医药专业人员在综合权衡风险-效益后指导患者用药。

案例 4 帕博利珠单抗

帕博利珠单抗（Keytruda®/可瑞达®）为 MSD 研发的针对程序性死亡受体 1（PD-1）的 IgG₄ 型人源化单克隆抗体，于 2014 年 9 月 4 日获 FDA 批准，并于 2018 年 7 月 20 日获准进口，包括 3 个适应证：用于经一线治疗失败的不可切除或转移性黑色素瘤的治疗；用于由国家药品监督管理局批准的检测评估为 PD-L1 肿瘤比例分数（TPS）≥1% 的表皮生长因子受体（EGFR）基因突变阴性和间变性淋巴瘤激酶（ALK）阴性的局部晚期或转移性非小细胞肺癌一线单药治疗；联合培美曲塞和铂类化疗适用于表皮生长因子受体（EGFR）基因突变阴性和间变性淋巴瘤激酶（ALK）阴性的转移性非鳞状非小细胞肺癌（NSCLC）的一线治疗。其说明书中毒理研究资料如下：

【药理毒理】

药理作用

（略）

毒理研究

遗传毒性

尚未开展帕博利珠单抗遗传毒性研究。

生殖毒性

尚未开展帕博利珠单抗的生育力研究。猴1个月和3个月重复给药毒性试验中，帕博利珠单抗对雄性和雌性生殖器官未见明显影响，但研究中的大部分动物尚未性成熟。

通过保持母体对胎仔的免疫耐受来维持妊娠是PD-1/PD-L1通路的主要功能之一。阻断妊娠啮齿类动物模型的PD-L1信号通路可破坏母体对胎仔的耐受性，导致胎仔丢失增加。妊娠期间给予帕博利珠单抗有潜在的风险，包括流产或死胎的比例增加。子代未出现与阻断PD-1信号通路相关的畸形。PD-1基因敲除的小鼠出现免疫介导紊乱。基于帕博利珠单抗的作用机制，胎仔暴露于帕博利珠单抗可增加发生免疫介导紊乱或改变正常免疫应答的风险。

致癌性

尚未开展帕博利珠单抗致癌性研究。

其他

在动物模型中，抑制PD-1信号通路可增加一些感染的严重程度和增强炎症反应。与野生型小鼠比，感染结核分枝杆菌的PD-1基因敲除小鼠存活率明显降低，这与PD-1基因敲除小鼠体内细菌增殖和炎症反应增加有关。PD-1基因敲除小鼠感染脑膜炎病毒后存活率同样降低。自然感染慢性乙肝病毒的黑猩猩给予帕博利珠单抗，血清中丙氨酸转氨酶、天冬氨酸转氨酶、谷氨酸转肽酶明显升高，该变化停药后仍维持至少1个月。

点评：尽管用于晚期肿瘤患者的药物在研发期间会基于已有信息（包括作用机制相关的风险）、用药人群的特殊性和效益-风险比开展相对有限的研究，但通过说明书提示如生殖毒性等其他与靶点相关的毒性风险，对于保障临床安全有效非常重要。以帕博利珠单抗为例，基于对妊娠动物体内 PD-1/PD-L1 信号通路作用机制的推测和基因敲除动物上的概念验证，提示该药存在生殖毒性风险。此外，结合动物模型提示的药理学效应和潜在的 HBV 病毒易感性，综合文献和已有的研究数据提示该药的其他毒性风险，以提醒临床应用时关注。通过以上内容，对肿瘤患者用药可能的风险和效益进行提示。

此外，基于 ICH S9，拟用于晚期癌症患者的药物通常不必进行围产期毒性试验和致癌性试验。因此药理毒理资料中通常未包含围生期毒性试验和致癌性数据。

案例 5　康柏西普

康柏西普眼用注射液（朗沐）为康弘生物自主研发的重组融合蛋白，由人血管内皮生长因子 VEGF 受体 1 中的免疫球蛋白样区域 2 和 VEGF 受体 2 中的免疫球蛋白样区域 3 和 4，与人免疫球蛋白 Fc 片段经过融合而成。于 2013 年获批用于治疗湿性年龄相关性黄斑变性（nAMD）；2017 年获批用于治疗继发于病理性近视脉络膜新生血管引起的视力损伤（pmCNV）；2019 年获批用于继发于糖尿病黄斑水肿（DME）引起的视力损伤。仅用于经玻璃体腔内注射给药。其说明书中毒理研究资料如下：

【药理毒理】

药理作用

（略）

毒理研究

重复给药毒性试验

猴玻璃体腔内注射给予 0.5mg/眼的康柏西普眼用注射液，每 2 周给药一次，连续给药 10 周，结果未见明显毒性反应。

生殖毒性

SD 大鼠生育力和早期胚胎发育毒性试验：大鼠静脉注射康柏西普眼用注射液 0.08mg/kg、0.6mg/kg、5mg/kg，每 2 天 1 次，雄鼠各剂量组未见明显异常改变。雌鼠 5mg/kg 组出现生育力及胚胎发育毒性，主要表现为胎盘重量降低，黄体形成和功能异常，黄体/滤泡囊肿，受孕率及妊娠率降低，活胎数降低，着床前/后丢失率及总丢失率升高。对雌鼠生育力及胚胎发育的未见不良反应剂量水平（NOAEL）为 0.6mg/kg。

SD 大鼠胚胎和胎仔发育毒性试验：雌性大鼠在妊娠第 6～16 天静脉注射康柏西普眼用注射液 0.08mg/kg、0.6mg/kg、5mg/kg，每 2 天 1 次，各剂量组未观察到母体毒性。0.6mg/kg、5mg/kg 组可见胎仔发育毒性，主要表现为死胎孕鼠百分率升高，5mg/kg 组可见胎鼠肋骨曲折发生率升高。对胎仔的 NOAEL 为 0.08mg/kg。

新西兰兔胚胎和胎仔发育毒性试验：雌性兔在妊娠第 6～18 天静脉注射康柏西普眼用注射液 0.024mg/kg、0.12mg/kg、0.6mg/kg、3mg/kg，每 3 天 1 次，各剂量组未观察到母体毒性。3mg/kg 组可见胚胎发育毒性，主要表现为活胎数降低，早期吸收胎、吸收胎总数、着床后丢失率、有吸收胎孕兔百分率较对照组升高，有少量胎兔出现骨骼发育迟缓。各剂量组均未见致畸性。对胚胎形成及胎仔致畸性影响的 NOAEL 为 0.6mg/kg。

尚无康柏西普非临床遗传毒性和致癌性的相关数据。

点评：通常认为局部用药后机体系统暴露量较低，整体安全性可能较好。但是考虑到靶点相关的作用机制，仍列出了有限的局部用药的毒理研究结果。此外，尽管重复给药毒性试验中未见明显毒性反应，由于药物作用靶点与新生血管生成和胚胎发育的密切相关性，毒理研究中包含静脉给药后可见妊娠动物和胚胎/胎仔的生殖毒性信息，以提示临床用药风险。

案例 6　阿柏西普

阿柏西普（艾力雅®/Eylea®）为 Regeneron 和 Bayer 联合研发的融合蛋白，由血管内皮生长因子（VEGF）1 型和 2 型受体部分胞外区和人 IgG_1 Fc 区融合而成，能与 VEGF-A 和胎盘生长因子（PlGF）结合，从而抑制其结合和激活 VEGF 受体。于 2011 年 11 月获得 FDA 批准，并于 2018 年 2 月获批进口用于治疗新生血管（湿性）年龄相关性黄斑变性、视网膜阻塞型黄斑水肿和糖尿病性黄斑水肿。仅供眼玻璃体腔内注射用。其说明书中毒理研究资料如下：

【药理毒理】

药理作用

（略）

毒理研究

猴玻璃体腔内注射给予阿柏西普，在 2mg/眼和 4mg/眼剂量下，鼻甲呼吸上皮可见腐蚀和溃疡，未见不良反应剂量（NOAEL）为 0.5mg/眼，该剂量下阿柏西普的系统暴露量（AUC）约是人玻璃体腔内注射给药 2mg 系统暴露量的 56 倍。临床研究中未见类似不良反应。

遗传毒性

未进行阿柏西普的遗传毒性试验。

生殖毒性

在一项为期 6 个月的猴静脉给药毒性试验中评估了阿柏西普对雄性和雌性生育力的影响，每周给药一次，给药剂量为 3～30mg/kg。所有给药剂量下均可见与雌性激素水平改变相关的停经或月经不调，雄性均可见精子形态和精子活力改变。此外，雌性还可见卵巢和子宫重量降低以及伴随的黄体发育不足和成熟卵泡减少，这些改变和子宫、阴道萎缩结果相关。在停药后 20 周内，以上所有改变均可恢复。最低剂量 3mg/kg 下的游离阿柏西普的系统暴露量（AUC）大约是人玻璃体腔内注射给药 2mg 系统暴露量的 1500 倍，该试验未建立 NOAEL。

在两项胚胎-胎仔发育毒性试验中，妊娠兔在器官发生期每 3 天静脉注射给予阿柏西普≥3mg/kg 或每 6 天皮下注射给予阿柏西普≥0.1mg/kg 均可产生胚胎-胎仔发育毒性。胚胎-胎仔毒性反应主要包括：着床后丢失率和胎仔畸形率增加，畸形包括水肿、脐疝、膈疝、腹裂、腭裂、缺趾、肠闭锁、脊柱裂、脑膨出、心脏和大血管缺损、骨骼畸形（椎骨、胸骨和肋骨融合，多肋和胸椎增多，骨化不全）。在这些试验中，母体 NOAEL 剂量为 3mg/kg，阿柏西普在所有剂量下均可导致胎仔畸形，未找到胚胎-胎仔发育毒性的 NOAEL。在兔中产生胚胎-胎仔毒性的最低剂量（0.1mg/kg）下的游离阿柏西普的系统暴露量（AUC）大约是人玻璃体腔内注射给药 2mg 系统暴露量的 6 倍。

致癌性

未进行阿柏西普的致癌性试验。

点评：与康柏西普类似，阿柏西普也为玻璃体腔内注射的融合蛋白，两者适应证虽有所差异，但均可用于 nAMD 和 DME。由于作用靶点均为 VEGF，故静脉给药后均可见预期的生殖毒性。

值得注意的是，阿柏西普的重复给药毒性试验中伴随开展的生殖毒性指标检测未获得 NOAEL，胚胎-胎仔发育毒性试验中也未获得胚胎-胎仔毒性NOAEL，因此说明书中列出了上述静脉给药途径最低剂量下对应的系统暴露量，为与人体玻璃体腔内注射给药的系统暴露量提供对比信息，以充分提示用药风险。

案例 7　达托霉素

达托霉素是由 Cubist 制药开发的是细胞膜抑制剂，于 2003 年 9 月获 FDA 批准，并于 2013 年获准进口，适应证包括复杂性皮肤和皮肤结构感染（cSSSI）；成人金黄色葡萄球菌（包括甲氧西林敏感和甲氧西林耐药）血流感染（菌血症），以及伴发的右侧感染性心内膜炎，包括右路感染性心内膜炎的治疗；儿童患者（1~17 岁）金黄色葡萄球菌血流感染（菌血症）；不用于治疗肺炎。现已有多家国内企业的注射用达托霉素获准仿制生产。以原研注射用达托霉素（克必信®/Cubicin®）为例，其毒理研究资料如下：

【药理毒理】

药理作用

（略）

毒理研究

重复给药毒性

成年动物

动物研究表明，达托霉素的使用对骨骼肌有影响，但不引起心肌或平滑肌的变化。药物对骨骼肌的影响以微观变性/再生性变化和肌酸磷酸激酶（CPK）水平的可逆性升高为特征。在对大鼠和犬进行的重复给药研究中，最高给药剂量分别达 150mg/(kg·d) 和 100mg/(kg·d) 时未见明显的纤维变性和横纹肌溶解。当给药时间从 1 个月延长至 6 个月时，骨骼肌病的程度未见加重。严重程度呈剂量依赖性。所有的肌肉效应包括显微镜下的变化在停止给药后 30 天内完全逆转。

成年动物剂量高于与骨骼肌病相关的剂量时，药物对周围神经产生影响（以轴突变性为特点，并经常伴有膝反射、咽反射和痛觉的明显丧失）。$40mg/(kg \cdot d)$（为人用剂量 $6mg/kg$ q24h 时的 C_{max} 的 9 倍）给药后 2 周内，犬的膝反射缺失，停药后 2 周内有一定的临床改善。但 $75mg/(kg \cdot d)$ 的剂量给药 1 个月时，8 只犬中有 7 只在 3 个月的恢复期内未能完全恢复膝反射反应。在对犬进行的 1 项单独研究中，以 $75mg/(kg \cdot d)$ 和 $100mg/(kg \cdot d)$ 的剂量连续给药 2 周，停药后 6 个月可见轻微的残留组织学改变，但周围神经功能得到明显恢复。

大鼠的组织分布研究表明，单次或多次给药后，达托霉素在肾脏中有分布，但似乎仅能极低程度地透过血脑屏障。

幼年动物

与成年犬相同，7 周龄幼犬中达托霉素相关的靶器官为骨骼肌和神经。幼犬给药 28 天后，在比成年犬更低的达托霉素血液浓度下观察到对神经的影响。与成年犬相比，幼犬在给药 28 天后也显示出达托霉素对脊髓神经和周围神经的作用。幼犬连续 14 天给予达托霉素 $75mg/(kg \cdot d)$，未见对神经的影响。

7 周龄幼犬连续 28 天给予达托霉素 $50mg/(kg \cdot d)$，在几只动物中观察到极轻微的周围神经和脊髓退行性改变，但未出现相应的临床症状。连续 28 天给予达托霉素 $150mg/(kg \cdot d)$，大多数动物周围神经和脊髓出现极轻微的退行性改变，并且骨骼肌出现极轻微至轻度退行性改变，伴随轻微至严重的肌无力。经过 28 天的恢复期，显微镜检查显示骨骼肌和尺神经得到恢复，但 $150mg/(kg \cdot d)$ 剂量组中所有犬仍可见坐骨神经和脊髓的神经退变。

幼犬连续 28 天给予达托霉素（1 天 1 次），当 C_{max} 达 $417\mu g/mL$ [比成年犬连续 28 天 1 天 1 次给予达托霉素时可见神经改变的 C_{max}（$1308\mu g/mL$）低 3 倍] 时显微镜可见神经组织改变。

新生动物

与幼犬或成年犬相比，新生犬（4~31 日龄）对达托霉素相关的神经系统和/或肌肉系统反应更敏感。在新生犬中，神经系统和/或肌肉系统的不良反应相关 C_{max} 比幼犬约低 3 倍，比成年犬的 C_{max} 低 9 倍（给药 28 天）。新生犬给予达托霉素 25mg/(kg·d)[C_{max} 和 AUC_{inf} 分别为 147μg/mL 和 717μg·h/mL，分别为成年人按 6mg/(kg·d) 剂量给药时 C_{max} 和 AUC 的 1.6 和 1.0 倍] 时，可见轻微的抽搐症状和 1 例肌肉僵硬，但未见对体重产生影响。这些影响在停药后 28 天内恢复。

新生犬给予达托霉素 50mg/(kg·d) 和 75mg/(kg·d) 的较高剂量时（C_{max} 和 AUC_{inf} 值分别为 ≥321μg/mL 和 ≥1470μg·h/mL），可见明显的抽搐症状、四肢肌肉僵硬和四肢功能受损。由于体重和全身状况的下降，到出生后第 19 天时，≥50mg/(kg·d) 的剂量组需提前停药。

在任何剂量下，组织病理学评估均未见周围和中枢神经系统、骨骼肌或其他组织中出现达托霉素相关的任何变化。

在给予达托霉素 10mg/(kg·d)（NOAEL）的犬中未观察到不良反应，该剂量下的 C_{max} 和 AUC_{inf} 值分别为 62μg/mL 和 247μg·h/mL（分别为成年人在 6mg/kg 剂量下 C_{max} 和 AUC 的 60% 和 40%）。

遗传毒性

本品 Ames 试验、哺乳动物细胞基因突变试验、中国仓鼠卵细胞染色体畸变试验、体内微核试验、体外 DNA 修复试验和中国仓鼠体内染色体交换试验中均未发现致突变或致畸变倾向。

生殖毒性

静脉给予达托霉素高达 150mg/(kg·d) 时，基于 AUC 值估计，约为人体暴露值的 9 倍，不影响雌性或雄性大鼠的受精和生育能力。

在大鼠和家兔体内进行了生殖和致畸作用研究，给药剂量达到 75mg/kg（按照体表面积计算，此剂量分别为人用剂量 6mg/kg 的 2 倍和 4 倍），未见达托霉素对妊娠和胚胎发育影响的证据。然而，在孕妇中尚无充分和严格对照的试验。由于动物的生殖研究不一定能够预测人体反应，因此，只有在潜在效益超过可能风险的情况下才可在妊娠期间使用达托霉素。

致癌性

未进行动物的长期致癌性研究以评价达托霉素的致癌倾向。

审核后修改：上述说明书修订时间较早，"毒理研究"项信息与目前说明书中的位置、格式和内容均存在差异，如"毒理研究"项通常不列"重复给药毒性"试验信息，仅在重复给药毒性试验中出现与临床不良反应相关的确切毒性时，才在本小节最后单列"其他"小标题，对这部分试验信息进行概述，以免产生误导。此外，部分描述用语也不够规范，如应描述为"动物实验"而非"动物研究""外周神经"和"周围神经"随机互换等。结合克必信®/Cubicin® 在国外的最新版本说明书（FDA 于 2018 年 12 月 3 日修订版本）内容以及目前国内现行说明书的撰写原则，对上述说明书【药理毒理】项"毒理研究"内容进行修改后如下：

遗传毒性

本品 Ames 试验、哺乳动物细胞基因突变试验、中国仓鼠卵巢细胞染色体畸变试验、体内微核试验、体外 DNA 修复试验和中国仓鼠体内染色体交换试验中均未发现致突变或致畸变倾向。

生殖毒性

静脉给予达托霉素高达 150mg/(kg·d) 时，以 AUC 计，约为人体暴露量的 9 倍（以体表面积计，为人用剂量 6mg/kg 的 4 倍），未见影响雌性或雄性大鼠的受精和生育能力。

在大鼠胚胎-胎仔发育毒性试验中，静脉给予达托霉素 75mg/(kg·d)（以体表面积计，为人用剂量 6mg/kg 的 2 倍）时，母体体重下降，但未见胚胎发育毒性。

在兔胚胎-胎仔发育毒性试验中，静脉给予达托霉素 75mg/(kg·d)（以体表面积计，为人用剂量 6mg/kg 的 4 倍）时，母体体重增长减少，摄食量降低，但未见胚胎发育毒性。

在大鼠围产期毒性试验中，静脉给予达托霉素 75mg/(kg·d)（以体表面积计，为人用剂量 6mg/kg 的 2 倍）时，未见母体及胚胎和子代发育毒性。

致癌性

未进行动物的长期致癌性研究以评价达托霉素的致癌倾向。

其他

动物给予达托霉素对其骨骼肌有影响，但不引起心肌或平滑肌的改变。药物对骨骼肌的影响以显微镜下变性/再生性变化和肌酸磷酸激酶（CPK）水平的可逆性升高为特征。在对大鼠和犬进行的重复给药试验中，最高给药剂量分别达 150mg/(kg·d) 和 100mg/(kg·d) 时未见明显的纤维变性和横纹肌溶解。当给药时间从 1 个月延长至 6 个月时，骨骼肌病变的程度未见加重。骨骼肌病变的严重程度呈剂量依赖性。所有对肌肉的影响，包括显微镜下的改变，在停药后 30 天内完全恢复。

成年动物

在成年动物中，当剂量高于出现骨骼肌病相关的剂量时，可见药物对周围神经产生影响（以轴突变性为特征，并经常伴有膝反射、咽反射和痛觉的明显缺失）。以 40mg/(kg·d)（为人用剂量 6mg/(kg·d) 的 C_{max} 的 9 倍）开始给药后 2 周内，观察到犬的膝反射缺失，在停药后 2 周内观察到临床改善。然而，以 75mg/(kg·d) 的剂量给药 1 个月时，8 只犬中有 7 只在 3 个月的恢复期内未能完全恢复膝反射反应。1 项犬单独试验中，连续 2 周给予达托霉素 75mg/(kg·d)、100mg/(kg·d)，停药后 6 个月可见轻微的残留组织学改变。然而，周围神经功能得到明显恢复。

在大鼠体内进行的组织分布试验显示，达托霉素单次或多次给药后在大鼠肾脏中有分布，但仅极少地透过血脑屏障。

幼年动物

幼年犬（7 周龄）给予达托霉素可见对骨骼肌和神经有影响。与成年动物不同，幼年犬给药 28 天后，在较低的血药浓度时可见周围神经和脊髓受到影响。幼年犬连续 14 天给予达托霉素 75mg/(kg·d) 后，未见神经毒性。

幼年犬（7 周龄）连续 28 天给予达托霉素 50mg/(kg·d) 后，部分动物虽然未见异常临床症状，但周围神经和脊髓轻微变性。达托霉素以 150mg/(kg·d) 剂量给药 28 天后，大多数动物出现极轻度的周围神经和脊髓变性以及极轻度至轻度的骨骼肌变性，并且伴有轻度至重度肌无力。停药 28 天后，显微镜检查显示骨骼肌和尺神经得到恢复，但 150mg/(kg·d) 剂量组所有动物仍可见坐骨神经和脊髓变性。

幼年犬连续 28 天给予达托霉素，当 C_{max} 值为 417μg/mL 时，显微镜下可见神经组织病理改变，此时 C_{max} 值约为成年犬给药 28 天后可见神经异常时 C_{max} (1308μg/mL) 的 1/3。

新生动物毒性

与幼年犬或成年犬相比，新生犬（4～31 天龄）对达托霉素导致的神经系统和/或肌肉系统毒性更敏感。当新生犬 C_{max} 约为幼年犬给药 28 天后 C_{max} 的 1/3，成年犬给药 28 天后 C_{max} 的 1/9 时，可见神经系统和/或肌肉毒性。在 25mg/(kg·d) 剂量下，C_{max} 和 AUC_{inf} 值分别为 147μg/mL 和 717μg·h/mL［分别为人用剂量 6mg/(kg·d)· C_{max} 和 AUC 的 1.6 倍和 1.0 倍] 时，可见轻度肌肉颤搐和一过性肌肉强直，对体重未见影响。这些症状可在停药后 28 天内恢复。

在更高剂量 50mg/(kg·d) 和 75mg/(kg·d) 可见明显的肌肉颤搐、四肢肌肉僵硬以及四肢运动功能受损，此时 C_{max} 和 AUC_{inf} 分别为 $\geqslant 321\mu g/mL$ 和 $\geqslant 1470\mu g·h/mL$。$\geqslant 50mg/(kg·d)$ 剂量下，因动物体重降低和总体状况恶化在出生后第 19 天停药。

在任何剂量水平都未见达托霉素导致的周围和中枢神经系统组织以及骨骼肌或其他所评估组织的病理学改变。

达托霉素 NOAEL 剂量 [10mg/(kg·d)] 下，犬未见不良反应。此剂量下的 C_{max} 和 AUC_{inf} 分别为 62$\mu g·h/mL$ 和 247$\mu g·h/mL$ [或分别为人用剂量 6mg/(kg·d) 时 C_{max} 和 AUC 的 0.6 和 0.4 倍]。

点评：以上述注射用达托霉素的说明书为例，抗菌药物与其余适应证药物的说明书相比，【药理毒理】项通常存在较大的区别。①因本品适应证人群包含 1~17 岁儿童患者，因此毒理研究项提供了较为详细的重复给药毒性试验信息，包括在成年动物、幼年动物和新生动物体内开展的长期给药试验结果。②由于成年动物毒性实验中可见药物相关的周围神经影响，因此还同时提供了组织分布研究结果以提示药物透过血脑屏障的可能性。③由于临床试验中可见药物相关的肌肉毒性和周围神经病变，因而在药物说明书"警示语"（国外说明书）和/或【不良反应】项包含"肌病和横纹肌溶解"和"周围神经病变"，故在毒理研究中描述了动物实验中也出现的相关毒性反应，并按不同年龄段，依次描述该药物在成年动物、幼年动物和新生动物中出现的药物相关的神经系统和/或肌肉系统毒性结果，分析了不同年龄段动物的毒性反应敏感性，并与人体用药暴露量相比，以尽可能全面地为临床用药提供参考信息。④值得注意的是，【适应证】下可见【药理毒理】研究概括性资料"由于在新生犬中观察到的对肌肉、神经肌肉和/或神经系统（周围和/或中枢）潜在影响的风险，因此不推荐年龄在一岁以内的儿童患者使用本品。"强调了非临床研究中提示的与临床用药直接相关的风险。

案例 8　来迪派韦索磷布韦

来迪派韦索磷布韦（Harvoni®/夏帆宁®）为 Gilead 研发的一种口服的丙

型肝炎病毒核苷酸类似物 NS5B 聚合酶抑制剂，由来迪派韦和索磷布韦组成。最初于 2014 年 10 月获 FDA 批准上市，于 2018 年 12 月获准进口，用于治疗成人和 12～18 岁青少年的慢性丙型肝炎病毒（HCV）感染。其药理毒理资料包含两个单药来迪派韦、索磷布韦的研究信息，如下：

【药理毒理】

药理作用

（略）

毒理研究

遗传毒性

来迪派韦或索磷布韦 Ames 试验、人外周血淋巴细胞染色体畸变试验、小鼠微核试验结果均为阴性。

生殖毒性

来迪派韦在剂量为 10mg/（kg·d）、30mg/（kg·d）、100mg/（kg·d）时，对大鼠交配和生育力未见不良影响。仅雌性大鼠在 100mg/（kg·d）（约为人临床剂量暴露量的 3 倍）下可见黄体、着床数目及胚胎存活数目轻微减少，这与短暂的母体体重降低和食量减少有关。在胚胎-胎仔发育毒性试验中，大鼠和兔给药剂量分别达 100mg/（kg·d）和 180mg/（kg·d）（分别约为人临床剂量暴露量 4 倍多和 2 倍）未见致畸作用。大鼠围产期毒性试验，剂量达 100mg/（kg·d）未见明显母体毒性和胚胎-胎仔发育毒性。来迪派韦可通过乳汁分泌。

索磷布韦在剂量为 20mg/（kg·d）、100mg/（kg·d）、500mg/（kg·d）时，对大鼠胚胎-胎仔发育或生育力未见影响，500mg/（kg·d）剂量下主要循环代谢产物（GS-331007）的暴露量约为人临床剂量下暴露量的 8 倍。在最高剂量下，索磷布韦对大鼠 [500mg/（kg·d）] 和兔 [300mg/（kg·d）] 未见致畸作用。GS-331007 在妊娠大鼠和妊娠兔体内的暴露量随给药时间的增加而增加，分别相当于人临床剂量暴露的 5～10 倍和 12～28 倍。GS-331007可通过乳汁分泌，对胎仔未见影响。

致癌性

来迪派韦

来迪派韦开展了转基因小鼠 6 个月的致癌性试验，未见致癌性。来迪派韦 2 年大鼠致癌性试验，雌雄大鼠给药剂量分别达 100mg/（kg·d）和 30mg/（kg·d），均未见药物相关的肿瘤发生率明显增加，大鼠高剂量下的暴露量分别相当于人日给药剂量暴露量的 10 倍（雄）和 4 倍（雌）。

索磷布韦

在小鼠和大鼠 2 年致癌性试验中，雌雄小鼠给药剂量分别达 600mg/（kg·d）和 200mg/（kg·d），雌雄大鼠的给药剂量达 750mg/（kg·d），未见致癌性。GS-331007 在小鼠体内的暴露量分别相当于人临床剂量暴露的 7 倍（雄）和 30 倍（雌），在大鼠体内的暴露量分别相当于人日给药剂量暴露量的 13 倍（雄）和 17 倍（雌）。

点评： 与抗菌药物类似，抗病毒药物的说明书【药理毒理】项较其余适应证存在一定区别。①药理作用项除了作用机制，还应包含抗病毒活性、耐药性和交叉耐药性等信息。②因本品为复方制剂，因此药理作用和毒理研究均包含单个药物的研究信息，并分别与人体临床暴露量相比，以尽可能全面地为临床用药提供参考信息。③值得注意的是，【适应证】下可见【药理毒理】研究概括性资料"关于丙型肝炎病毒（HCV）基因型特异性活性，参见【注意事项】和【药理毒理】。"明确了非临床研究中提示的与临床用药直接相关的信息。

案例 9　氟替美维吸入粉雾剂

氟替美维吸入粉雾剂（Elebrato Ellipta®）为一种由糖皮质激素受体激动剂（糠酸氟替卡松）、长效 β_2 肾上腺素受体激动剂（维兰特罗）和毒蕈碱 3 受体拮抗剂（芜地溴铵）组成的复方制剂。于 2017 年 9 月获 FDA 批准用于治疗慢性阻塞性肺病（COPD），于 2019 年 10 月获准进口，商品名全再乐®。其说明书药理毒理资料包含三种活性成分氟替卡松、乌美溴铵和维兰特罗各自的研究信息，如下：

【药理毒理】

药理作用

（略）

毒理研究

遗传毒性

糠酸氟替卡松 Ames 试验、体外小鼠淋巴瘤细胞试验、大鼠体内微核试验结果均为阴性。

乌美溴铵 Ames 试验、体外小鼠淋巴瘤试验、体内大鼠骨髓微核试验结果均为阴性。

维兰特罗 Ames 试验、体外叙利亚仓鼠胚胎（SHE）细胞试验、大鼠程序外 DNA 合成试验、体内大鼠骨髓细胞微核试验结果均为阴性，体外小鼠淋巴瘤试验结果不明确。

生殖毒性

糠酸氟替卡松和维兰特罗

妊娠大鼠在胚胎器官发生期单独吸入糠酸氟替卡松或维兰特罗［按 $\mu g/m^2$ 计算，分别相当于单药临床最大推荐吸入剂量（MRHDID）$100\mu g$ 和 $25\mu g$ 的 9 倍和 40 倍］，或联合吸入糠酸氟替卡松和维兰特罗 $95\mu g/(kg \cdot d)$，未见结构畸形。

糠酸氟替卡松

雄性和雌性大鼠分别吸入糠酸氟替卡松高达 $29\mu g/(kg \cdot d)$ 和 $91\mu g/(kg \cdot d)$（按 AUC 计算，分别约为成人 MRHDID 的 8 倍和 21 倍），未见对生育力的不良影响。

妊娠大鼠和兔于胚胎器官发生期分别吸入糠酸氟替卡松高达 $91\mu g/(kg \cdot d)$ 和 $8\mu g/(kg \cdot d)$（按 $\mu g/m^2$ 计算，分别约为 MRHDID 的 9 倍和 2 倍），未见致畸性，但大鼠可见发育迟缓，兔在母体毒性剂量水平可见流产增加。

母鼠于妊娠晚期和哺乳期吸入糠酸氟替卡松高达 $27\mu g/(kg \cdot d)$（按 $\mu g/m^2$ 计算，约为 MRHDID 的 3 倍），未见对子代发育的不良影响。

乌美溴铵

雄性和雌性大鼠皮下注射乌美溴铵高达 $180\mu g/(kg \cdot d)$ 或吸入乌美溴铵高达 $294\mu g/(kg \cdot d)$（按 AUC 计算，分别约为成人 MRHDID 的 100 倍和 50 倍），未见对生育力的不良影响。

妊娠大鼠和兔于胚胎器官发生期分别吸入乌美溴铵高达 $278\mu g/(kg \cdot d)$ 和皮下注射乌美溴铵高达 $180\mu g/(kg \cdot d)$（按 AUC 计算，分别约为 MRHDID 的 50 倍和 200 倍），未见明显致畸性。

母鼠于妊娠晚期和哺乳期皮下注射乌美溴铵高达 $60\mu g/(kg \cdot d)$（按 AUC 计算，约为 MRHDID 的 26 倍），未见对子代发育的不良影响，在 $180\mu g/(kg \cdot d)$（按 AUC 计算，约为 MRHDID 的 61 倍）剂量下，母鼠体重增长和摄食量降低，幼仔断乳前体重降低。

维兰特罗

雄性和雌性大鼠分别吸入维兰特罗高达 $31500\mu g/(kg \cdot d)$ 和 $37100\mu g/(kg \cdot d)$（按 AUC 计算，约为 MRHDID 的 5490 倍）未见对生育力的不良影响。

妊娠大鼠和兔于胚胎器官发生期分别吸入维兰特罗高达 $33700\mu g/(kg \cdot d)$（按 $\mu g/m^2$ 计算，约为 MRHDID 的 13000 倍）和 $5740\mu g/(kg \cdot d)$（按 AUC 计算，约为 MRHDID 的 1000 倍），大鼠在最高剂量下，兔在 $591\mu g/(kg \cdot d)$（按 AUC 计算，约为 MRHDID 的 160 倍）剂量下均未见致畸性。妊娠兔吸入维兰特罗 $5740\mu g/(kg \cdot d)$ 或皮下注射维兰特罗 $300\mu g/(kg \cdot d)$（按 AUC 计算，相当于 MRHDID 的 1000 倍）可导致胎仔骨骼畸形，包括颈椎椎体和掌骨骨化减少或缺失。兔吸入维兰特罗，还可导致与其他 β_2 受体激动剂相似的典型生殖毒性，如腭裂、开眼睑、胸骨融合和肢体弯曲/旋转障碍。

母鼠于妊娠晚期和哺乳期经口给予维兰特罗 $1000\mu g/(kg \cdot d)$（按体表面积 $\mu g/m^2$ 计算，约为 MRHDID 的 3900 倍），未见对子代发育的不良影响。

大鼠哺乳期皮下注射乌美溴铵，在约为 MRHDID 的 25 倍剂量下，2/54 幼仔可检测到量化水平的乌美溴铵，提示乌美溴铵可分泌入大鼠乳汁。

致癌性

糠酸氟替卡松

在 2 年致癌性试验中，大鼠和小鼠吸入糠酸氟替卡松高达 $9\mu g/(kg \cdot d)$ 和 $19\mu g/(kg \cdot d)$（按 $\mu g/m^2$ 计算，约与成人 MRHDID 相当）未见给药相关的肿瘤发生率增加。

乌美溴铵

在 2 年致癌性试验中，大鼠和小鼠分别吸入给予乌美溴铵高达 $137\mu g/(kg \cdot d)$ 和 $295/200\mu g/(kg \cdot d)$（雄性/雌性）（按 AUC 计算，分别约为成人 MRHDID 的 20 倍和 25/20 倍）未见与治疗相关的肿瘤发生率增加。

维兰特罗

在 2 年致癌性试验中，小鼠吸入维兰特罗 29500μg/(kg·d)（按 AUC 计算，约为成人 MRHDID 的 8750 倍），雌性小鼠可见卵巢小管基质腺癌发生率显著增高，在 615μg/(kg·d) 剂量下未见肿瘤发生率异常改变（按 AUC 计算，约为成人 MRHDID 的 530 倍）；大鼠吸入维兰特罗，在 ≥84.4μg/(kg·d) 剂量下（按 AUC 计算，约为成人 MRHDID 的 45 倍），雌性大鼠可见卵巢系膜平滑肌瘤发生率显著增高，垂体瘤潜伏期缩短，在 10.5μg/(kg·d) 剂量下未见肿瘤发生率异常改变（按 AUC 计算，约为成人 MRHDID 的 2 倍）。上述啮齿类动物肿瘤与以往报道的其他 β 肾上腺素受体激动剂诱导的肿瘤相似，与人相关性尚不明确。

点评：该药包含三种活性成分，其说明书中药理作用和毒理研究项均分别列出每个活性成分的研究信息；由于三种活性成分均已分别以单药形式在国外和/或国外获准上市，均已有单药相对较为全面的动物实验和人体应用信息。因此，未见采用复方制剂开展复方给药后的毒理研究结果，故说明书【药理毒理】未包含复方给药信息。

12.3　我国和欧美的相关法规与指导原则

12.3.1　我国的相关法规与指导原则

12.3.1.1　《药品包装、标签和说明书管理规定（暂行）》

2000 年 10 月 15 日发布并于 2001 年 1 月 1 日起施行的《药品包装、标签和说明书管理规定（暂行）》第十二条规定"药品说明书应包含有关药品的安全性、有效性等基本科学信息"；2002 年 6 月 22 日发布的"国家药品监督管理局关于下发药品说明书规范细则（暂行）的通知（国药监注［2001］294 号）"附件 1 "化学药品说明书规范细则（暂行）"中，明确列出了说明书中应包含【药理毒理】项，并对该项撰写内容进行了总体要求和具体的【药理毒理】项要求，如下：

总体要求：关于【药理毒理】、【药代动力学】、【适应证】、【用法用量】、【不良反应】、【禁忌】、【注意事项】、【孕妇及哺乳期妇女用药】、【儿童用药】、【老年用药】、【药物相互作用】和【药物过量】等项的内容，应在既往国家药品监督管理部门已批准国内生产或进口的使用说明书的基础上，参照原开发厂的使用说明书书写，并参考《中华人民共和国药典 二部 临床用药须知》（国家药典委员会编，以下简称"临床用药须知"）、 《新编药物学》、PDR（Physicians Desk Reference）及有关该品不良反应报道、该品药物相互作用的研究资料，对上述项目进一步充实完善。

【药理毒理】项要求包括药理作用和非临床毒理研究两部分内容：

非临床毒理研究 1. 基本要求：所涉及的非临床毒理研究内容是指与临床应用相关，有助于判断药物临床安全性的非临床毒理研究结果。应描述动物种属类型，给药方法（剂量、次数、期限和途径）和毒性的具体结果等重要信息。2. 内容：一般包括致癌性、生殖毒性、遗传毒性、长期毒性和急性毒性等内容。3. 复方制剂的非临床毒理研究内容应为复方制剂毒性研究结果。

【药理毒理】、【药代动力学】、【不良反应】、【禁忌】、【注意事项】、【儿童用药】、【老年用药】、【药物过量】项可按该药品的实际情况客观、科学地书写，其中有些项目若缺乏可靠的实验或文献依据，可以不写，说明书中不再保留该项标题。

12.3.1.2 《药品说明书和标签管理规定》

2006 年 3 月 10 日国家食品药品监督管理局公布《药品说明书和标签管理规定》，于 2006 年 6 月 1 日起施行，同时废止 23 号令。其中第九条规定药品说明书应当包含药品安全性、有效性的重要科学数据、结论和信息，用以指导安全、合理使用药品。药品说明书的具体格式、内容和书写要求由国家食品药品监督管理局制定并发布。但未对各项内容提出具体要求。

12.3.1.3 《化学药品、生物制品说明书指导原则》和《化学药品和治疗用生物制品说明书规范细则》

2004 年《化学药品、生物制品说明书指导原则》和 2006 年《化学药品和治疗用生物制品说明书规范细则》中均列出了【药理毒理】包括药理作用和毒理研究两部分内容项，并对其内容提出相似的要求。其对比如表 12-1。

表 12-1 《化学药品、生物制品说明书指导原则》与《化学药品和治疗用生物
制品说明书规范细则》对比

	《化学药品、生物制品说明书指导原则》	《化学药品和治疗用生物制品说明书规范细则》
发布时间	2004 年	2006 年
药理作用	药理作用为临床药理中药物对人体作用的有关信息,如与已明确的临床疗效有关或有助于阐述临床药理作用时,也可以包括体外试验和(或)动物实验的结果 药理作用的内容包括药物类别、药理活性(临床药理)、作用机制等 复方制剂的药理作用可以为每一组成成分的药理作用	药理作用为临床药理中药物对人体作用的有关信息。也可列出与临床适应证有关或有助于阐述临床药理作用的体外试验和(或)动物实验的结果 复方制剂的药理作用可以为每一组成成分的药理作用
毒理研究	毒理研究所涉及的毒理研究内容是指与临床应用相关,有助于判断药物临床安全性的非临床毒理研究结果 应当描述动物种属类型,给药方法(剂量、给药周期、给药途径)和主要毒性表现等重要信息。一般包括致癌性、遗传毒性、长期毒性等内容。必要时应当包括急性毒性、依赖性、一般药理及其他与给药途径相关的特殊毒性研究等信息 复方制剂的毒理研究内容应当尽量包括复方给药的毒理研究结果,若无该信息,应当写入单药的相关毒理内容	毒理研究所涉及的内容是指与临床应用相关,有助于判断药物临床安全性的非临床毒理研究结果 应当描述动物种属类型,给药方法(剂量、给药周期、给药途径)和主要毒性表现等重要信息 复方制剂的毒理研究内容应当尽量包括复方给药的毒理研究结果,若无该信息,应当写入单药的相关毒理内容。未进行该项实验且无可靠参考文献的,应当在该项下予以说明
其他	非处方药可以不列该项	无

与 2000 年国家药品监督管理局令第 23 号《药品包装、标签和说明书管理规定（暂行）》相比，2004 年《化学药品、生物制品说明书指导原则》中毒理研究部分增加了"必要时应当包括急性毒性、依赖性、一般药理及其他与给药途径相关的特殊毒性研究等信息"，其余规定没有明显变化；2006 年《化学药品和治疗用生物制品说明书规范细则》中对【药理毒理】项内容的规定相对简略，未明确要包含的毒性试验信息。

12.3.1.4 中药、天然药物处方药说明书格式内容书写要求及撰写指导原则

《中药、天然药物处方药说明书格式》列出了【药理毒理】项。《中药、天然药物处方药说明书内容书写要求》对该项内容提出："【药理毒理】申请药品注册时，按规定进行过系统相关研究的，应列出药理作用和毒理研究两部分内容；药理作用是指非临床药理试验结果，应分别列出与已明确的临床疗效密切相关的主要药效试验结果。毒理研究是指非临床安全性试验结果，应分别列出

主要毒理试验结果。未进行相关研究的，可不列此项。"

《中药、天然药物处方药说明书撰写指导原则》中有相对更详细规定，如下：

（十九）【药理毒理】

该项内容包括药理作用和毒理研究两部分内容。该项下的药理作用是指非临床药理试验结果，应是与已明确的临床疗效密切相关的主要药效试验结果。该项下的毒理研究是指非临床安全性试验结果，应列出安全性试验中出现的对临床用药安全有参考意义的试验结果。应描述动物种属类型、给药方法（剂量、给药周期、给药途径）和主要毒性表现等重要信息。一般包括长期毒性、遗传毒性、生殖毒性、致癌性等内容，必要时应包括一般药理学、急性毒性、依赖性及其他与给药途径相关的特殊毒性研究等信息。未进行相关研究的，可不列此项。

12.3.1.5 《抗菌药物说明书撰写技术指导原则》关于药理毒理的内容

该指导原则为最新发布，涉及药理毒理的内容比较全面，现介绍其重点如下，具体内容可参见指导原则正文[3]。

一般而言，【药理毒理】项下包括了药理作用及毒理研究两项主要内容。毒理研究部分，描述与临床应用相关，有助于判断药物临床安全性的非临床毒理研究结果。其应当描述动物种属类型、给药方法（剂量、给药周期、给药途径）和主要毒性表现等重要信息并应包括这些在动研究中发现的对临床相关的建议。一般包括致癌性、遗传毒性、长期毒性等内容。必要时应当包括急性毒性、依赖性、一般药理及其他与给药途径相关的特殊毒性研究等信息。

复方制剂的毒理研究内容应当尽量包括复方给药后的毒理研究结果，若无该信息，应当写入单药的相关毒理内容。

注意应说明药物的作用靶点，不得遗漏；应阐明产生临床效应的药理作用机制的过程；毒理学资料应完整、结论确切，不得掩盖重要信息，不得把毒性结论最小化。敏感性试验应注明出处，包括提供的时间和单位。

此外，该指导原则还在"四、注意事项"中"（一）特别注意事项"中说明"药理毒理项应包括药理作用和毒理研究两部分，药理作用为临床药理中药物对人体作用的有关信息，毒理研究所涉及的内容是指与临床应用相关，有助于判断药物临床安全性的非临床毒理研究结果。抗菌药的抗菌谱应分为体外试验和临床都证实的敏感菌，以及只是体外试验敏感而临床没有得到证实的敏感菌两类。抗菌药说明书应提供敏感性试验资料，包括试验方法、敏感性试验结果解释标准和质量控制。"

该指导原则此部分内容是根据近些年来审评说明书的经验而撰写，因此不仅适用于抗菌药，对于其他适应证药物的【药理毒理】撰写具有重要的参考意义。

12.3.2 美国的相关法规与指导原则

美国于2006年颁布、2019年修订的21 CFR 201.57（对人用处方药和生物制品说明书内容和格式的具体要求）和21 CFR 201.56（对人用处方药和生物制品说明书内容和格式的要求），对各项说明书内容进行了细化要求。现简介21 CFR 201.57中关于毒理相关内容的要求[4]。

根据21 CFR 201.57（对人用处方药和生物制品说明书内容和格式的具体要求），毒理学的大部分内容放置于"13 非临床毒理学（Nonclinical toxicology）"项中。该项包含"13.1 致癌、致突变、生育力损害"和"13.2 动物毒理学和/或药理学（必要时）"。13.1节的内容包括：必须说明是否进行了动物长期实验以评估致癌性潜力，若进行了，则说明其种属和试验结果；如果在动物生殖毒性实验或其他资料的结果引起对致突变性或雄性或雌性生育力损害的担忧，则必须对此进行描述。对于这些方面的任何预防声明必须包括对处方者对这些动物发现重要性的可行的、相关的建议。人类资料提示药物可能具有致癌性或致突变性，或提示可损害生育力，如"警告和预防措施"节所述，不得包含在本小节中。13.2节中，对于人类安全有效用药所需的未纳入说明书其他部分的重要动物数据必须包含在本小节中（如根据本章314.600或601.90用于支持上市的试验的特殊性，对于长期给药或植入人体的药物缺少慢性动物毒性资料）。

在"8 特殊人群用药（Use in specific populations）"的"8.1 妊娠（Pregnancy）"项下包含有除生育力试验之外的其他动物生殖毒性试验资料。在"风险总结（Risk summary）"中，必须包含基于所有相关来源（人类、动物和/或药理学）的数据的风险陈述，这些数据描述了药物不良发育结果的风险（即结构畸形、胚胎-胎儿和/或婴儿死亡率、功能损害、生长变化）。在"动物资料（Animal data）"部分，必须描述以下内容：试验类型、动物种属、剂量、暴露周期和给药方案、试验结果、母体毒性存在与否、数据的局限性。描述母体和子代的发现必须包括剂量-效应关系和不良发育结果的严重程度。动物的剂量或暴露量必须用人体的剂量或暴露量倍数来描述，并且必须包含这些计算的基础。

另外，在"8.4 儿科使用（Pediatric use）"中可能包括有幼龄动物毒理学实验资料，具体内容详见本书第 8 章。

12.3.3 EMA 的指导原则

EMA 于 2009 年 9 月修订发布了产品特性概要（Summary of Product Characteristics，SmPC），即"SmPC 指导原则（第 2 次修订版）"[6]。该指导原则中"5 药理性质"章节包含了说明书中对药效学、药动学和临床前安全性数据的要求，其"5.1 药效学特性"和"5.3 临床前安全性数据"类似于我国说明书【药理毒理】项中的药理作用和毒理研究信息。现介绍 EMA 对药品说明书中药理毒理相关资料的要求。

根据欧盟相关法律规定，SmPC 是构成上市许可的一个内在和不可分割的组成部分。SmPC 是医疗专业人员安全有效地使用药品的信息基础。包装说明书（Package Leaflet，PL）应根据 SmPC 编写。欧洲委员会和某些成员国要求，对每种药物剂型和规格提供单独的 SmPC。欧盟的 SmPC 是供医疗专业人员使用的药品说明书，有如我国的药品说明书。SmPC 包含了 12 个大项，有些项目又分为数小项，各项（或小项）中又设有若干小标题。

5.1～5.3 节通常应提及与处方和其他医药专业人员有关的信息，并考虑到批准的适应证和潜在的药物不良反应。陈述应简洁准确。当有新的资料，特别是关于儿科人群的资料时，应定期更新章节。

临床前安全性数据（5.3）

应提供可能与处方者相关的非临床试验结果的信息，以确认用于获批适应证的药物的安全性，而这些信息尚未包括在 SmPC 的其他相关章节中。

如果非临床研究的结果没有增加者所需的信息，那么无须在 SmPC 中重复这些结果（无论阳性或阴性）。

非临床试验的结果应简要并定性描述，如下：

• 基于安全药理学、重复给药毒性、遗传毒性、致癌性及生殖和发育毒性等传统的试验，非临床数据显示药物对人类没有特殊的危害。

• 在非临床试验中，只有在暴露量远远超过人最大暴露量时才观察到影响，提示与临床应用相关性不大。

- 未在临床试验中观察到，但在动物中在其药物暴露水平与临床暴露水平相似时出现的不良反应，且可能与临床应用相关，如下所示。

如有必要，应在小标题下呈现与儿科人群用药相关的非临床研究结果，包括幼龄动物和围产期毒性试验，以及临床相关性的讨论。

在幼龄动物和围产期发育的临床前安全性试验中观察到与儿科人群有关的特定毒性结果时，应在一个特定的儿科小节简要介绍幼龄动物和相关的围产期毒性试验结果。试验结果的临床相关性也应加以说明，如有，还应与 SmPC 其他项目的相关信息交叉参照（例如，SmPC 4.2 节关于儿科人群的各亚群的适应证或无适应证，或 SmPC 4.4、4.8、5.1 节关于相关儿科临床安全性资料或缺乏数据）。当幼龄动物毒性研究没有发现可能在儿科人群中使用的特定风险的相关结果时，可以如下描述（例如"幼龄动物毒性试验没有显示任何相关的结果。"），而不需要进一步的详细资料。然而，当该药品没有批准用于儿科人群的一个或多个亚群时，应包括与 SmPC 4.2 节的"儿科人群"小项交叉参照（该小项概述每个儿科人群相关亚群是否使用的总体建议，并告知读者再查阅可提供儿科临床资料的 SmPC 其他项目）。

总体评价认为，欧盟说明书中的非临床安全性部分所反映毒理学信息不如美国 FDA 说明书信息全面，但从近两年批准的说明书看也在逐渐完善并逐渐接近于美国说明书内容。

参考文献

［1］ 国家食品药品监督管理局 . 化学药品和治疗用生物制品说明书规范细则 ［EB/OL］. （2006-05-10）［2019-12-06］. http://samr. cfda. gov. cn/WS01/CL0844/10528. html.

［2］ 国家食品药品监督管理局 . 中药、天然药物处方药说明书格式内容书写要求及撰写指导原则 ［EB/OL］. （2006-06-22）［2019-12-06］. http://samr. cfda. gov. cn/WS01/CL0844/10573. html.

［3］ 国家药品监督管理局 . 抗菌药物说明书撰写技术指导原则 ［EB/OL］. （2018-05-31）［2019-12-06］. http://www. nmpa. gov. cn/WS04/CL2138/228234. html.

［4］ Administrative Committee of the Federal Register. 21 CFR 201. 57 Specific requirements on content and format of labeling for human prescription drug and biological products described in 201. 56 （b） （1） ［EB/OL］. （2019-04-01）［2019-12-06］. https://www. accessdata. fda. gov/scripts/cdrh/cfdocs/cfcfr/CFRSearch. cfm? fr＝201. 57.

［5］ FDA. Clinical Pharmacology Section of Labeling for Human Prescription Drug and Biological Products-Content and Format Guidance for Industry ［EB/OL］. （2016-11）［2019-12-06］. https://www. fda. gov/

media/74346/download.

[6] European Commission. A Guideline on Summary of Product Characteristics (SmPC) [EB/OL]. (2009-09) [2019-12-06]. https://ec. europa. eu/health//sites/health/files/files/eudralex/vol-2/c/smpc ＿ guideline ＿ rev2 ＿ en. pdf.

[7] 药品审评中心药理毒理学部 . 进口药品说明书【药理毒理】撰写原则 (电子刊物)[EB/OL]. (2013-04-10)[2019-12-06]. http：//www. cde. org. cn/dzkw. do？ method＝largePage&id＝313041.

（黄芳华 邵 雪）

第 13 章

【药代动力学】的撰写

药物的药动学（PK）特征是理解药物体内行为、合理使用药物达到最佳疗效，同时保证安全性的重要基础。在治疗决策中需要重点考虑药物药动学以及在特定条件和特定人群中的药动学。本章主要参考我国及 FDA 相关法规和指导原则[1~5]，详细说明了说明书【药代动力学】项下撰写的一般原则、具体内容和格式要求，旨在帮助申请人规范起草处方药说明书（后文简称说明书）中相关内容，有助于我国药监部门批准上市的处方药说明书中相关格式和内容的一致性并便于药品使用者有效获取和正确理解相关内容。

13.1 撰写要点

13.1.1 撰写内容

本项应对母体药物及其相关代谢物的有临床意义的 PK 特点以及任何独特的药物特性进行简要描述。相关内容可包括研究剂量范围内 PK 线性或非线性关系和药物的生物药剂学特性（如缓释片、口腔崩解片）以及是否属于前药类别等信息。此外本项下还应包括：在批准的推荐剂量下预期的药物暴露［如最大血药浓度（C_{max}）、血药浓度-时间曲线下的面积（AUC）］、达到稳态的时间、多次给药后的蓄积率、PK 随时间的变化特点等。

（1）吸收　本项适用于口服和其他非静脉给药途径，并应包括有关吸收速率和程度的信息。如适用，应描述与吸收有关的其他因素。例如，是否存在首关效应、其部位［肝和（或）肠］和程度，或其他影响生物利用度的机制（如肠代谢酶或转运体）；研究剂量范围内的吸收动力学的描述（即线性或非线性的）；个体内和个体间吸收变异的程度和来源；与疾病相关的吸收变化（如由于快速或缓慢的胃肠道转运、短肠综合征）的临床相关性；不同注射或敷药部位的吸收差异。

食物对口服药物吸收的影响应在"食物影响"的小标题下描述，同时列明食物或膳食的总热量和组成（脂肪、碳水化合物和蛋白质的量），及相应研究结果如食物对重要 PK 参数的影响、进餐时间对吸收的影响。

如何给予与饮食或食品摄入相关药物的具体说明，应包括在【用法用量】项目中，并根据作用性质包含在说明书的其他项目如【注意事项】中。

（2）分布　本项应描述药物分布容积及相关讨论、与药物全身分布有关的其他研究结果（如进入血液成分、组织或中枢神经系统的分布）、药物的蛋白结合等以助于了解药物活性或安全性（如停止治疗时可能要考虑，分布容积较大可能造成终末半衰期较长）。

（3）消除　本项应包括引言段、代谢和排泄，分段讨论。

① 引言段。应包括 a. 药物的全身总清除率值以及对总清除率影响的有关信息，如肾和非肾清除途径占总清除率的百分比。b. 药物的半衰期（通常是基于达到稳态时间的半衰期）。如某药具有长半衰期应在此指出，并应在说明书其他适当的项目中（如【注意事项】）描述相关处理措施。c. 若在批准的推荐剂量范围内呈现非线性消除时，应阐述剂量与半衰期的相关性。

② 代谢。本小节应包括 a. 描述生物转化途径，包括特殊酶的作用和主要代谢物的确定，并注明相关资料的来源（即，体外和/或体内研究）。如代谢途径尚不确定，可确定已被排除的途径。b. 代谢物的活性（如果相关），包括其代谢物与母体药物的暴露比率以及对母体药物的相对活性。如"在血浆中确定了两个活性代谢物，即代谢物 Y 和代谢物 Z，它们与母体药物 X 作用相当，AUC 分别为母体药物的 25％和 11％。"

③ 排泄。本小节应包括 a. 通过化学检测或放射性标记（质量平衡）研究确定的母体药物和代谢物从身体排出的途径和程度。b. 涉及排泄过程的机制和可能的转运体。如某药经肾排泄，应描述肾排泄的机制（如肾小球滤过、主动分泌或再吸收）。

（4）特殊人群　本项应该简洁描述包括年龄、性别、种族或民族、肾功能、肝功能与妊娠状态等亚组潜在 PK 差异的研究结果或分析。建议采用以下小标题：老年患者、儿童患者、性别、种族或民族群体、肾功能不全患者、肝功能不全患者和妊娠妇女。如有，也可包括其他特殊人群相关研究（如吸烟者、肥胖患者或低体重患者）。

可在相关项目（如【用法用量】、【注意事项】以及"特殊人群"）详细描述相应剂量调整或特定人群的临床措施。

具体建议如下。

① 老年患者。描述对 65 岁及以上的受试者中进行的 PK 研究结果，并与年轻成人人群的结果进行对比；也可用年龄范围描述结果。

② 儿童患者。如获批适应证包括儿童用药，应在本小节根据适当的儿童年龄组概述相关 PK 资料并评价从出生到 17 岁以下儿童患者的 PK。如若在相关的儿童人群尚未确定安全性和有效性时，应在【儿童用药】项下如实描述。

③ 性别。若适用，应在本小节描述性别的 PK 差异研究和分析结果。

④ 特定种族/民族。若适用，应在本小节描述特定种族或民族人群中 PK 差异研究和分析结果。

⑤ 肾功能不全患者。应描述对不同程度的肾功能不全受试者进行的 PK 差异研究和分析结果，并与正常肾功能受试者对比分析。报告母体药物和相关代谢物的变化以及血液透析（连续性肾脏替代治疗）和长期腹膜透析对体内清除的影响。

⑥ 肝功能不全患者。应描述不同程度的肝功能不全受试者 PK 差异研究结果，并与正常肝功能受试者对比分析。应报告母体药物和相关代谢物的变化。

⑦ 妊娠妇女。如有相关研究结果，应在本小节描述妊娠期间 PK 的研究结果以支持【孕妇及哺乳期妇女用药】项目中风险概述及妊娠期间和产后期剂量调整。如有必要，相关资料概述应在【孕妇及哺乳期妇女用药】项下体现，相关特殊剂量调整应在【用法用量】中体现。

13.1.2 撰写格式

应以文字、表格和/或图形等形式进行定性和定量描述，确保清晰并便于医护人员理解。如，PK 特征（如线性、蓄积、暴露参数）、吸收、分布、消除可以表格形式描述。表格和图形应该有自明性、标记清楚、不重复、格式一致。文字一般不应重复表和图的内容。如果相关资料在相关图表中出现，可以省略相关标题或小标题。

说明书的【药代动力学】部分可进行总体简要描述，并按下列标题（如果适用）分别详细介绍，其顺序为：

• 吸收

- 分布

- 消除

- 特殊人群

如果标题不适用应省略。可酌情增加标题或小标题（如影响 PK 的抗药抗体形成）。简要介绍中包括的资料不应在这种标题和小标题项下重复。可以其他形式（如表图）进行简要介绍。应报告 PK 参数（如清除率、分布容积、半衰期）。

对于仿制药，虽然相对生物利用度可能是获批的重要因素，但应避免"生物等效性"或"近似的 PK 数据"等描述。对于特殊制剂，可描述血药浓度-时间的差异以支持临床决策（如缓释和速释制剂的血药浓度对时间特点的比较）。对于包含已获批的单个成分的固定剂量复方产品，说明书应包含单个成分的相关资料。

13.1.3 撰写注意事项

PK 数据对解释和理解患者个体和亚组人群的药物作用行为至关重要。PK 值应以（算术的或几何的）平均数或中位数以及区间（即标准差和/或最小值和最大值）报告。具体取决于数据的分布、数据是否为正态分布和/或具体参数（如对于 T_{max}，使用中位数描述可能比平均数更合适）。

可采用直方图等方式全面描述 PK 行为；若存在 PK 数据的偏态分布应列入说明书并进行评价。

13.2 案例分析

13.2.1 合格案例

下面是药审中心"中国上市药品目录集"收录的几个较为完善的说明书。

案例 1 硝酸甘油舌下片[6]

【药代动力学】

吸收

舌下含化后硝酸甘油迅速被吸收。平均给药后 6～7 分钟硝酸甘油血药浓度达峰值（见下表）。C_{max} 及 AUC 随剂量由 $0.3\sim0.6mg$ 成比例增长。本品的绝对生物利用度约为 40%，但可随影响药物吸收的因素如舌下水化作用和黏膜代谢而变化。

表　硝酸甘油舌下片的药动学参数[①]

药动学参数	给药剂量	
	$2\times0.3mg$	$1\times0.6mg$
C_{max}/(ng/mL)	2.3(1.7)	2.1(1.5)
T_{max}/min	6.4(2.5)	7.2(3.2)
$AUC_{(0-\infty)}$/min	14.9(8.2)	14.9(11.4)
$T_{1/2}$/min	2.8(1.1)	2.6(0.6)

① 以均值（SD）表示。

分布

静脉给药硝酸甘油的分布容积为 $3.3L/kg$，血药浓度为 $50\sim500ng/mL$ 时，其血浆蛋白结合率约为 60%，而 1,2-二硝酸甘油和 1,3-二硝酸甘油则分别为 60% 和 30%。

消除

代谢

一种肝脏还原酶在硝酸甘油代谢为二硝酸甘油和单硝酸甘油并最终代谢为甘油和有机硝酸盐的过程中起主要作用。已知的肝外代谢场所包括血红细胞和血管壁。在血浆中除硝酸甘油外还发现其二个主要活性代谢产物 1,2-二硝酸甘油和 1,3-二硝酸甘油，平均血药浓度峰值约出现在用药后 15 分钟，消除半衰期分别为 36 分钟和 32 分钟。据报道，1,2-二硝酸甘油和 1,3-二硝酸甘油分别约占硝酸甘油药理活性的 2% 和 10%。二硝基代谢产物的较高血药浓度和近 10 倍于硝酸甘油的长半衰期对维持药效时间可能起到重要作用。硝酸甘油的代谢产物单硝酸甘油在心血管作用方面不具有活性。

排泄

硝酸甘油的平均半衰期为 $2\sim3$ 分钟，所以其血药浓度下降很快。半衰期时间范围是 $1.5\sim7.5$ 分钟。清除率（$13.6L/min$）大大超过肝血流速率。代谢是药物排泄的主要途径。

案例 2 阿托伐他汀钙片[7]

【药代动力学】

吸收

阿托伐他汀钙口服后吸收迅速；$1\sim2$ 小时内血药浓度达峰（C_{max}）。吸收程度随阿托伐他汀钙的剂量成正比例增加。阿托伐他汀钙（母体药物）的绝对生物利用度约为 14％，而 3-羟基-3-甲基戊二酰辅酶 A（HMG-CoA）还原酶抑制活性的系统生物利用度约为 30％。系统生物利用度较低的原因在于进入体循环前胃肠黏膜清除和/或肝脏首关效应。与早晨给药相比，晚上给药血药浓度稍低（C_{max} 和 AUC 约 30％）。然而，无论一天中何时给药，低密度脂蛋白胆固醇（LDL-C）的降低是相同的（见【用法用量】）。

分布

阿托伐他汀钙的平均分布容积约为 381L。血浆蛋白结合率≥98％。血液与血浆比约 0.25，提示仅有少量药物渗透入红细胞内。根据在大鼠中的观察，阿托伐他汀钙可能分泌入人乳中（见【禁忌】和【孕妇及哺乳期妇女用药】中"哺乳期妇女"）。

消除

代谢

阿托伐他汀钙广泛代谢成邻位和对位羟基衍生物及多种 β 氧化产物。体外实验中，邻位和对位羟基化代谢物对 HMG-CoA 还原酶的抑制作用与阿托伐他汀钙相当。对 HMG-CoA 还原酶的循环抑制活性约 70％是由活性代谢产物产生。体外研究显示了细胞色素 P450 3A4（CYP 3A4）在阿托伐他汀钙代谢中的重要性，同时服用已知的同工酶抑制剂红霉素与人体内阿托伐他汀钙的血药浓度增加相一致（见【注意事项】、【药物相互作用】）。在动物中，邻位-羟基代谢产物经过进一步的葡萄醛酸化过程。

排泄

阿托伐他汀钙及其代谢产物主要经肝脏和/或肝外代谢后经胆汁清除；但是阿托伐他汀钙似无明显的肝肠循环。阿托伐他汀钙的人体平均血浆消除半衰期约为 14 小时，但因其活性代谢产物的作用，阿托伐他汀钙对 HMG-CoA 还原酶抑制活性的半衰期约 20～30 小时。阿托伐他汀钙口服给药后，尿回收率不到给药剂量的 2%。

特殊人群

老年患者

在健康老年人群（年龄≥65 岁）中，阿托伐他汀钙的血药浓度较青年人的高（C_{max} 约为 40%，AUC 约为 30%）。临床数据显示，给予任意剂量的阿托伐他汀钙，在老年人群中其降低低密度脂蛋白胆固醇（LDL-C）的程度要明显高于青年人（见【注意事项】中"老年用药"）。

性别

阿托伐他汀钙的血药浓度存在性别差异（就 C_{max} 而言女性比男性高约 20%，就 AUC 而言，女性较男性低 10%）。然而临床应用中，阿托伐他汀钙降低低密度脂蛋白胆固醇（LDL-C）作用不存在有明显临床意义的性别差异。

肾功能不全患者

肾脏疾病对阿托伐他汀钙的血药浓度和降低低密度脂蛋白胆固醇（LDL-C）作用无影响，因此，肾功能不全的患者无须调整剂量（见【用法用量】）。

血液透析的患者

尽管仍未对终末期肾病的患者进行研究，由于本品与血浆蛋白广泛结合，因此血透并不能显著提高阿托伐他汀钙的清除率。

肝功能不全患者

在慢性酒精性肝病的患者中，阿托伐他汀钙的血药浓度显著增加；在 Child-Pugh A 患者中，C_{max} 和 AUC 均增加了 4 倍，而在 Child-Pugh B 患者 C_{max} 和 AUC 分别增加了 16 倍和 11 倍（见【禁忌】）。

表 3　联合用药对阿托伐他汀药动学的影响

联合用药名称及用量	阿托伐他汀		
	剂量/mg	AUC 变化[&]	C_{max} 变化[&]
[#]环孢霉素 5.2mg/(kg·d),稳定剂量	10mg 每天一次,28 天	↑8.7 倍	↑10.7 倍
[#]替拉那韦 500mg, 一天两次/利托那韦 200mg,一天两次,7 天	10mg,单次剂量	↑9.4 倍	↑8.6 倍

续表

联合用药名称及用量	阿托伐他汀		
	剂量/mg	AUC 变化[&]	C_{max}变化[&]
[#]特拉匹韦 750mg,每 8 小时一次,10 天	20mg,单次剂量	↑7.88 倍	↑10.6 倍
[#],[‡]沙奎那韦 400mg,一天两次/利托那韦 400mg,一天两次,15 天	40mg,每天一次,4 天	↑3.9 倍	↑ 4.3 倍
[#]克拉霉素 500mg,一天两次,9 天	80mg,每天一次,8 天	↑4.4 倍	↑5.4 倍
[#]地瑞那韦 300mg,一天两次/利托那韦 100mg,一天两次,9 天	10mg,每天一次,4 天	↑3.4 倍	↑2.25 倍
[#]伊曲康唑 200mg,每天一次,4 天	40mg,单次剂量	↑3.3 倍	↑20%
[#]福沙那韦 700mg,一天两次/利托那韦 100mg,一天两次,14 天	10mg,每天一次,4 天	↑2.53 倍	↑2.84 倍
[#]福沙那韦 1400mg,一天两次,14 天	10mg,每天一次,4 天	↑2.3 倍	↑4.04 倍
[#]奈非那韦 1250mg,一天两次,14 天	10mg,每天一次,28 天	↑74%	↑2.2 倍
[#]葡萄柚汁 240mL,每天一次[*]	40mg,单次剂量	↑37%	↑16%
地尔硫䓬 240mg,每天一次,28 天	40mg,单次剂量	↑51%	无变化
红霉素 500mg,一天四次,7 天	10mg,单次剂量	↑33%	↑ 38%
氨氯地平 10mg,单次用药	80mg,单次剂量	↑15%	↓ 12%
西咪替丁 300mg,一天四次,2 周	10mg,每天一次,2 周	↓<1%	↓11%
考来替泊 10mg,一天两次,28 周	40mg,每天一次,28 周	未测定	↓26%[**]
Maalox 口服混悬液[®] 30mL,每天一次,17 天	10mg,每天一次,15 天	↓33%	↓34%
依非韦仑 600mg,每天一次,14 天	10mg,3 天	↓41%	↓1%
[#]利福平 600mg,每天一次,7 天(联合给药)[†]	40mg,单次剂量	↑30%	↑2.7 倍
[#]利福平 600mg,每天一次,5 天(单独给药)[†]	40mg,单次剂量	↓80%	↓40%
[#]吉非贝齐 600mg,一天两次,7 天	40mg,单次剂量	↑35%	↓<1%
[#]非诺贝特 160mg,每天一次,7 天	40mg,单次剂量	↑3%	↑ 2%

续表

联合用药名称及用量	阿托伐他汀		
	剂量/mg	AUC 变化[&]	C_{max} 变化[&]
波西普韦 800mg,一天三次,7 天	40mg,单次剂量	↑2.30 倍	↑2.66 倍

[&] 表中 x 倍代表联合用药数值与阿托伐他汀单独给药数值之比（即 1 倍为无变化）；表中百分数（%）代表（联合用药数值－单独给药数值)/单独给药数值（即 0%为无变化）。

[#] 临床意义见【注意事项】和【药物相互作用】。

[*] 有报告显示葡萄柚汁用量过多（每天超过 750 毫升至 1.2 升）会使 AUC（最高达 2.5 倍）和/或 C_{max}（最高达 71%）上升更显著。

[**] 给药后 8～16 小时取样检测。

[†] 利福平具有双重药物相互作用机制，阿托伐他汀与利福平联合用药时推荐同时服用，如果先服用利福平后服用阿托伐他汀可使后者血药浓度显著降低。

[‡] 本研究中使用的沙奎那韦＋利托那韦的应用剂量非临床使用剂量。当使用临床剂量时，阿托伐他汀的暴露剂量的增高值很可能高于本研究中观察到的增高值。因此，应用时应谨慎，并使用最低必要剂量。

表 4　阿托伐他汀对联合应用药物的药动学影响

阿托伐他汀	联合用药名称		
	剂量/mg	AUC 变化	C_{max} 变化
80mg,每天一次,15 天	氨替比林 600mg,单次剂量	↑3%	↓11%
80mg,每天一次,14 天	[#] 地高辛 0.25mg,每天一次,20 天	↑15%	↑20%
40mg,每天一次,22 天	口服避孕药每天一次,2 个月 　-炔诺酮,1mg 　-炔雌醇,35μg	↑28% ↑19%	↑23% ↑30%
10mg,每天一次	替拉那韦 500mg,一天两次/利托那韦 200mg,一天两次,7 天	无变化	无变化
10mg,每天一次,4 天	福沙那韦 1400mg,一天两次,14 天	↓27%	↓18%
10mg,每天一次,4 天	福沙那韦 700mg,一天两次/利托那韦 100mg一天两次,14 天	无变化	无变化

[#] 临床意义见【注意事项】和【药物相互作用】。

案例 3　甲磺酸伊马替尼片[8]

【药代动力学】　伊马替尼的药动学是在 25～1000mg 剂量范围内，在单剂量和达稳态后评价的。

伊马替尼剂量在 $25\sim1000mg$ 范围内，其平均曲线下面积（AUC）的增加与剂量存在比例性关系。重复给药的药物累积量在达稳态时为 $1.5\sim2.5$ 倍。

吸收

伊马替尼的平均绝对生物利用度为 98%，口服后血浆伊马替尼 AUC 的变异系数波动在 $40\%\sim60\%$。与空腹时比较，高脂饮食后本药吸收率轻微降低（C_{max}减少 11%，t_{max} 延后 1.5 小时），AUC 略减少（7.4%）。

分布

约 95% 药物与血浆蛋白结合，绝大多数是与白蛋白结合，少部分与 α-酸性糖蛋白结合，只有极少部分与脂蛋白结合。整个机体内的总体分布浓度较高，分布容积为 $4.9L/kg$，但红细胞内分布比率较低。体内组织中有关药物分布情况仅来源于临床前的资料。肾上腺和性腺中摄取水平高，中枢神经系统中摄取水平低。

消除

代谢

人体内主要循环代谢产物是 N-去甲基哌嗪衍生物，在体外其药效与原型相似。该代谢物的血浆 AUC 是甲磺酸伊马替尼 AUC 的 16%。伊马替尼是 CYP3A4 的底物，又是 CYP3A4、CYP2D6、CYP2C9 和 CYP2C19 的抑制剂，因此，可影响合用药物的代谢（见【药物相互作用】）。

排泄

伊马替尼的消除半衰期为 18 小时，其活性代谢产物半衰期为 40 小时，7 天内约可排泄所给药物剂量的 81%，其中从粪便中排泄 68%，尿中排泄 13%。约 25% 为原型（尿中 5%，大便中 20%），其余为代谢产物，在粪便和尿中活性代谢产物和原型的比例相似。

特殊人群

成人群体药动学研究表明，性别对药动学无影响，体重的影响也可略而不计。

给予同样的剂量（$400mg/d$），GIST 患者其稳态时的药物暴露量是 CML 患者的 1.5 倍。依据初步的 GIST 患者的群体药动学研究，伊马替尼的药动学有 3 项指标的变化（白蛋白、WBC 和胆红素）在统计学上有显著性影响。

低白蛋白水平降低清除，正如较高的 WBC 水平。但是这些影响并不足以断定剂量需要调整。

儿童用药

儿童和青少年 $260mg/m^2$ 和 $340mg/m^2$ 的使用剂量会产生同样的药物暴露，分别相当于成人的 400mg 和 600mg。以 $340mg/(m^2 \cdot d)$ 的剂量经每日一次重复给药后，第 8 天和第 1 天的 AUC_{0-24} 比揭示出有 1.7 倍的药物蓄积。

老年用药

据报道在一项超过 65 岁的患者大于 20% 的临床研究结果，年龄对药动学没有明显的影响。

器官功能不全

伊马替尼及其代谢产物几乎不通过肾脏排泄。轻中度肾功能不全患者的血浆暴露量略高于肾功能正常的患者，增加约 1.5～2 倍，与血浆 AGP 水平增加 1.5 倍相符，AGP 可与伊马替尼牢固结合。由于伊马替尼几乎不经肾脏排泄，故肾功能不全和肾功能正常患者的伊马替尼原药清除率大概相似（见【用法用量】、【注意事项】）。

尽管药动学结果显示有个体差异，但与肝功能正常的患者相比，伴有不同程度肝功能不全的患者对伊马替尼的平均暴露量未见增加（见【用法用量】、【注意事项】、【不良反应】）。

13.2.2 不合格案例

我国部分药品说明书中药动学研究资料仍亟待完善和规范，突出问题包括资料缺失、资料欠详细、缺项等[9~10]。下面通过几个具体案例进行讨论。

案例 1 阿莫西林胶囊

【**药代动力学**】 阿莫西林在胃酸中稳定，服用时可保持正常饮食，胃内食物的存在不会影响药物的吸收。口服给药后，阿莫西林在体内迅速地、几乎完全地被吸收（85%～90%），并很快扩散到体内在大部分组织和体液中，而不扩散到脑和脊液（脑膜炎例外）。半衰期约 60 分钟，大部分以原型从尿中排出。同时服用丙磺舒能延缓肾对本药的排泄。本品与人血清蛋白结合率约 17%。血清峰浓度一般在给药后 1 小时达到。服药后 6 小时内尿中排出量约为给药剂量的 60%～70%。

点评： 日本药品医疗器械管理局（Pharmaceuticals and Medical Devices Agency，以下简称 PMDA）批准的阿莫西林胶囊说明书中药动学资料描述了药物吸收、分布、代谢、排泄等信息，包含药物峰浓度、达峰时间、暴露量、组织分布/移行等重要信息[11]，而上述说明书描述内容中只是用含义模糊的词语简要描述了生物利用度、半衰期、达峰时间等，许多重要药动学内容缺失。

案例2　头孢地尼分散片

【药代动力学】

● *血药浓度*

-6 名健康成人一次空腹口服 50mg、100mg、200mg（效价）头孢地尼时，约经 4 小时后可达到血药峰浓度，分别为 0.64μg/mL、1.11μg/mL和 1.74μg/mL，其血浆半衰期为 1.6～1.8 小时。

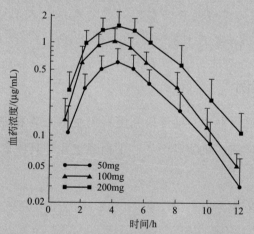

男性健康成人单次口服头孢地尼后的血药浓度曲线

-6 名健康成人一次空腹和进食后口服 100mg（效价）头孢地尼，约经 4 小时后，可达到血药峰浓度，分别为 1.25μg/mL、0.79μg/mL。进食后给药，其吸收稍有降低。

-肾功能受损患者一次口服 100mg（效价）头孢地尼，血浆半衰期延长与
肾受损程度成正比。

肌酐清除率/(mL/min)	编号	$T_{1/2}$/h	AUC/($\mu g \cdot$ h/mL)
≥100	3	1.66	2.76
51~70	1	2.41	10.74
31~50	3	2.92	7.48
≤30	2	4.06	16.94

-6 名血液透析患者餐后一次口服 100mg（效价）后，本品血浆半衰期延
长近 11 倍。在相同的患者中餐后一次口服 100mg（效价）头孢地尼，
在血药浓度达峰值时血液透析 4 小时。进行血液透析者的半衰期缩短，
约为不进行血液透析者的 1/6，清除率为 61%。

	未进行透析	进行透析
C_{max}/(μg/mL)	2.36	2.03
T_{max}/h	9.00	—
$T_{1/2}$/h	16.95	2.76
AUC$_{0-\infty}$/($\mu g \cdot$ h/mL)	69.05	30.18
清除率/%	—	61

● 分布

在患者痰液、扁桃体、上颌窦黏膜组织、中耳分泌物、皮肤组织和口腔
组织等均有分布，尚不知是否在乳汁中有分布。

● 代谢

人体血液、尿及粪便中未发现有抗菌活性的代谢产物。

● 排泄

头孢地尼主要经肾脏排泄。

-健康成人（空腹）口服 50mg、100mg、200mg（效价）时，尿排泄率
（0~24 小时）约为 26%~33%，4~6 小时的尿液峰值浓度分别为
44.3μg/mL、81.5μg/mL 和 132μg/mL。

-肾功能不全患者一次口服 100mg（效价）头孢地尼，排泄缓慢，并与肾
功能不全程度成正比。

点评：本品药动学描述了药物的血药浓度、分布、代谢、排泄相关信息，但是与日本 PMDA 批准的说明书[12]相比，缺少了药物的组织浓度相关描述，只是用含义模糊的词语描述，欠准确详细。

案例 3 注射用氨曲南

【药代动力学】 肌内注射吸收迅速、完全，正常受试者单次肌内注射 1g，血药峰浓度可达 45mg/L，达峰时间 1 小时左右。单次静脉滴注（30 分钟）0.5g、1g 及 2g 后，血清峰浓度分别为 54mg/L、90mg/L 和 204mg/L，8 小时后各为 1mg/L、3mg/L 和 6mg/L，以相同剂量改用 3 分钟静脉注射，血清峰浓度分别为 58mg/L、125mg/L 和 242mg/L。在体内广泛分布于各种组织和体液中，其分布容积成人为 20L。在肾、肝、肺、心、胆囊、骨、输卵管、卵巢、子宫内膜和前列腺等组织，以及胆汁、胸腹膜液、心包液、支气管液、羊水、唾液和脑脊液等体液中均可达有效治疗浓度。给药后约 60%～70% 以原型随尿液排泄，12% 随粪便排出，以单次 0.5g、1g 和 2g（30 分钟）静脉滴注给药后 2 小时，尿中浓度可达 1100mg/L、3500mg/L 和 6600mg/L，8～12 小时仍可维持在 25～120mg/L，以单次 0.5g 和 1g 肌内注射给药后 2 小时，尿中浓度分别为 500mg/L 和 1200mg/L，6～8 小时后降至 180～470mg/L。本品蛋白结合率为 40%～65%、血清消除半衰期为 1.5～2 小时，肾功能不全者血清消除半衰期明显延长，肝功能不全者则略有延长。本品与丙磺舒或利磺胺合用将导致氨曲南血药浓度明显升高。

点评：本品为抗菌药，药动学资料欠详细，参考美国食品药品管理局（FDA）公布的说明书，其中药动学资料包括不同剂量和给药途径的浓度-时间关系、浓度-抗菌效应关系、半衰期（正常受试者、老年患者）、血清清除率、肾清除率、稳态表观分布容积、尿便的排泄、血清蛋白结合率、体液和组织浓度、药物相互作用对本品血清浓度的影响等资料[13]。而中文说明书的内容缺失较多。另外，如按照撰写格式要求分项描述会更清晰。

案例 4 注射用甲磺酸齐拉西酮

【药代动力学】 国外研究表明：单剂肌内注射齐拉西酮的生物利用度为 100％，达峰时间为 60 分钟或更早，平均半衰期（$T_{1/2}$）为 2～5 小时。采用增加剂量方式和连续肌内注射 3 天观察，未出现蓄积。尽管对肌内注射齐拉西酮的代谢和消除未做系统评价，肌内注射齐拉西酮应与其口服制剂的代谢途径相同。口服齐拉西酮后充分代谢，仅少量原型药经尿液（＜1％）和粪便（＜4％）排泄。齐拉西酮主要经 3 种代谢途径消除、生成 4 种主要可循环代谢产物：苯并异噻唑（BITP）亚砜、BITP 一砜、齐拉西酮亚砜和 S-甲基-二氢齐拉西酮。经尿液和粪便排泄的药物分别约为 20％和 66％，血清中原型齐拉西酮约为 44％。离体人肝细胞组分研究表明，经两步生成 S-甲基-二氢齐拉西酮。离体人肝微粒和重组酶研究表明，氧化代谢齐拉西酮的 CYP 酶主要是 CYP 3A4，CYP 1A2 作用较弱。在体分泌和代谢资料表明，低于 1/3 的齐拉西酮经细胞色素 P450 氧化代谢消除，约 2/3 齐拉西酮经醛氧化酶代谢清除。对醛氧化酶有临床意义的抑制剂或激动剂情况尚不清楚。年龄、性别和种族对齐拉西酮药动学无影响。不需要调整剂量。

吸烟：体外人肝细胞酶进行的研究表明，齐拉西酮不是 CYP 1A2 酶的底物，吸烟应该对齐拉西酮的药动学无影响。群体药动学研究结果与体外研究结果一致，群体药动学研究表明，吸烟和不吸烟对齐拉西酮的药动学无影响。

肾功能不全：齐拉西酮代谢率高，经肾分泌的原型药物低于 1％，单独肾损伤对齐拉西酮的药动学无明显影响。不需根据肾功能不全程度调整用药剂量。

肝功能不全：齐拉西酮主要经肝脏清除，肝功能不全会导致齐拉西酮 AUC 增加。对 13 例 Child-Pugh A 级和 Child-Pugh B 级坏死性肝炎受试者进行的多剂量（20mg，每日两次，连续 5 天）研究结果显示，Child-Pugh A 级和 Child-Pugh B 级受试者与相匹配的对照者（$n=14$）比较，AUC_{0-12} 分别增加 13％和 34％。肝功能不全者的半衰期为 7.1 小时，而对照者为 4.8 小时。在犬体进行的毒理研究，当给予口服药物，药物暴露（血浆 AUC）是最大临床暴露量 2 倍的剂量时，出现肝内胆汁淤积和血清 ALT 升高、碱性磷酸酶升高。在严重肝脏功能不全患者中使用齐拉西酮的经验还不足，因此，在这组患者中，应谨慎使用齐拉西酮。

未系统评价 65 岁以上老年患者，肝功能不全和肾功能不全患者肌内注射齐拉西酮的药动学的差异，肾功能不全患者肌内注射齐拉西酮宜慎重。

点评：上述药动学说明书内容与 FDA 批准的药品说明书相比[14]，药动学资料代谢和清除等资料缺项。本品适用于治疗精神分裂症患者的急性激越症状，上述资料的缺失不便于临床用药。

案例5　注射用亚胺培南西司他丁钠

【药代动力学】　静脉注射本品 250mg、500mg 或 1000mg（均按亚胺培南计量）后 20 分钟，血药峰浓度分别为 $20\mu g/mL$、$35\mu g/mL$ 或 $66\mu g/mL$，蛋白结合率约为 20%。本品体内分布广泛，以细胞间液、肾脏、上颌窦、子宫颈、卵巢、盆腔、肺等部位浓度最高，在胆汁、前列腺、扁桃体、痰中浓度也较高，能通过胎盘而难以通过血-脑脊液屏障。半衰期约为 1 小时，主要经肾排泄。肾功能减退时，排泄量减少，血药浓度上升，半衰期延长。

亚胺培南单独应用，受肾肽酶的影响而分解，在尿液中只能回收少量的原型药物。西司他丁是肾肽酶抑制剂，保护亚胺培南在肾脏中不受破坏，因此在尿液中回收的原型药物可达 70%。且西司他丁能抑制亚胺培南进入肾小管上皮组织，因而减少亚胺培南的排泄并减轻药物的肾毒性。

点评：上述说明书较为简要地描述了本品静脉注射后的蛋白结合率、半衰期等，并用模糊语言描述了本品的组织分布，未提供组织和体液分布的具体浓度。而 FDA 批准的说明书[15]提供了静脉给予本品 1g 后，测定的 16 种组织和体液中亚胺培南的平均浓度。

13.3　我国和欧美的相关法规与指导原则

13.3.1　我国法规

我国《药品说明书和标签管理规定》等相关法规[1,2]对于药品说明书进行了相关规定，其中《化学药品和治疗用生物制品说明书规范细则》[2]于 2006 年

5 月 10 日公布并于 2006 年 6 月 1 日起施行。其中对于【药代动力学】规定："应当包括药物在体内吸收、分布、代谢和排泄的全过程及其主要的药动学参数，以及特殊人群的药动学参数或特征。说明药物是否通过乳汁分泌、是否通过胎盘屏障及血脑屏障等。应以人体临床试验结果为主，如缺乏人体临床试验结果，可列出非临床试验的结果，并加以说明。未进行该项实验且无可靠参考文献的，应当在该项下予以说明。"

13.3.2 EMA 的指导原则

EMA 发布的药品说明书的管理法规包括欧盟授权上市的人用药品的说明书指南[16]、产品特性概况的指南[17]以及产品特性概况建议的科学指导原则[18]等。

其中产品特性概况建议的科学指导原则[18]对药品说明书药动学相关内容的撰写给予了明确的规定：

5.2 药动学特性

本节应给出推荐剂量、规格和上市药品配方相关的活性物质的药动学特性。如果上述资料未知，可给出其他给药途径、其他药物剂型或规格下的研究结果作为参考。

基本的主要药动学参数，例如生物利用度、清除率和半衰期，应给出平均值及可变范围。

药动学项目，在相关情况下，可包括在本节中，如下所示。

a. 总体概述、相关信息包括药品是否为前药或是否有活性代谢物、手性、溶解性、获得一般药动学数据的人群信息等。

b. 拟上市药物制剂给药后活性物质的药动学特征。

- 吸收：完全或不完全吸收；绝对和/或相对生物利用度；首关效应；T_{max}；食物影响；如为局部应用药物，应提供全身生物利用度；涉及的转运蛋白。如可能，应说明胃肠道吸收部位的信息（对于通过肠内喂养管给药很重要）。

- 分布：血浆蛋白结合；表观分布容积（L/kg）；组织和/或血药浓度；明显的多室行为；转运蛋白的参与。

- 生物转化：代谢程度；具体代谢物；代谢物的活性和对疗效和毒性的贡献；参与代谢的酶；代谢位置；体外相互作用研究的结果，以表明新化合物是否能诱导/抑制代谢酶。

• 消除：消除半衰期、总清除率；受试者个体间和/或个体内总清除率的变异性；药物原型和代谢物的排泄路径，包括肝和肾清除的相对比率，转运蛋白的参与。

• 线性/非线性：活性物质在剂量和/或时间上的药动学的线性/非线性行为；如果药动学在剂量和/或时间上是非线性行为的，应说明潜在原因。

此处应包括其他相关信息。

c. 特定受试者或患者群体的药代特征

年龄、体重、性别、吸烟状况、药物代谢分型和伴随的病理状况（如肾衰竭、肝病，包括损害程度）等因素。如果相关药动学影响与临床相关，应在此处以定量术语描述（适用时交叉引用 4.2 节"用法和用量"）。

d. 药动学/药效学关系

剂量/浓度/药动学参数与疗效之间的关系（真实终点、有效替代终点或副作用）。

应描述所研究的人群。

13.3.3 美国的相关法规

FDA 有关药品说明书的法律包括《联邦食品药品化妆品法》（Federal Food，Drug and Cosmetic Act，FDCA）第二章 321 部分以及《联邦法规汇编》（code of federal regulation，CFR）第 21 篇的 201 和 314 部分。

根据 FDA 相关要求，说明书药动学相关内容一般包括在临床药理相关部分（12.3 项下），具体可依据 21CFR 201.56[3]、21CFR 201.57[4]以及《人用处方药和生物制品说明书的临床药理学部分指导原则》[5]等[19~20]。

21 CFR 201.57(c)(2)[5]是 FDA 处方药说明书【用法用量】要求的主要法规依据。下面概括其主要内容。

本小节应当描述药物或活性代谢物的临床药动学（如相关的吸收、分布、代谢和排泄参数）。如果临床意义重大，至少应包括如下信息：有关生物利用度、食品影响、谷浓度（C_{min}）、峰浓度（C_{max}）、达峰时间（T_{max}）、药时曲线下面积（AUC）、半衰期（$T_{1/2}$）、达稳时间、蓄积程度、消除途径、清除（肾、肝、总），清除机制（如特定酶系统），药物-药物和药物-食物（如膳食补充剂、葡萄柚汁）对药动学的相互作用（包括抑制、诱导以及遗传特性），以及分布容积（V_d）。其他具有较大临床意义信息也应当提供，如药动学参数非线性特征、药动学随时间变化、结合（血浆蛋白、红细胞）参数。本节还应当包括人体和体外药动学研究（如代谢或相互作用）的相关结果，以确定相关因素无影响。对基于改变本品临床药动学的相关重要因素（如年龄、性别、种族、肝或肾功能不全、伴随疗法）作出的给药建议如已在其他章节（如"警告和预防措施""用法用量"或"特殊人群"）阐述，可不必在本小节中重复，但应当注明相关章节。

参考文献

[1] 国家药品监督管理局. 药品说明书和标签管理规定［EB/OL］(2006-03-15)［2019-12-18］. http://www. nmpa. gov. cn/WS04/CL2077/300623. html.

[2] 国家药品监督管理局. 化学药品和治疗用生物制品说明书规范细则［EB/OL］. (2006-05-10)［2019-12-18］. http://www. nmpa. gov. cn/WS04/CL2196/323547. html.

[3] FDA. Clinical Pharmacology Section of Labeling for Human Prescription Drug and Biological Products-Content and Format Guidance for Industry［EB/OL］. (2016-12)［2019-12-18］. https://www. fda. gov/media/74346/download.

[4] Administrative Committee of the Federal Register. 21CFR 201. 56. (2014-12-04)［2020-06-02］. https://www. ecfr. gov/cgi-bin/text-idx? SID＝d450d3e4ab711d0fe9bfe75edd8c688d&-mc＝true&-tpl＝/ecfrbrowse/Title21/21CIsubchapA. tpl.

[5] Administrative Committee of the Federal Register. 21 CFR 201. 57 Specific requirements on content and format of labeling for human prescription drug and biological products described in § 201. 56(c)(2). (2014-12-04)［2020-06-02］. https://www. ecfr. gov/cgi-bin/text-idx? SID＝467396391e8b4b96742e806bf1c0b8e7&-mc＝true&-node＝se21. 4. 201 157&-rgn＝div8.

[6] Pfizer Pharmaceuticals LLC. 硝酸甘油舌下片说明书［DB/OL］. (2016-07-20)［2019-12-18］. http://202. 96. 26. 102/uploads/files/H20130129sms. doc.

[7] 兴安药业有限公司. 阿托伐他汀钙片说明书［DB/OL］. (2019-01-14)［2019-12-18］. http://202. 96. 26. 102/uploads/files/gyzzH20193043sms. doc.

[8] Novartis Pharma Schweiz AG. 甲磺酸伊马替尼片说明书［DB/OL］. (2016-12-21)［2019-12-18］. http://202. 96. 26. 102/uploads/files/H20150298sms. doc.

[9] 李雪梅，萧惠来. 申报注册药品说明书样稿［药理毒理］部分问题案例讨论［J］. 中国新药杂志，2011，20（16）：1499-1502，1058.

[10] 萧惠来. 2012 年 292 例化学药品说明书样稿问题分析［J］. 现代药物与临床，2013，28（5）：796-799.

[11] Aspen Japan. Label for PASETOCIN® Capsules（Amoxicillin Capsules）［EB/OL］. (2019-03)［2019-12-

18]. http://www. pmda. go. jp/PmdaSearch/iyakuDetail/ResultDataSetPDF/112268 _ 6131001M1070 _ 2 _ 04.

[12] Astellas Pharma Inc. Label for Cefzon® Capsules (Cefdinir Capsules)[EB/OL]. (2020-04)[2020-06-02]. https://www. pmda. go. jp/PmdaSearch/iyakuDetail/ResultDataSetPDF/171911 _ 6132013M1029 _ 4 _ 04.

[13] Bristol-Myers Squibb Company. The prescribing information for AZACTAM® (aztreonam for injection, USP) [EB/OL]. (2008-01-22)[2019-12-18]. http://www. accessdata. fda. gov/drugsatfda _ docs/label/2008/050580s040, 050632s013lbl. pdf.

[14] Pfizer INC. Label for GEODON® (ziprasidonemesylate) injection for intramuscular use [EB/OL]. (2020-01-23) [2020-06-02]. https://www. accessdata. fda. gov/drugsatfda _ docs/label/2020/020825s058, 020919s045lbl. pdf.

[15] Merck & Co., INC. Label for PRIMAXIN® I. V. [EB/OL]. (2018-12-12)[2019-12-18]. https://www. accessdata. fda. gov/drugsatfda _ docs/label/2018/050587s081lbl. pdf.

[16] EMA. Guideline on the packaging information of medicinal products for human use authorised by the union [EB/OL]. (2018-07)[2019-12-18]. https://ec. europa. eu/health/sites/health/files/files/eudralex/vol-2/2018 _ packaging _ guidelines _ en. pdf.

[17] EMA. A guideline on summary of product characteristics [EB/OL]. (2009-09)[2019-12-18]. https://ec. europa. eu/health/sites/health/files/files/eudralex/vol-2/c/smpc _ guideline _ rev2 _ en. pdf.

[18] EMA. Scientific guidelines with SmPC recommendations [EB/OL]. (2017-01-25)[2019-12-18]. https://www. ema. europa. eu/en/documents/other/scientific-guidelines-summary-product-characteristics-recommendations _ en. pdf.

[19] 萧惠来. FDA 对处方药说明书临床药理学项目的要求 [J]. 药物评价研究, 2017, 40 (4): 442-449.

[20] 萧惠来, 王玉珠. FDA 新版处方药说明书 [临床药理学] 撰写指导原则 [J]. 药物评价研究, 2014, 37 (6): 481-486.

（刘淑洁　李　敏）

第 14 章

【包装】的撰写

药品包装是指使用适当的材料或容器，利用包装技术对药物制剂的半成品或成品进行分（灌）、封、装、贴签等操作，为药品提供品质保证、鉴定商标与说明的一种加工过程的总称。药品包装按其在流通领域中的作用可分为内包装和外包装两大类，其功能主要有三方面，即保护、方便应用和商品宣传。药品说明书中需说明直接接触药品的包装材料和容器，即Ⅰ类包材。

14.1 撰写要求及注意事项

为贯彻实施 2006 年 3 月公布的《药品说明书和标签管理规定》[1]，规范化学药品、生物制品、中药和天然药物处方药说明书的书写和印制，国家食品药品监督管理局于同年 5 月和 6 月陆续发布了《关于印发化学药品和生物制品说明书规范细则的通知》《关于印发中药、天然药物处方药说明书格式内容书写要求及撰写指导原则的通知》，制订了《化学药品和治疗用生物制品说明书规范细则》[2]《预防用生物制品说明书规范细则》《中药、天然药物处方药说明书格式》《中药、天然药物处方药说明书内容书写要求》以及《中药、天然药物处方药说明书撰写指导原则》[3]。对于常规的包装，【包装】项需要描述直接接触药品的包装材料和容器及包装规格。包装规格一般是指上市销售的最小包装的规格。应先表述直接接触药品的包装材料和容器，再表述包装规格。但是，对于特殊的包装资料，可能涉及正确使用，以及不正常使用可能带来的问题，因此包装相关信息可能需要在以下部分（但不限于）有所描述：用法用量、注意事项、包装、包装规格。

常规的包装，如铝塑泡罩包装、复合膜袋包装，在说明书【包装】项规范描述即可。但是，对于特殊包装，建议在相关项进行包装资料描述，以合理指导患者用药，避免不合理使用所带来的风险。以下主要描述两种特殊包装资料，注射用药品包装和儿科用药包装。

（1）注射用药品包装描述　对于注射用药品，其容器标签和纸盒标签的

【包装】项建议明确直接接触药品的包装材料和容器（如，玻璃注射器、玻璃管制注射器瓶装、安瓿瓶装冻干粉等）以及包装规格（如，1 支/盒、1 瓶/盒、每支含 xmL 溶液，可以进行 n 次 $y$mg 注射等），为药品使用者提供该药品为单剂量或多剂量药品的参考信息。此外，对于单一患者用和单剂量注射药品的说明书应包含丢弃说明。如果空白允许，丢弃说明可包含在容器和纸盒上。如，单剂量容器说明书通常应包括"丢弃未使用部分"的说明。多剂量容器通常没有丢弃说明，因为失效期设定为打开或进入（如针穿刺）多剂量容器后的28 天（除非另有说明）。如果多剂量容器中产品的失效期不是 28 天，适当的丢弃说明（由适当数据支持）则应包含在容器标签和纸盒标签上以及处方说明书中。

　　(2) 儿童安全包装描述　对于儿童安全包装描述，不论是处方药还是非处方药，建议可在说明书【包装】项提供儿童安全包装描述，如："……包装。带有儿童安全盖""药用塑料瓶包装。具有儿童安全密封装置"，并建议【注意事项】注明"请将本品放在儿童不能接触的地方"。此外，建议在外包装标签上也纳入儿童安全包装资料，注明"请将本品放在儿童不能接触的地方。"

14.2　案例分析

14.2.1　注射用药品

　　对于注射用药品，由于其安全性担忧较大，说明书上合理描述包装及其相关使用信息非常重要。对于医疗机构内使用的注射用药品，通过适当的描述指导专业医护人员使用，对于患者可在非医疗机构自行用药的注射剂，则需以更为通俗明白的话语指导患者用药。

14.2.1.1　医疗机构内使用的注射用药品

　　对于大多数注射用药品，需要由专业人士在医疗机构内进行注射。一般在【贮藏】、【包装】和【有效期】对产品包装进行描述，部分产品还会在【注意事项】等相关项下补充完善相关信息。

　　以交联玻璃酸钠注射液为例，其用于对非药物保守治疗及单纯止痛药物治疗（如对乙酰氨基酚）疼痛缓解效果欠佳的膝骨关节炎患者的治疗。交联玻璃酸钠注射液的说明书【贮藏】"2～30℃保存，严禁冷冻"和【包装】"预充式玻璃注射器，1 支/盒。"的描述相对简略。但基于【规格】"2mL：玻璃酸钠 16mg"，交联玻璃酸钠注射液说明书的【用法用量】项明确了该产品为"1 周 1 次，1 次 1 支，总共 3 次注射"以及使用时注意事项"2mL 只能全部注射至一侧膝关节"。此外，还在【注意事项】强调"本品为无菌产品。注射器仅供一次性使用。注射器内容物必须在包装打开后立即使用。丢弃已打开且未使用完的本品。如果本品包装已打开或破损，请勿使用。在室温低于 30℃（86℉）下原包装内（避光）保存。严禁冷冻。"

类似的，用于治疗类风湿关节炎和全身型幼年特发性关节炎的托珠单抗注射液，其说明书【用法用量】项详细描述了未使用或过期药物的处置，如下：

未使用或过期药物的处置

应将药物在环境中的释放减少到最低。药物不可随废水一同处理，并避免和家庭垃圾一并丢弃。若当地已建立'回收系统'，请应用该系统进行处理。

配好的注射液：用 0.9% 的生理盐水配好的托珠单抗注射液，在 30℃ 内，其理化性质可保持稳定 24 小时。从微生物学的观点看，配好的液体应立即使用。如果不能立即使用，应由使用者负责控制存储时间及存储条件，即在 2～8℃ 下不超过 24 小时。

化疗药物盐酸多柔比星脂质体注射液说明书中，除了在【包装】描述了"低硼硅玻璃管制注射剂瓶装；1 瓶/盒"外，【贮藏】项详细描述了针对该产品包装的贮藏、丢弃说明注意事项，如下"未开封的药瓶应在 2℃～8℃ 下避光保存，避免冷冻。本品用 5% 葡萄糖注射液稀释后供静脉滴注的药液应立即使用。稀释液不立即使用时应保存在 2～8℃ 环境下，不超过 24 小时。药液未用完的药瓶应丢弃。远离儿童放置。

用于治疗哮喘的注射用奥马珠单抗说明书【包装】项下详细描述了该产品各种类型的包装，为"瓶装冻干粉：澄清、无色Ⅰ类玻璃瓶，带有丁基橡胶塞和蓝色易拉密封盖。稀释液安瓿：澄清、无色Ⅰ型玻璃安瓿，含有 2mL 灭菌注射用水。每盒装奥马珠单抗 150mg/瓶和灭菌注射用水 2mL/瓶各 1 瓶。每盒装奥马珠单抗 150mg/瓶和灭菌注射用水 2mL/瓶各 4 瓶。每盒装奥马珠单抗 150mg/瓶和灭菌注射用水 2mL/瓶各 10 瓶"，【贮藏】项对产品的存放温度和存放地点进行了规定，为"在 2～8℃ 条件下冷藏保存。不得冷冻。本品必须存放在儿童不可触及的地方"。此外，由于该产品为冻干制剂，需要复溶配制后使用，因而其【有效期】项下对产品不同状态下的有效期情况分别进行了说明，为"【有效期】48个月。从微生物角度来说，本品复溶后应立即使用。如果复溶后不能立即使用，复溶溶液在2～8℃不可超过8小时。"

14.2.1.2 患者自行使用的注射用药品

对于患者可在非医疗机构自行用药的注射剂，如用于糖尿病患者的甘精胰岛素注射液、贝那鲁肽注射液，这类药物说明书中通常会在【贮藏】和/或【包装】项下会提供相对详细的内容。

以甘精胰岛素注射液为例，其【贮藏】项如下，"2～8℃储藏。避光保存在外包装内，勿冰冻，注射装置切勿接触冰冻层或冰冻盒。一旦启用，其储藏温度不能高于25℃。正在使用的注射装置请勿储藏在冰箱内"。【包装】项如下，"包装规格：3mL：300单位（笔芯）：1支/盒（笔芯），装入可重复使用的胰岛素笔联邦笔 UNIPEN® 中使用"。【有效期】项单独规定了开封后的使用有效期，如下，"36个月。已开封的注射装置：4周。"

贝那鲁肽注射液说明书中【贮藏】项下描述相对简略，"于2～8℃避光、密闭贮藏和运输"，但【包装】项对药物的包装容器、含药量以及可供用药次数均进行了描述，为患者用药提供了辅助的参考信息。其【包装】项如下，"本品装于笔式注射器用中性硼硅玻璃套筒中，两端分别为溴化丁基橡胶活塞及溴化丁基橡胶垫片。每支含2.1mL溶液，可以进行21次0.2mg注射。包装规格：每盒1支。"值得注意的是，对于这类患者自行用药的产品，说明书和外包装标签中大多缺乏关于儿童安全包装或提示"远离儿童放置"的描述。

14.2.2 非注射用药品

对于非注射用药品，如用于治疗慢性阻塞性肺病（COPD）的吸入粉雾剂、吸入气雾剂等以特殊装置配合给药的产品，其说明书的【贮藏】和【包装】项通常会提供较为详细的内容；由于给药装置的特殊性，【有效期】项也会提供特别说明。

案例1 乌美溴铵维兰特罗吸入粉雾剂

乌美溴铵维兰特罗吸入粉雾剂是药物和吸入装置结合为一体的产品，因此其说明书中包装资料项将药物和吸入器结合在一起进行相关内容的描述，如下：

> 【贮藏】 密封，不超过 30℃ 干燥处保存。将吸入器保存在密封盒内，以免受潮，仅在开始使用前取出。如果冷藏，则至少在首次使用前 1 小时将吸入器恢复至室温，使用后不超过 30℃ 干燥处保存。
>
> 【包装】 每盒内装 1 个易纳器（ELLIPTA），密封于复合铝箔盒中，盒内放有硅胶干燥剂袋。易纳器内置 2 条铝箔泡罩条，每条排列 7 个或 30 个泡罩，一条含乌美溴铵（以乌美铵计）62.5μg/泡罩，另一条含三苯乙酸维兰特罗（以维兰特罗计）25μg/泡罩。7 吸/盒，30 吸/盒。
>
> 【有效期】 24 个月。本品开启密封盒后 6 周或计数器示数为"0"（所有泡罩均已使用）时丢弃本品，以时间较早者为准。易纳器不得重复使用且不得拆卸。

案例 2　茚达特罗格隆溴铵吸入粉雾剂

与乌美溴铵维兰特罗吸入粉雾剂略有不同，茚达特罗格隆溴铵吸入粉雾剂是将吸入器和药物胶囊单独包装，使用时将药物胶囊放入吸入器内，通过吸入器刺破胶囊释放药物。因此，尽管都是吸入粉雾剂，但说明书【贮藏】和【包装】项描述各有侧重，如下：

> 【贮藏】 密封，防潮，不超过 25℃ 保存。将本品保存于儿童不可触及处。
>
> 【包装】 铝-铝泡罩包装，6 粒/板。每盒内装 6 粒胶囊和 1 个比斯海乐®药粉吸入器。每盒内装 12 粒胶囊和 1 个比斯海乐®药粉吸入器。每盒内装 30 粒胶囊和 1 个比斯海乐®药粉吸入器。

此外，对于药品为液态的噻托溴铵奥达特罗吸入喷雾剂，说明书【有效期】项还会对药液效期在配合吸入装置开启后的有效期进行说明，如下，"36 个月。使用有效期：自药瓶插入吸入器后 3 个月内使用"。其【贮藏】和【包装】描述与同类产品类似，分别如下，"密闭保存，不得冷冻。请存放于儿童触及不到的安全的地方！"及"每盒含一个能倍乐®吸入器和一个药瓶，每瓶 60 喷（30 个药用剂量）。装有药液的药瓶为聚乙烯/聚丙烯材料，配有一个带硅胶密封圈的聚丙烯盖。药瓶被密封于一个铝制圆筒中。"

对于某些特殊剂型，如醋酸戈舍瑞林缓释植入剂，其说明书中通常包括较为详细的包装说明，并在【用法用量】的"使用方法"项对相关内容交叉引用，如"本品应在医师指导下使用，采用无菌操作给药。正确使用方法见包装中指示卡的说明"。由于剂型和给药方式（医师指导单次植入皮下）的特殊性，其【贮藏】和【有效期】项描述相对简略，【包装】项明确了本品为"预充于一次性注射器。10.8mg/支，1支/盒。"

14.3 我国和欧美的相关法规与指导原则

14.3.1 我国的相关法规

2019年8月26日公布的《药品管理法》中第四十八条明确规定"药品包装应当适合药品质量的要求，方便储存、运输和医疗使用"[4]。国家食品药品监督管理局分别于2012年9月和2015年7月颁布了《化学药品注射剂与塑料包装材料相容性研究技术指导原则（试行）》[5]和《化学药品注射剂与药用玻璃包装容器相容性研究技术指导原则（试行）》[6]，均强调的是与药品接触的包装材料的要求。

在2006年颁布的《药品说明书和标签管理规定》[1]基础上细化的《化学药品和治疗用生物制品说明书规范细则》[2]和《中药、天然药物处方药说明书格式内容书写要求及撰写指导原则》[3]，【包装】项需要描述直接接触药品的包装材料和容器及包装规格。包装规格一般是指上市销售的最小包装的规格。应先表述直接接触药品的包装材料和容器，再表述包装规格。以上仅为原则性简单要求。

2018年发布的《抗菌药物说明书撰写技术指导原则》[7]中针对抗菌药物涉及的包装资料有一些细化要求，包括【用法用量】项下，对注射剂型，这部分应说明该药是否光敏感或用药前是否需避光以及应明确合适的溶剂、容器、遮光物和输液管［玻璃、塑料、聚氯乙烯（PVC）］；【包装】项下按照最小包装单元进行表述，如×××注射液，塑料瓶装，每盒1瓶。

目前，我国尚无系统且全面的关于药品包装撰写要求相关的指导原则。

14.3.2 美国的相关法规与指导原则

美国FDA也关注特殊包装的安全合理使用。

通过流行病学调查，美国 FDA 发现不正确使用注射药品的单剂量容器或多剂量容器，可致细菌或病毒血源性传播，造成感染的暴发。这也与注射药品包装类型术语应用不当有关。为此 FDA 于 2015 年 10 月发布了《多剂量、单剂量和单一患者用容器包装的人用注射药品的合适包装类型术语的选择和标识建议行业指导原则（草案）》[8]，并于 2018 年 10 月正式发布了《多剂量、单剂量和单一患者用容器包装的人用注射药品的合适包装类型术语的选择和标识建议行业指导原则》[9]终稿。针对儿科用药的包装，2017 年 8 月 FDA 发布了《药品说明中儿童安全包装描述的指导原则（草案）》[10]，并于 2019 年 8 月正式发布了《药品说明中儿童安全包装描述的指导原则》[11]终稿，其中主要介绍对药品说明书、纸盒标识和容器标签中儿童安全包装描述的要求。本小节对上述两个指导原则的主要内容进行介绍。

14.3.2.1　注射药品包装资料

FDA 的《多剂量、单剂量和单一患者用容器包装的人用注射药品的合适包装类型术语的选择和标识建议行业指导原则》[9]特别介绍了 FDA 修订的"单剂量"和"多剂量"容器的定义，并引入了一个新的包装类型术语"单一患者用"容器的定义。这些容器可以是提交给药品评价和研究中心（CDER）、生物制品评价与研究中心（CBER）的药物、生物制品或组合产品的一部分，也可以是提交给器械和放射卫生中心（CDRH）的某些组合产品。该指导原则涉及注射药品的下列上市申请：新药申请（NDA）、简化新药申请（ANDA）、生物制品许可证申请（BLA）、上市前批准申请（PMA）和根据《联邦食品、药物和化妆品法案》[FD&C Act 510（k）]提交的上市前通知（Premarket Notification）以及根据 FD&C Act 513(f)(2) 提交的新分类申请[requests for classification (*De Novo* request)]。在该指导原则中，FDA 还详细说明了在容器、纸盒标签上和处方说明书中如何正确标识包装类型术语以及根据该指导原则如何申报包装类型术语的变更。

（1）包装类型术语的定义　FDA 认为人用注射药品统一使用正确的包装类型术语和丢弃说明将促进其正确使用，并为减少血源性病原体传播的教育工作提供基础。以下内容描述了人用多剂量、单剂量和单一患者用容器的合适的包装类型术语，这些容器可能用于由 CDER、CBER 或 CDRH 主导审评的注射药品和生物制品或某些注射用组合产品，以及用于重组或稀释人用药物和生物制品的稀释剂。

单剂量容器（single-dose container）是肠胃外给药（注射或滴注）的无菌药物容器，不需要符合抑菌效力检查的要求。单剂量容器是为单一患者单次注射/滴注使用而设计的。如果空白允许，单剂量容器本身应做这些标识并且在标签上应该包含恰当的丢弃说明。单剂量容器实例为小瓶、安瓿和预充式注射器。

多剂量容器（multiple-dose container）是肠胃外给药（注射或滴注）的无菌药物容器，应符合抑菌效力检查的要求，或按照FDA规定排除了这种检查要求。

多剂量容器包含有多次使用剂量的药品。如果空白允许，多剂量容器本身应做这些标识。多剂容器一般含有30mL或更少的药物。对于1个打开的或进入的（如针穿刺）多剂量容器，失效期（the beyond-use date，BUD）为28天，除非生产商在标签上另有规定。多剂量容器实例为小瓶。

在绝大多数情况下，包装类型的术语"单剂量"和"多剂量"能正确使用。然而，在某些罕见的情况下，包装内含有用于单一患者的多个剂量的药品。这种包装类型药品中不含防腐剂，如果检测，可通过抑菌效力检查，但是这种包装类型却包含用于单一患者的多个剂量。如，包装在患者自控镇痛盒内的鞘内注射用药品。因为这种包装类型是为多个剂量给药而设计的，所以这种包装类型用"单剂量"术语不恰当。然而，这种包装类型用"多剂量"术语也不合适，因为包装内容物不能达到抑菌效力检查的要求。在其他一些情况下，这种包装类型的药品含有防腐剂（如果检测，预计可通过抑菌效力检查），可是这种包装类型是限制用于单一患者。在这种情况下，将这种包装类型称为"多剂量"不能充分表达限制用于单一患者的目的。这种产品的实例是供单一患者使用的多个剂量胰岛素的胰岛素笔。

单一患者用容器（single-patient-use container）是肠胃外给药（注射或滴注）的无菌药物的容器，目的是供单一患者多次使用。如果空白允许，单一患者用容器本身要做这些标识，并且应在标签上包含恰当的丢弃说明。单一患者用容器的实例是患者自控镇痛盒和一些注射笔。

对于多剂量和单一患者使用容器，抑菌效力检查试验结果（如果进行检测），将用于支持标识失效期或丢弃说明。

图14-1说明该如何确定注射药品恰当的包装类型术语。需要注意的是，使用术语"单剂量"容器并不意味着容器的全部内容物为单次剂量。在某些情况

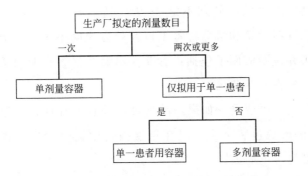

图 14-1　确定注射药品合适包装类型流程示意

下，单剂量容器可能含有超过单次剂量所需的药物。如，根据体重给药或因需要过量充装小瓶和安瓿的药品，容器内可超过一次的剂量，多余的量应丢弃。可参阅 FDA 的《注射药品和生物制品允许容积过量和标识填充量行业指导原则》。此外，虽然滴注容器（容积或大或小）是在一段较长时间内给药，但仍被认为是单剂量容器，因为其设计是用于单一患者一次滴注的。

（2）包装类型术语的标识要求和建议　申请人应确定恰当的人用注射药品包装类型术语（"单剂量""多剂量"或"单一患者用"）并且标识从始至终均只使用该正确的包装类型术语。FDA 建议，合适的包装类型术语要出现在人用注射药品标识的所有部分，这样可令使用者很容易识别包装类型，包括容器标签和纸盒标签，处方信息（prescribing information）以及当可行时用于患者的标签（intended for the patient）中。处方说明书中可出现包装类型术语的部分包括但不限于：用法用量、剂型和规格、性状以及如何供应/贮藏和处理。这包括容器标签和纸箱标签，处方信息，并在适用的情况下，为患者的标签。

如果空白允许，包装类型术语"单剂量""多剂量"或"单一患者用"应出现在具有《美国药典》（USP）各论的相应的单剂量、多剂量或单一患者用注射用药品的容器标签上。如果容器标签没有充足的空白来包含这种信息，它必须出现在纸盒或其他外包装容器或包装纸上（如果空白允许），或者包含在处方说明书中。根据 FDA 的经验，在纸盒标签上总是有足够的空白来包含这种信息。

如果合适，单一患者用和单剂量注射药品的处方说明书应包含丢弃说明。如果空白允许，丢弃说明也应包含在容器和纸盒上。如，单剂量容器说明书通常应包括"丢弃未使用部分"的说明。多剂量容器通常没有丢弃说明，因为失效期设定为打开或进入（如针穿刺）多剂量容器后的 28 天（除非另有说明）。

如果多剂量容器中产品的失效期不是 28 天，适当的丢弃说明（由适当数据支持）则应包含在容器标签和纸盒标签上以及处方说明书中。可能出现在多剂量容器上的这种丢弃说明的例子包括：打开或配制后××小时内丢弃，或者第一次使用后冷藏或保存在不超过××℃××天。

（3）包装类型术语变更 如果药品被设计并且另外标识为单一患者单次注射/滴注，为准确反映包装类型，应在年度报告中提交变更，将包装类型术语由"单用"变更为"单剂量"。

所有其他包装类型术语的变更，包括包装类型术语由"单用"变更为"单一患者用"，以及由"多剂量"变更为"单一患者用"，应仅作为 NDA 和 BLA 的"批准前附件"（prior approval supplement，PAS）报送。

FDA 批准了一个 NDA 的 PAS 之后，依赖于该 NDA 作为参比制剂（reference listed drug，RLD）的任何 ANDA 的持有者，要求提交相应的标识修订。FDA 特别要求这些相应的标识修订，应在"受影响的变更"（changes being effected，CBE-0）附件中提交。如果 RLD 的 NDA 批准被撤销，相应 ANDA 持有者应提交一个 PAS 来建议对包类型术语的更改。

（4）将包装类型术语加至容器/纸盒标签上的变更 当容器/纸盒标签上无或未列出包装类型，将包装类型术语加至容器/纸盒标签上的变更，这种变更可分为两种情况。

如果处方说明书已包含合适的包装类型，但由于非缺乏空白的某些原因，容器/纸盒标签没有这种设计，则只要加至容器/纸箱标签上的包装类型术语与包含在已批准的处方说明书中的正确术语相同，NDA、BLA 和 ANDA 持有者可在年度报告中提交将包装类型术语加全容器/纸盒标签的资料。如果容器/纸箱标签包含合适的包装类型而处方说明书中没有这种设计，适用于同样程序。

如果包装类型术语既没有在容器/纸盒标签上也没有在处方说明书中列出，NDA 和 BLA 持有者应提交一个将合适的术语加至容器/纸盒标签上和处方说明书中的 PAS。NDA RLD 的 PAS 获 FDA 批准后，将要求相应的 ANDA 持有者提交相应的标识修订。FDA 特别要求这些相应的 ANDA 标识修订在 CBE-0 附录中提交。如果 RLD 的 NDA 批准被撤销，相应的 ANDA 持有者应提交一个 PAS 来建议对包类型术语的更改。

（5）丢弃说明的添加或对现有丢弃说明的更改 丢弃未使用的部分：应在年度报告中提交在单剂量容器的标签上增加或更改"丢弃未使用的部分"。

14.3.2.2 儿童安全包装资料

美国消费者产品安全委员会（CPSC）法规列出了广泛的家用产品"特殊包装标准"〔也称为儿童安全包装（child-resistant packaging，CRP），包括大多数口服处方药和许多非处方药产品〕。FDA 于 2019 年 3 月正式发布了《人用处方药和生物制品说明书儿科资料指导原则》[11]旨在帮助申请人、生产商、包装商和经销商（统称为企业）为支持新药申请（NDA）、简化新药申请（ANDA）、生物制品许可证申请（BLA）和这些申请的补充申请的说明书中的 CRP 描述应包括什么信息。该指导原则除了对处方药产品说明书该内容的建议外，还包括对按 NDA 或 ANDA 批准的非处方药产品和按 OTC 药品审评上市产品说明书该内容的建议。该指导原则旨在帮助确保药品说明书该方面内容清楚、有用、信息丰富，并尽可能在内容和格式上一致。

（1）处方药

① 医师用说明书（处方资料，prescribing information）。如果企业选择在医师用药品说明书中包含 CRP 资料，这种资料应该出现在规格/贮藏和处理项内，因为这通常是医师期待查清产品包装资料之处。更为重要的是，CRP 描述要明确地与特定的包装相关联，尤其是在提供多种包装而且不是所有的包装都是儿童安全的情况下。

② 患者用说明书（患者资料，patient information）。如果企业选择处方药产品包含 CRP 资料，设计直接分发给患者的带有 CRP 的商业容器，则 CRP 资料应包括在患者用说明书内（例如，用药指南、患者用包装内说明书）。患者用说明书中的 CRP 资料应该出现在标题为"我应该如何贮存×××（药品）?"的项下。这种描述应与包括在完整的医师用药品说明书规格/贮存和处理项目中包括的 CRP 描述一致。

③ 纸盒标识和容器标签。如果企业选择在纸盒标识和容器标签上包括 CRP 资料，如果空白允许，企业还可在 CRP 描述同时，建议其包装保存在儿童不可及之处，尤其是可直接分发给患者的包装。CRP 说明适于出现在纸盒标识侧面和紧靠贮存资料的容器标签上。

（2）非处方药　FDA 法规没有规定 CRP 描述置于非处方药产品说明书的位置。如果企业选择在药品事实说明书（drug facts labeling，DFL）中包括这种描述，它应出现在贮藏描述的"其他资料"小标题下。"其他资料"是用作附加资料的小标题，这些附加资料没有包括在其他 DFL 小标题下。CRP 描述将被认为是"附加资料"的"其他信息"小标题下，因此将遵循任何需要的描述。

即使 CRP 描述包括在 DFL 中，其在 DFL 之外纸盒和（或）容器上的位置仍然不是强制性的。如果 CRP 描述没有包括在 DFL 中，仍然允许在 DFL 之外，空白足够的纸盒标识和（或）容器标签上包括 CRP 描述。在这种情况下，FDA 鼓励申请者与 FDA 讨论其方案。适当的文本可显示"这种包装是儿童安全的。"在小纸盒和（或）容器，适当的文本可显示"儿童安全包装。"除 DFL 外，尽管任何可用的平面或其一部分适合这种用途，但如果在主显示面显示，消费者可能更容易找到这种资料。

（3）FDA 对 CRP 符合 CPSC 标准的书面证明的申报要求　在原始的 NDA、ANDA、BLA 报送资料中，CRP 符合 16 CFR 1700 项下的 CPSC 标准的书面证明，应该出现在电子通用技术文档（eCTD）模块 3.2.P.7 容器密封系统（名称、剂型）的"容器密封"节。

如果按照 NDA、BLA 或 ANDA 批准的产品的包装或说明书的批准后变更，可查阅决定实施这些变更相应途径的相关法规和指导原则。在说明书上增加 CRP 描述变更的报送资料，应符合 16 CFR 1700 的 CPSC 标准及其验证资料应出现在 e CTD 模块 3.2.P.7 容器密封系统（名称、剂型）的详细容器密封描述部分。

没有向 FDA 提交根据 OTC 专论上市的非处方药产品符合 16 CFR 1700 的 CPSC 标准的书面证明的明确程序。然而，如果选择包括根据 OTC 专论上市的非处方药产品说明书上的 CRP 描述，应该保留证明包装符合相应 CPSC 标准的数据并且遵循该指导原则中有关说明书的建议。

14.3.3　EMA 的指导原则

EMA 于 2009 年颁布的 SmPC[12] 中提出了对包装材料的基本要求，对包材的性质和内容（6.5 项）等相关规定如下。

使用欧洲药典标准术语时应参照"直接接触药品的包材"项描述；应说明直接与药品接触的包材的材料构成（"西林瓶""聚氯乙烯（PVC）/铝泡罩""高密度聚乙烯（HDPE）瓶"）；应列出产品的任何其他成分，如针、棉签、量匙、注射器吸入器、干燥剂。应说明测量装置的刻度。还应描述与该药物配套提供任何溶剂的包材。过多的细节，如瓶塞的颜色、热封漆的性质，通常不应包括在内。对于肠外给药制剂，当使用外壳颜色来区分产品时，应在此说明。如果合适，应该指出包材是否为儿童安全包装。

以下为例：

"在含有柱塞（氯丁基橡胶）的预填充注射器（玻璃）中装有〈体积〉mL 混悬液，有针或无针，包装尺寸为 5 或 10。"

"HDPE 瓶，带有儿童安全包装和硅胶干燥剂。包装规格：30、60 或 90 片薄膜衣片。"

应列出所有的包装规格。所述的包装规格应包括单位数量、剂量数量（例如多剂量疫苗、吸入器等）、直接接触药品的包材的总质量或体积（如合适），以及任何外包装箱内的包材数量。在适当的情况下，应包括"并非所有包装尺寸都可以销售"的标准声明，以便提醒医疗专业人员，并非列出的所有包装尺寸都可以用于处方或配药。仅用于分发目的的多个单元的包装不构成用于销售的新包装，因此不应包括在本节中。

对于单剂量的肠外给药药物（不包括用于重组的粉剂），其包装的总含量以单剂量表示（"总量"），应注明有效物质的含量（如 20mg 等），不应过多或过满。还应说明每毫升的含量和总标签体积。

对于肠外给药前的重组粉剂，当给药前产品仍是粉末（重组前）时，包装上描述的活性物质的总量以及重组时每毫升的液体量均不应过多或过满，除非有多种重组的方法，或者使用不同的量得到不同的最终浓度。

此外，还应包括关于处理包材和未使用药品的注意事项说明。

参考文献

[1] 国家食品药品监督管理局.《药品说明书和标签管理规定》[EB/OL]. (2006-03-15) [2019-12-06]. http://www.gov.cn/gongbao/content/2007/content_554188.htm.

[2] 国家食品药品监督管理局. 化学药品和治疗用生物制品说明书规范细则 [EB/OL]. (2006-05-10) [2019-12-06]. http://samr.cfda.gov.cn/WS01/CL0844/10528.html.

[3] 国家食品药品监督管理局. 中药、天然药物处方药说明书格式内容书写要求及撰写指导原则[EB/OL]. (2006-06-22) [2019-12-06]. http://samr.cfda.gov.cn/WS01/CL0844/10573.html.

[4] 全国人民代表大会常务委员会. 中华人民共和国药品管理法 [EB/OL]. (2019-08-26) [2019-12-06]. http://lawdb.cncourt.org/show.php?fid=152096.

[5] 国家食品药品监督管理局. 化学药品注射剂与塑料包装材料相容性研究技术指导原则（试行）[EB/OL]. (2012-09-07) [2019-12-06]. http://samr.cfda.gov.cn/WS01/CL0844/75197.html.

[6] 国家食品药品监督管理总局. 化学药品注射剂与药用玻璃包装容器相容性研究技术指导原则（试行）[EB/OL]. (2015-07-28)[2019-12-06]. http://samr. cfda. gov. cn/WS01/CL0087/126004. html.

[7] 国家药品监督管理局. 抗菌药物说明书撰写技术指导原则 [EB/OL]. (2018-05-25)[2019-12-06]. http:// www. nmpa. gov. cn/WS04/CL2138/228234. html.

[8] FDA. Labeling injectable medical products packaged in multiple-dose single-dose and single-patient-use containers Guidance for Industry（DRAFT）[EB/OL]. (2015-10)[2019-12-06]. https://www. fda. gov/ media/94092/download.

[9] FDA. Labeling injectable medical products packaged in multiple-dose single-dose and single-patient-use containers Guidance for Industry [EB/OL]. (2018-10)[2019-12-06]. https://www. fda. gov/media/ 117883/download.

[10] FDA. Child-Resistant Packaging Statements in Drug Product Labeling Guidance for Industry（DRAFT）[EB/OL]. (2017-08)[2019-12-06]. https://www. fda. gov/downloads/Drugs/GuidanceComplianceRegulatoryInformation/Guidances/UCM569607. pdf.

[11] FDA. Child-Resistant Packaging Statements in Drug Product Labeling Guidance for Industry. (2019-08)[2019-12-06]. https://www. fda. gov/media/129881/download.

[12] European Commission. A Guideline on Summary of Product Characteristics（SmPC）[EB/OL]. (2009-09)[2019-12-06]. https://ec. europa. eu/health//sites/health/files/files/eudralex/vol-2/c/smpc _ guideline _ rev2 _ en. pdf.

（黄芳华　邵　雪）

第 15 章

"辅料安全性资料" 的撰写

药用辅料是药品的重要组成部分，直接影响药品的质量。药用辅料系指生产药品和调配处方时使用的赋形剂和附加剂；是除活性成分以外，在安全性方面已进行了合理的评估，且包含在药物制剂中的物质。药用辅料除了赋形、充当载体、提高稳定性外，还具有增溶、助溶、缓控释等重要功能，是可能会影响药品的质量、安全性和有效性的重要成分。

理论上，辅料本身是惰性的，一般情况下选择无明显安全性问题的辅料，但是为了制剂成型的需要，可能需要采用特殊的辅料，而这些辅料本身可能产生不良反应。另外，有些辅料对大部分人的安全性较好，但是对部分特殊人群可能产生不良影响。因此，说明书中的辅料安全性相关资料对于保护患者用药安全特别重要。

本章共 3 节，分别介绍药品说明书中辅料安全性资料的撰写要点、说明书中辅料安全性资料的实例以及我国和欧美相关的法规与指导原则，期待读者对在药品说明书中如何介绍辅料的安全性信息有所了解。

15.1 撰写要点

我国尚未就说明书中的辅料安全性资料的撰写发布相关的规定或文件。EMA 于 2018 年 3 月发布了《人用药品标签和包装说明书中的辅料指导原则（第 2 次修订版）》[1]，并发布了其附件[2]，对此提出了较为详细的要求。本节根据国内说明书撰写格式要求，并参考上述 EMA 指导原则，提出辅料安全性资料的撰写要点。

15.1.1 撰写内容

当药品中包含的辅料存在安全性担忧时，应在药品说明书中详细描述其涉及的安全性问题，描述的信息应包含但不限于以下内容。

- 【注意事项】建议注明药物单位体积下含有的单个辅料的类型、含量、相对含量和以及推荐剂量下的辅料服用量。

应在本项描述与用药人群的安全性（如，长期用药后该辅料的长期安全性）或特殊监测（如，过敏反应、血压心跳变化）有关的任何必要的注意事项。

建议在本项描述该药物给药途径下的辅料安全性信息；若其他给药途径的其他药物也包含该辅料，临床和/或非临床研究和/或上市后监测数据提示该辅料的应用存在安全性担忧，应在本项概述上述安全性数据，并在其他项目（如"特殊人群用药"和/或【不良反应】、【禁忌】等）提供更详细的资料，与本项交叉参照。若针对用药人群需进行该辅料对药物有效性和安全性影响的有关监测措施，也应在本项进行说明。

- "特殊人群用药"应描述针对特定人群，如孕妇及哺乳期妇女、儿童、老年患者以及肝肾功能不全患者自身机体的状态及代谢特征下，该辅料对药物的有效性和安全性带来的影响，并在相关项目进行说明和交叉参照。

- 【药物相互作用】若临床研究和/或上市后监测数据提示辅料对药物和/或与其他联用药物的代谢特征存在影响而导致药物和/或其他联用药物的有效性和安全性变化，应在本项进行说明，并在【药代动力学】项提供更详细的资料，与本项交叉参照（若有）。

- 【药物过量】应描述药物过量情况下，辅料摄入量增加可能带来的影响，并尽可能明确辅料的相对量下的不同情况（若有）。

15.1.2 撰写注意事项

15.1.2.1 辅料描述用语

辅料应以推荐的国际非专利名称［INN 或修订的 INN（INNM）］或《中华人民共和国药典》（以下简称《中国药典》）名称、常用的通用名称或化学名称（如果没有通用名称）表示，不应使用辅料的缩写。应具体地描述任何已知的主要成分或具有公认作用、效应的成分。可用一般用语（如"橘子味""柑橘香味/芳香"）描述特有的味道或香气。pH 调节剂应按名称注明，其作用也可在包装说明书中说明（如用于 pH 调节的盐酸）。复合辅料或混合物的所有成分都应描述，用一般描述性用语列出（如，含有 x、y、z 的油墨）。应以避免用与非改性辅料混淆的方式描述化学改性辅料（如，预变性淀粉）。

如果说明书中提供了较多的信息，则可在标签上使用一般描述性用语。标签上应说明任何具有公认作用或效应的成分。

15. 1. 2. 2　安全性资料描述

在【注意事项】和/或【不良反应】等项进行辅料安全性资料描述时，应提供辅料的绝对含量和/或相对含量，给药方式（如给药速率、配制方法等可能与辅料作用有关的信息），有效性及安全性涉及的器官和/或系统等信息，以及注意区分不同给药途径下辅料安全性信息的差异。

注射给药应注意描述过敏反应、心血管毒性和肝脏毒性以及药动学相互作用；口服给药应注意描述药动学相互作用；局部给药应注意描述过敏反应。

15. 2　案例分析

本节通过介绍几种辅料在药品说明书中建议描述的安全性信息，对上述撰写要点的基本原则有具体的认识。这些建议主要参考了 EMA 对这些辅料的相关认识和要求。

15. 2. 1　天门冬氨酰苯丙氨酸甲酯

当口服药物中含有辅料天门冬氨酰苯丙氨酸甲酯（阿斯巴甜）时，建议在【注意事项】适当位置注明"本品每〈剂量单位〉〈单位体积〉均含有 X mg 阿斯巴甜，相当于 X mg/〈质量〉〈体积〉。"

本品经口服后在胃肠道中水解，主要水解产物之一是苯丙氨酸。苯丙氨酸可能对患有苯丙酮尿症（PKU）的用药人群有害。苯丙酮尿症是罕见的遗传性疾病，患者不能适当地清除苯丙氨酸，而使其在体内积聚。因此，建议在【注意事项】和"特殊人群用药"对上述情况进行说明，包括但不限于以下描述"本品代谢后生成苯丙氨酸，苯丙酮尿症患者禁用""本品代谢后生成苯丙氨酸，苯丙酮尿症患者在服用本品前，请咨询医师或药师"。

15. 2. 2　苯扎氯铵

当眼科药物中含有辅料苯扎氯铵时，建议在【注意事项】适当位置注明"本品每〈剂量单位〉〈单位体积〉均含有 X mg 苯扎氯铵，相当于 X mg/〈质量〉〈体积〉。苯扎氯铵可被软性隐形眼镜吸收，并可改变隐形眼镜的颜色。在使用本药物前，应摘除隐形眼镜，用药 15 分钟后才可佩带。"

目前有限的数据提示，儿童与成人之间的不良事件特点没有差别。然而通常情况下，儿童眼睛对某些刺激的反应要比成人强烈，从而影响儿童治疗的依从性。据报道，苯扎氯铵可引起眼刺激、干眼症状，并可损害泪膜和角膜表面。干眼症患者和角膜可能受损的患者应谨慎使用含有苯扎氯铵的眼科药物。患者长期使用时，应接受监测。因此，在【注意事项】项下应注明"苯扎氯铵可能引起眼刺激，对于患有干眼症或角膜疾病（眼睛前面的透明层）的患者使用时应格外注意。如果用药后眼睛感觉异常、刺痛或眼睛疼痛，请及时咨询医师。"

当鼻用药物中含有辅料苯扎氯铵时，长期使用可引起鼻黏膜水肿。因此，还应注明"苯扎氯铵可引起鼻内刺激或肿胀，特别是长期使用时。"

当吸入制剂中含有辅料苯扎氯铵时，还应注明"苯扎氯铵可能会引起喘息和呼吸困难（支气管痉挛），对于哮喘患者使用时应格外注意。"

当皮肤用药中含有辅料苯扎氯铵时，还应注明"苯扎氯铵可刺激皮肤。"因为苯扎氯铵经皮肤吸收的量极少，怀孕和哺乳期间用药不会对母体产生有害影响，但应在说明书中注明"哺乳期不应在乳房上用药，婴儿可能同时摄入。"

当口腔黏膜、直肠和阴道制剂中含有辅料苯扎氯铵时，还应注明"苯扎氯铵可引起局部刺激。"

15.2.3 苯甲酸和苯甲酸盐

当药物中含有辅料苯甲酸和苯甲酸盐（如，苯甲酸钠、苯甲酸钾）时，建议在【注意事项】适当位置注明"本品每〈剂量单位〉〈单位体积〉均含有 X mg 苯甲酸/苯甲酸盐，相当于 X mg/〈质量〉〈体积〉。"

当口服及非肠道制剂中含辅料苯甲酸和苯甲酸盐时，由于胆红素从白蛋白被置换出来，使胆红素血症加重，从而可加重新生儿黄疸，进而可发展为核黄疸（脑组织中非结合胆红素沉积）。建议在【注意事项】注明"苯甲酸/苯甲酸盐可能会加重新生儿（4周龄以下）黄疸（皮肤和眼睛发黄）。"

当局部用药制剂中含有辅料苯甲酸和苯甲酸盐时，可能通过胆碱能机制引起非免疫性直接接触反应。建议在【注意事项】注明"苯甲酸/苯甲酸盐可引起局部刺激"。此外，由于新生儿发育不全皮肤吸收量大，应注明"苯甲酸/苯甲酸盐可加重新生儿（4周龄以下）黄疸（皮肤和眼睛发黄）。"

15. 2. 4 聚山梨酯

当药物中含有辅料聚山梨酯（如聚山梨酯 80、聚山梨酯 20）时，应在【注意事项】适当位置注明"本品每〈剂量单位〉〈单位体积〉均含有 X mg 聚山梨酯 80（应准确描述聚山梨酯的类型，本小节以聚山梨酯 80 为例），相当于 X mg/〈质量〉〈体积〉。"

当口服及非肠道制剂中含辅料聚山梨酯 80 时，由于聚山梨酯 80 可以增加其他药品的胃肠道吸收，存在潜在的药动学（PK）相互作用。应在【注意事项】注明"聚山梨酯 80 可能会增加×××（药品）的胃肠道吸收，导致××× 效应或×××不良反应。"等相关信息。

当药物中含有辅料聚山梨酯 80 时，建议将过敏反应和心血管效应监测信息纳入【注意事项】。此外，已有临床数据报告在静脉滴注含有聚山梨酯 80（9%）和聚山梨酯 20（1%）混合物（作为增溶剂）的维生素 E 制剂后，38 例婴儿死亡。聚山梨酯剂量＞80mg/(kg·d) 时，早产儿严重肝毒性的风险增加，存在明确的剂量-效应关系，并可见蓄积效应。尽管有研究认为口服用药后未见肝毒性，但仍建议应在【注意事项】对上述潜在的肝毒性风险进行说明，并在"特殊人群用药"项的"儿童用药"和"肝功能不全患者"的用药说明中纳入上述信息以提示潜在风险。

15. 2. 5 右旋糖酐

当药物中含有辅料右旋糖酐（如右旋糖酐 70、右旋糖酐 40）时，不良反应的发生率似乎与右旋糖酐化学结构有关；右旋糖酐相对分子质量越大和/或非 1,6-键的比例越大，不良反应发生率越高。右旋糖酐作为血液扩充剂、疫苗渗透剂时，观察到超敏反应。当右旋糖酐作为载体用于药物传递或作为包衣时，右旋糖酐与包封物之间的物理相互作用可增加过敏反应。某些患者出现过敏样或过敏反应的原因是摄入右旋糖酐后体内形成 IgG 类抗体或与食物中的多糖相互作用导致免疫交叉反应。口服右旋糖酐迅速转化为葡萄糖。因此，糖尿病患者应慎用右旋糖酐类产品。此外，应慎重考虑在分娩期间使用右旋糖酐以防止低血压风险。有报道显示产妇应用右旋糖酐后，母体出现过敏样反应，并伴有新生儿窒息。对于辅料含右旋糖酐的注射途径和吸入途径的药品说明书，建议在【注意事项】中说明"本品每〈剂量单位〉〈单位体积〉均含有 X mg 右旋糖酐 70（应准确描述右旋糖酐的类型，本小节以右旋糖酐 70 为例），相当于 X mg/〈质量〉〈体积〉。右旋糖酐可能会导致严重的过敏反应。若出现呼吸困难或肿胀或感到头晕，应立即寻求医疗帮助"，还应在"特殊人群用药"项说明"口服右旋糖酐迅速转化为葡萄糖，糖尿病患者禁用。孕产妇禁用。"

15.2.6　环糊精

由于高剂量环糊精可引起动物可逆性腹泻和盲肠膨大，因此当药物中含有辅料环糊精〔CD，如 β-CD 及其衍生物磺丁基醚 β-环糊精（SBE-β-CD）、羟丙基衍生物（HP-β-CD）和随机甲基化 β-CD（RM-β-CD）、γ-CD〕时，建议在【注意事项】中注明"本品每〈剂量单位〉〈单位体积〉均含有 X mg 环糊精（应准确描述环糊精和/或其衍生物的类型），相当于 X mg/〈质量〉〈体积〉。环糊精可引起消化功能紊乱，如导致腹泻。环糊精促进药物经鼻腔、肺部、直肠的吸收和渗入眼睛"。

当注射用药制剂中含有辅料环糊精时，因其主要通过肾脏排泄，可能对肾功能不全或幼龄儿科人群造成影响，应在【注意事项】、"特殊人群用药"注明"2 岁以下儿童肾小球功能较低，可耐受肾毒性，但可导致血液中环糊精水平较高""中、重度肾功能不全患者可发生环糊精蓄积。"

15.2.7　乳糖

乳糖对健康人无毒害，然而对于有特定疾病的患者可能导致不良反应。消化后的乳糖被乳糖酶水解为葡萄糖和半乳糖而被吸收。如果患者的肠道乳糖酶活性较低或患有先天性乳糖酶缺乏症，则未消化的乳糖可引起乳糖不耐受症状。葡萄糖和水解产物半乳糖都可能对遗传性葡萄糖-半乳糖吸收不良患者构成危险。糖尿病患者摄入乳糖后，乳糖代谢产生的葡萄糖也会造成危险。乳糖通常来自牛奶，因此可能含有微量的牛奶蛋白，可能会使对牛奶过敏的患者出现严重的过敏反应。因此，当药物中含有辅料乳糖时，建议在包装说明书中【注意事项】适当位置注明"本品每〈剂量单位〉〈单位体积〉均含有 X mg 乳糖，相当于 X mg/〈质量〉〈体积〉"，并在"特殊人群用药"对上述情况进行说明，包括但不限于以下描述"本品含有乳糖，因此患有罕见遗传性半乳糖血症、乳糖酶不耐受或葡萄糖-半乳糖吸收不良症或先天性乳糖酶缺乏症的患者应禁用本品""本品含有乳糖，因此患有罕见遗传性半乳糖血症、乳糖酶不耐受或葡萄糖-半乳糖吸收不良症或先天性乳糖酶缺乏症的患者在服用本品前，请咨询医师或药师""本品可能含有微量牛奶蛋白。若对牛奶过敏，服用本品前，请咨询医师或药师""若患有糖尿病，应考虑乳糖/葡萄糖在本品中的含量（每个〈剂量单位〉Xg）""若对牛奶过敏或可疑过敏，请勿使用本药，因为它可能含有微量牛奶蛋白"。

15.3　我国和欧美的相关法规与指导原则

本节介绍有关药品说明书中辅料安全性资料撰写我国和欧美的相关法规和指导原则。当撰写药品说明书中辅料安全性资料时，可参考本节内容，以期为前述"撰写要点"之外的问题提供额外信息。

15.3.1　我国的相关法规

《中国药典》对药用辅料标准进行了详细的规定，但我国尚无就说明书中的辅料安全性资料的撰写发布有关的规定或文件。

通常，药用辅料被认为是"惰性的"。理想情况下，辅料本身应该很少或没有药理作用，但一些辅料在某些情况下确实具有公认的作用或效应。因此，上市许可申请人和持有人应确保在制剂处方中适当使用辅料。

15.3.2　EMA 的相关法规与指导原则

EMA 于 2018 年 3 月发布了《人用药品标签和包装说明书中的辅料指导原则（第 2 次修订版）》[1]，并发布了其附件[2]，该指导原则载有关于在超过附件所界定阈值的药品中存在某些辅料的警告描述。根据第 2001/83/EC 号指令第 54(d) 条规定，所有辅料都必须在药品外部包装上注明，如果药品是注射剂或者外用或眼用制剂，没有外包装，则必须在直接与药品接触的包装上注明。此外，对于所有其他药品，第 54(d) 条规定，已知具有公认的作用或效应，并列入该委员会根据第 65(e) 条公布的指导原则中的辅料，应在外包装上注明，或在没有外部包装的情况下，应在直接与药品接触的包装上注明。第 59(1)(f)(ⅳ) 条要求，所有定性成分（活性成分和辅料）和在活性成分中的定量成分应列入包装说明书。第 59(1)(c) 条规定，包装说明书必须包括服药前所需的信息清单。第 59(2)(c) 条规定的上述信息清单，应列出对安全和有效使用药品重要的并根据第 65(e) 条公布的该指导原则中列入的辅料知识。

该指导原则适用于药品监管部门、上市许可申请人和上市许可持有人。其附件提供了辅料表，该表列出了应在说明书上显示并概述必须出现在包装说明书上的信息。该指导原则不适用于作为活性成分使用的辅料。

此外，EMA 于 2017 年 10 月发布了《有关人用药品辅料环糊精的问答》[3]，并于 2018 年 11 月发布了《人用药品辅料聚山梨酯的包装说明书资料（草案)》[4]《人用药品辅料右旋糖酐的包装说明书资料（草案)》[5] 和《人用药品辅料乳糖的包装说明书资料（草案)》[6]，对环糊精、聚山梨酯、右旋糖酐和乳糖的安全性做了全面而详细的评价，并提供了安全性资料的撰写要求及其密切相关的内容。

15.3.2.1　EMA 对辅料的定义

辅料是指除活性物质和包装材料之外的药品的任何成分。根据第 2001/83/EC 号指令附件，这些成分可包括：着色剂、防腐剂、佐剂、稳定剂、增稠剂、乳化剂、调味剂和芳香剂等；拟口服或以其他方式给患者的药用产品的外部覆盖成分（硬胶囊、软胶囊、直肠胶囊、包衣片、薄膜包衣片等）。还可包括透皮贴剂成分辅料混合物（如，口服剂型的直接压片或薄膜衣或抛光剂中或 pH 调节剂中的辅料混合物）、用于标记口服剂型的油墨成分、稀释剂（如，草药提取物或维生素浓缩物中的稀释剂）、化学成分混合物中存在的成分（如，防腐剂）。但需注意，生产过程中产生的残留物质、杂质、残留溶剂、降解产物等不应纳入辅料范围。

15.3.2.2　EMA 规定应提供辅料安全性资料的辅料

EMA 指导原则规定，人用药品中若含有以下 50 种辅料，则其说明书中应包括其安全性资料。

抑肽酶、花生油、偶氮着色剂［例如：柠檬黄（E 102）、夕照黄 FCF（E 110）、偶氮玉红、淡红（E 122）、苋菜红（E 123）、丽春花色、大红色（E 124）、亮黑 BN、黑色 PN（E 151)］、秘鲁香脂、香柠檬油（香柠檬内酯)、溴硝醇、丁基羟基苯甲醚（E 320）、二丁基羟基甲苯（E 321）、十六十八醇（包括十六醇)、氯化甲酚、二甲基亚砜、乙醇、甲醛、半乳糖、葡萄糖、甘油（E 422）、肝素、转化糖、乳糖醇（E 966）、乳糖、天然乳胶、聚氧乙烯蓖麻油（蓖麻油聚乙二醇）和羟基硬脂酸甘油酯（聚氧乙烯氢化蓖麻油)、麦芽糖醇

（E 965）、异麦芽糖醇（E 953）和麦芽糖醇液（氢化葡萄糖浆）、甘露醇（E 421）、有机汞化合物（例如，硫柳汞、苯汞硝酸盐/醋酸盐/硼酸盐）、对羟苯甲酸及其酯［例如，对羟苯甲酸乙酯（E 214）、苯甲酸乙酯钠（E 215）、对羟苯甲酸丙酯、苯甲酸丙酯钠、对羟苯甲酸甲酯（E 218）、对羟苯甲酸甲酯钠（E 219）］、钾盐、麻油、山梨酸（E 200）及其盐、大豆油和氢化大豆油、十八醇、蔗糖、亚硫酸盐包括焦亚硫酸盐［例如，二氧化硫（E 220）、亚硫酸钠（E 221）、亚硫酸氢钠（E 222）、焦亚硫酸钠（E 223）、焦亚硫酸钾（E 224）、亚硫酸钾（E 228）］、羊毛脂、木糖醇（E 967）；2017 年内容更新的辅料：阿司帕坦、苯扎氯铵、苯甲酸（E 210）和苯甲酸盐［例如，苯甲酸钠（E 211）、苯甲酸钾］、苯甲醇、硼酸和硼酸盐、环糊精［例如，α-环糊精、β-环糊精（E 459）、γ-环糊精、磺丁基-β-环糊精（SBE-β-CD）、羟丙基-β-环糊精、随机甲基化 β-环糊精］、含有变应原的芳香化合物、果糖、苯丙氨酸、磷酸盐缓冲液、丙二醇（E 1520）和丙二醇酯、钠盐、十二烷基硫酸钠、山梨醇（E 420）、小麦淀粉（含谷蛋白）。

15.3.2.3 EMA 对说明书中辅料描述用语的规定

根据第 2001/83/EC 号指令第 59（1）（f）（ⅳ）条，包装说明书中必须列出所有辅料的名称。因此，上文列出的 50 种辅料及定义范围内的所有辅料，应根据该指导原则规定的用语描述。

根据第 2001/83/EC 号指令第 59（1）（c）（ⅳ）条和第 59（2）（c）条的规定，需提供相应的每种辅料的资料，并以清楚和易懂的语言为患者撰写的该资料文本，应默认适用于包装说明书。在某些情况下，只要信息内容及其含义保持不变，申请人可以在充分合理的情况下（如，通过用户测试）调整信息的格式。

① 专利名称不应用于单个辅料。辅料应以推荐的国际非专利名称［INN 或修订的 INN（INNM）］或《欧洲药典》名称、常用的通用名称或化学名称（如果没有通用名称）表示。

② 该指导原则附件中所列辅料名称应附上 E 号。标签上可以单独使用辅料 E 号，但在包装说明书中必须注明全名和 E 号。

③ 可用一般用语（如"橘子味""柑橘香味/芳香"）描述特有的味道或香气；应具体地描述任何已知的主要成分或具有公认作用、效应的成分。

④ 对于属于附件所列某一化学类别但未明确列出的辅料（如其他盐类、相关化学结构），除非有正当理由，否则应适用于该包装说明书的资料。

⑤ 应以避免用与非改性辅料混淆的方式描述化学改性辅料。

⑥ pH 调节剂应按名称注明，其作用也可在包装说明书中说明。

⑦ 复合辅料或混合物的所有成分都应描述。如果包装说明书中提供了较多的信息，则可在标签上使用一般描述性用语。标签上应说明任何具有公认作用或效应的成分。

⑧ 不应使用辅料的缩写。但是，如果出于合理的空白考虑，标签上可出现缩写和（或）拉丁文名称，但前提是在 SmPC 和包装说明书中必须包含辅料全名。

当根据附件需要警告或信息描述时，应在与特定辅料相关的包装说明书和 SmPC 中清楚描述。当辅料或活性成分有警告信息时，都应告知患者。

对于附件中的一些辅料，列入包装说明书中的资料可能涉及说明书的多个项目。如，对驾驶和操作机器能力的影响、妊娠和哺乳期、不良反应、禁忌、注意事项。为了简化包装说明书的描述，这些资料应该只出现一次。然而，为了使患者不漏掉重要的相关资料，可能有必要对包装说明书中的其他项目相关内容，在辅料警告部分再次提及。以乙醇为例，有必要在辅料警告部分再次提及该辅料对驾驶能力影响、妊娠和哺乳期、儿童资料等部分的相关资料。

15.3.3 美国的相关法规与指导原则

美国 FDA 于 2005 年 5 月公布了《药用辅料非临床安全性研究指导原则》[7]后，于 2012 年 12 月公布了《在 CDER 规范产品中限制某些邻苯二甲酸盐作为辅料使用的指导原则》[8]。尚未就药品说明书中的辅料安全性信息提出行业指导意见。

参考文献

[1] European Commission. Excipients in the labeling and package leaflet of medicinal products for human use [EB/OL]. (2018-3) [2019-12-06]. https://ec. europa. eu/health/sites/health/files/files/eudralex/vol-2/c/guidelines _ excipients _ march2018 _ en. pdf.

[2] European Commission. Annex to the European Commission guideline on 'Excipients in the labelling and package leaflet ofmedicinal products for human use' (SANTE-2017-11668). [EB/OL]. (2019-11-22). [2019-12-06]. https://www. ema. europa. eu/en/documents/scientific-guideline/annex-european-commission-guideline-excipients-labelling-package-leaflet-medicinal-products-human _ en. pdf.

[3] Committee for Medicinal Products for Human Use（CHMP）. Questions and answers on cyclodextrinsused as excipients in medicinal products for human use. Cyclodextrins used as excipients［EB/OL］. EMA/CHMP/333892/2013. 9.（2017-10-09）［2019-12-06］. https：//www. ema. europa. eu/en/documents/scientific-guideline/questions-answers-cyclodextrins-used-excipients-medicinal-products-human-use_en. pdf.

[4] Committee for Medicinal Products for Human Use（CHMP）. Information for the package leaflet regarding polysorbates used as excipients in medicinal products for human use Draft［EB/OL］. EMA/CHMP/190743/2016.（2018-11-19）［2019-12-06］. https：//www. ema. europa. eu/en/documents/scientific-guideline/draft-information-package-leaflet-regarding-polysorbates-used-excipients-medicinal-products-human_en. pdf.

[5] Committee for Medicinal Products for Human Use（CHMP）. Information for the package leaflet regarding dextrans used as excipients in medicinal products for human use Draft［EB/OL］. EMA/CHMP/187129/2016.（2018-11-19）［2019-12-06］. https：//www. ema. europa. eu/en/documents/scientific-guideline/draft-information-package-leaflet-regarding-dextrans-used-excipients-medicinal-products-human-use_en. pdf.

[6] Committee for Medicinal Products for Human Use（CHMP）. Information for the package leaflet regarding lactose used as excipients in medicinal products for human use Draft［EB/OL］. EMA/CHMP/186428/2016.（2018-11-19）［2019-12-06］. https：//www. ema. europa. eu/en/documents/scientific-guideline/draft-information-package-leaflet-regarding-lactose-used-excipient-medicinal-products-human-use_en. pdf.

[7] FDA. Nonclinical Studies for the Safety Evaluation of Pharmaceutical Excipients：Guidance for Industry［EB/OL］.（2005-5）［2019-12-06］. https：//www. fda. gov/media/72260/download.

[8] FDA. Limiting the Use of Certain Phthalates as Excipients in CDER-Regulated Products：Guidance for Industry［EB/OL］.（2012-12）［2019-12-06］. https：//www. fda. gov/media/83029/download.

（邵　雪　黄芳华　张　明）

第 16 章

药品标签的撰写

　　药品标签，往往是首先进入用药者视线的药品信息资料，其医药专业内容的科学性和准确性，可直接影响药品的正确选择和合理应用。药品的标签分为内标签和纸盒外标签。药品内标签指直接接触药品包装的标签，纸盒外标签指内标签以外的其他包装的标签。本章介绍内标签和纸盒外标签设计的一般原则、具体要求以及特殊要求；举出实例说明目前该项目撰写存在的问题及如何正确撰写；介绍我国和美国的相关法规与指导原则。

16.1　撰写要点

　　我国尚无内标签和纸盒外标签设计指导原则，只是在一些文件中有简要的原则性的规定。因此本节主要参考 FDA 的相关指导原则和国内法规[1,2]，说明撰写要点。

16.1.1　设计的一般原则

　　药品内标签和纸盒外标签设计不当可掩盖重要安全性资料。药品容器内标签和纸盒外标签应从处方开始，经药品购买、配制、分发，到给患者用药的整个过程，传递用药的重要信息。标签设计不当可使医疗专业人员、护理人员和/或患者难于找到和了解重要的安全性信息。其用药错误报告的实例包括：关键信息（如药品名称、规格和剂型）遗漏、描述不清或位置和展示不明显；关键信息没有出现在同一视野中（即不转动容器看不清信息）；同一药品所有多个规格或一个公司的产品系列内所有多个药品的内标签和纸盒外标签相似；不同生产厂多个药品的内标签和纸盒外标签相似；无关文字或分散注意力的图像或图形在视觉上扰乱内标签和纸盒外标签；使用易导致错误的缩写或符号；因字号、字体、染色对比度不足或其他设计因素造成文字难于阅读；在光亮、透明或半透明容器两面的标签文字重叠，如注射器、安瓿、药瓶、静脉注射袋或低密度聚乙烯瓶。

16.1.1.1 设计阶段应进行风险评估

在药品标签、标识和包装的开发和设计期间，考虑终端用户及其使用环境很重要。申办者在提供审批的标签和标识之前，应评估药品内标签和纸盒外标签设计所致用药错误的风险，并将其减少到最低。用药错误的风险评估应考虑所有预期的终端用户及其处方、分发和使用环境。在申请临床前阶段或标签、标识和包装开发早期阶段以及在整个产品生命周期出现改变或增加上市药品时，应评估总体设计。

16.1.1.2 重要的产品信息应出现在主展示面

主展示面（principal display panel，PDP）是最可能给终端用户展示、介绍、出示或查看的标签面。FDA 建议 PDP 包括以下重要信息：通用名称、产品规格、给药途径和警告或注意事项的描述（如果有）。上面列出的信息应该是 PDP 最重要的信息。PDP 其他信息，如单纯的处方描述、净量描述、生产厂名称和标识语，在大小和显著性上不应与上面列出的重要信息相左。产品规格等量的描述、每片含量的描述以及生产厂名称和标识语等信息最好置于侧面或背面，以便最大限度突出上面列出的重要信息。

16.1.1.3 标签和标识应清晰、易读和易懂

对内标签和纸盒外标签的建议：一般应朝同一方向；置于同一视野内（无须转动容器就能阅读）；有足够的空白，增加可读性和避免拥挤。为增强标签可读性应考虑以下重要因素。

（1）内标签大小　内标签大小对内标签整体设计影响很大。在某些情况下，容器封闭系统实际上可能是与内标签连在一起的，如低密度聚乙烯瓶、玻璃安瓿、泡罩箔底板和静脉注射袋。在另外一些情况下，内标签可能是纸、箔或贴在容器封闭系统或泡罩上的清楚的标签。如果内标签太小，重要信息可能不能完全置于内标签的 PDP 上。

生产商最好探索制作较大内标签或独特包装的方法，使直接接触产品容器的标签上容纳所有重要信息。药品的内标签应当包含药品通用名称、适应证或功能主治、规格、用法用量、生产日期、产品批号、有效期、生产企业等内容。当容器太小或其他原因，没有足够空间允许标签包容所有要求的信息时，内标签至少应包括产品通用名称、产品规格、批号和产品的有效期等。生物制品至少应包括该产品名称、批号、生产厂名称和多剂量容器推荐的个体剂量。

如果缺乏空间是由于没有使用容器所有可用的空间，或标签空间用作非所要求的信息或其他设计相关的因素，则不适用于这种简化描述。

（2）字体及其大小　标签的字体应选择一种容易阅读的字体，不细小也不粗大。

（3）文字与背景颜色对比　文字和内标签的背景颜色之间色对比度的选择，应提供足够的文字易读性。应当避免不能提供文字最大易读性的色彩组合，如在内标签的白色背景上的淡黄色文字。在光亮、透明或半透明容器（如低密度聚乙烯瓶）上凸起或凹陷的文字，即凸印或凹印，通常是模糊的。对这些类型的内标签，建议单独外包装产品，以便把清晰的标签加在外包装上，并且产品外包装应一直保留到产品使用时。

（4）避免信息拥挤和视觉上的混乱　当标签被塞满时，文字大小和明显性通常被降低，并且重要信息可能很难阅读和/或容易被漏读。应该用足够的白色空隙将各行文字或各个板块隔开，以避免拥挤或混乱。建议把不太重要的信息置于内标签和纸盒外标签的侧面或背面，而不是在 PDP 上，或如果合适，将其置于说明书中。除了要求的生产厂、经销商或包装厂信息之外，商业伙伴的信息不应出现在标签或标识中。最好不要在内标签和/或纸盒外标签上，使用标识语、条带、条纹、水印图形、线条和符号，因为它们可能分散读者对重要信息的注意并使标签混乱。如果有这类东西，图形设计不应干扰、截断或扭曲重要信息。

16.1.2　具体要求

16.1.2.1　产品规格

产品规格或浓度对终端用户来说，是极其重要的资料。如果产品规格在内标签上显示不清，或计量单位的表达与用法说明中使用的不一致，可能造成选错规格或给药剂量，即过量或剂量不足。建议采取下列措施避免通常报告的给药错误或将其降到最低。

（1）规格的区分　当同一产品的不同规格或不同产品相似规格紧靠在一起贮存或摆放时，可能出现药品选择错误并导致给药量不足或过量。应确保内标签和纸盒外标签上的产品规格醒目。为此，可采用适当的技术，其中包括使用黑框、显眼的字体、粗体字和颜色差异。

（2）规格标示　产品规格标示在所有显示的各部分，如容器、纸盒和处方资料，都应采用一致的计量单位。产品规格应与说明书的【用法用量】所描述的计量单位相同，以免出差错。如果标签上用％表示产品规格，而在【用法用量】以 mg 表示，可能发生用药者混淆和给药错误。当标示同样活性成分的多种产品时，也应采用相同的计量单位，如用 mg 表示所有硝酸甘油的规格，而不混合使用 mg 和 μg。

（3）小容量肠外给药的产品　小容量肠外给药产品的规格应以各总容量的总量表示，其后是每毫升的浓度。许多过量发生在小容量肠外给药，因为医护人员和患者不能判断容器中药物的总量。一般用药者只注意质量浓度，如 10mg/mL，而往往在内标签另外位置上出现的总量为 10mL。当只需要总容量一部分时，这种混淆可导致使用了容器中的总量。

为避免这种混淆，每个总容量的规格在标签 PDP 上应是主要而突出的，紧接着后面是用括号括起来的每毫升的规格，如 500mg/10mL(50mg/mL)。如果产品容量低于 1mL，产品绝不应该用 mg/mL 标示，因为这可使用药者误以为容器中有比实际含量更多的药并导致用量不足。如容器的容量低于 1mL，实际容量所含的药量应是唯一的规格表示方式，如 12.5mg/0.625mL 或 0.625mL 含 12.5mg。

（4）干粉剂产品规格的表示　干粉剂产品应以每小瓶药物总量表示规格，如 Xmg/瓶或每瓶 Xmg。如果标签空间允许，在小药瓶上应包括产品复溶的方法及其终浓度说明。这些说明将告知负责配制产品人，复溶应使用何种稀释溶液及其容量，并且告知一旦复溶，每毫升所含药物的量。如果标签空间允许，还应包括复溶后的贮存及其有效期的资料。

（5）公制计量　计量或规格的显示应该用计量的公制单位，如 mL 和 mg，而不用药衡制或家用计量单位，如茶匙、大汤匙，或比例，如 1：1000。从一种计量单位转换成另一种单位，卫生保健人员或患者如果误算用药量，会发生致命的错误，如以毫克计量单位表示常用量，而产品规格以比例表示，则需要将比例转换为毫克剂量。

（6）首位和末位零、小数和逗号　规格中含有小数点的数字，如果没看见小数点，可能导致 10 倍的剂量错误，如 4.0mg 被误看作 40mg，或 .4mg 被误读作 4mg。为将出现这种错误的可能性降到最低，在规格描述中活性成分的量应以整数表示，不带小数点后的末位零，如 4mg，不用 4.0mg。相反，小于 1 的小数前面应有零，如 0.4mg，不用 .4mg，用于增强小数点的可见度。

16. 1. 2. 2 给药途径

给药途径不应使用缩写词描述。建议使用肯定的描述，如"静脉内给药""皮下注射给药"或"仅供局部使用"。而不应使用否定的描述，如"不用于鞘内注射"，因为即使用粗体字、下划线或其他方法强调，也往往容易忽视"不"这个字。采用肯定描述将有助于确保终端用户了解预期的给药途径，即使他们阅读上有疏忽。

16. 1. 2. 3 危险信息的描述

当把警告描述加到内标签或纸盒外标签时，应肯定地描述。而不肯定的警告描述可造成混淆。如警告"不用于鞘内注射"可被混淆为"用于鞘内注射"。肯定的描述，如"仅用于静脉注射""任何其他途径给药可致命""用前必须稀释"更容易理解。

16. 1. 2. 4 条形码

条形码应置于大多数产品直接接触的内标签和纸盒外标签上。条形码周围应有足够的空白围绕，使扫描器能准确阅读条形码。墨色深度应一致，以便准确扫描。条形码应置于醒目的位置，如不应置于纸盒底部。此外，条形码不应置于标签的分离处，如纸孔，而导致不易读取。

16. 1. 3 对特殊内标签和纸盒外标签的要求

16. 1. 3. 1 单剂量泡罩包装介绍

在泡罩包装中使用的产品有不同的类型，如它们可能是各泡罩盒（包括多个单剂量）中的纸条或包含有各自治疗持续时间的多种片剂的一张纸。单剂量泡罩一般是小的并且可被终端用户从外面的纸盒撕下、划下或拿出的。因此，在开发这种盒子的内标签和纸盒外标签时，监管机构给出下列建议。

（1）泡罩板的标签 通用名称、商品名（如果有）、规格、批号、有效期、条码和生产厂应出现在每个泡罩板上，以便供终端用户使用，这些重要信息应一直保留到用完最后一剂。每个泡罩应该仅包括 1 个剂量单位，如 1 片、1 粒胶囊。在某些情况下，不可能设计每一泡罩板容纳所有重要信息的包装。在这些情况下，信息的随机展示可多次出现在整个泡罩背面，或重要信息在剂量单位被取出后，仍不被毁坏或消除。

（2）产品规格 泡罩盒标识 PDP 和其他展示面上的产品规格，应描述每个单位，如片、胶囊的毫克量，以便在与整个泡罩板总量相比每个单位中含有多少产品时不混淆。建议如下：每片 X mg 或每粒胶囊 X mg。

（3）泡罩板标签材料和易读性　应根据泡罩底板所用材料，仔细选择颜色、字号和字体。由于材料的反光性可影响铝箔上所印文字的清晰度，所以确保铝箔上所印信息容易识别是重要的。若可能，应使用非反射材料，以便提高产品信息的清晰度。

（4）泡罩包装标签设计　应谨慎考虑泡罩包装标签的整个设计，以免造成混淆和错误。应限制泡罩包装的数量和种类并确保包装外形对药品用法用量和拟用患者人群是合理的。虽然特殊治疗方案的特殊包装可提高依从性并可把药物意外降到最低，但是若设计不当，它们也可造成混淆并易于造成给药错误。可能出现的错误包括：①与批准的药品常用给药方式不同，可导致给药错误，如泡罩标识提供的是固定给药方式，如一天两次给药，介绍产品或标示产品，但批准的常用给药方案是不定的，每天一次或两次。②如果用法用量不要求连续方式，而在包装中用一周数天的标示给药，如用一周数天（周一、周二、周三）标示包装，可能导致延迟开始治疗，因为患者等待指定的开始用药的首日。③按次序给每一个泡罩板编号，如管制药物包装在 30 片泡罩包装中并从 1～30 编号。虽然这便于保留控制使用药物的记录。但这种编号易与片剂规格混淆。

16.1.3.2　金属箍和盖顶封的标识

注射用药品瓶通常包括由箍条或金属箍连接于小瓶的弹性盖或塞。盖顶封是一个保护瓶塞的金属箍上的圆盘。小瓶上的套圈和盖在用药前应该当明显可见。鉴于它们的位置，药物小瓶的金属箍和瓶盖上所提供的信息，对给医护人员提供关键信息起重要作用，应限制在对迫在眉睫、危及生命状态起关键作用的重要安全信息。如果警告描述不是必要的，小瓶的顶部表面，包括金属箍和盖顶封应保持空白。其他描述，如批号，可出现在金属箍侧面，不应干扰出现在顶面上的任何警告描述。

16.1.3.3　大容量注射剂的标签

大容量注射剂容器的标签，下列资料是必要的：名称和规格描述；"不能把补充的……加入 Y 型接口……"；"无菌"描述；"每 100 mL 含有……"的描述；一般和/或特殊的贮存要求，如，如果冷冻对产品有不利影响应只用"避免冷冻"；接口标示，如，添加药物用口或连接注射器具用口箭头；条码；批号和有效期；"仅供校准输液装置用"的描述；修订日期；见专业说明书；"添加可配伍药物，请咨询药剂师"。

下列资料属标签混乱，而且不应包括在大容量注射剂内标签上或出现在专业说明书中：所有次要商标资料，如"VisIV""Intravia"容器；符号，如表示规格的圆不应包括在内标签或专业说明书中；"注意：用力挤压容器检查极小的漏洞……"和"如果发现漏洞……"这类描述；"只有溶液透明和容器无损坏才可使用"的描述；"一系列连接"的描述不应包括在内标签和处方资料中；渗透压的描述；乳酸性酸中毒的描述，如在乳酸林格氏液袋；生产厂详细地址；"在医生指导下静脉内给药"这类描述不应包括在内标签和处方资料中；尽可能使用中枢途径；pH 值描述；输血警告；"无热原"这类描述。

16. 1. 3. 4　注射药物的转移或标签脱落

为了给药，一次性注射药物通常要从商业包装，如小瓶或安瓿转入注射器，给药前注射器不再有终端用户所需的证明药品名称和规格的资料。这些无标签的药物易导致给予错误的药物和错误的规格。在可能的情况下，要研发注射产品的商业内标签的转移或脱落。这种新标签可能有助于把无标签注射器的使用降到最低程度，因为这种标签会固定在商业包装的产品制剂上，并像纸盒上其他附加标签一样不会被丢弃。

16. 1. 3. 5　双面标签和标识

在正面和背面的标签和标识上都印刷信息，可能是提供安全信息的有效途径，如果做得正确，可以帮助预防用药错误。当在明亮、透明或半透明标签和标识上使用双面印刷，如聚乙烯小瓶或静脉袋，文字应在正立和倒置的位置都可读，不应与其他文本重叠。

16. 1. 3. 6　重要产品变更的表示

上市产品的变更，如规格、浓度、配方、非活性成分，应在内标签和纸盒上（如果空间允许）传达给医护人员。如产品规格变化应以"新规格"或"注意新规格"告知，该信息应出现在 PDP 上至少 6 个月的时间，以起提示作用。

16. 1. 3. 7　给药装置

药品的给药装置应适合测定的剂量。给药装置应以容量单位给予口服溶液，最好与推荐给药量一致的体积单位，如不应用质量单位标定口服容器。

16.1.3.8　包装类型

通过简单地观看容器不清楚应该如何安全处理和使用药物的情况下，在内标签和纸盒外标签上应包括包装类型，如单次剂量和药房大包装。如含有拟用作单一患者的单剂量药品的小瓶，在小瓶上应包括单剂量一词，以便有别于多剂量的小瓶并提醒用户合理使用。

此外，当产品看似装在儿童安全容器中（例如，单剂量的泡罩），但实际上包装容器并不能防止儿童开启时，应在标签上注明包装不能防止儿童开启。例如，"本品包装非儿童安全包装。如供门诊配药使用，则应使用儿童安全容器。"

16.2　案例分析

本部分收集了 30 份违反法规要求或不规范的典型案例，逐一讨论各个案例存在的问题并指出其错误希望有助于药品标签的撰写，提高标签质量[3]。对药品的汉语拼音名称、成分、形状、适应证、规格、用法用量、不良反应、禁忌、注意事项、贮藏及包装中出现的一些不规范问题，进行举例说明。

16.2.1　药品名称

在药品名称中，最常见的问题是药品名称的汉语拼音不规范。

案例 1

> 药品名称的汉语拼音为 Tu Kang Ren Xiong Xian Xi BaoMian Yi Qiu Dan Bai

存在问题：该拼音词的组合不规范。

审核后修改：应为 Tu Kang Ren Xiongxian Xibao Mianyiqiudanbai。

点评：应注意语言的规范性。

案例 2

> 药品名称的汉语拼音为 saikexiaozuo

存在问题：该汉语拼音名称第一个字母没有大写。

审核后修改：应为 Saikexiaozuo。

点评：注意语言的规范性。

案例 3

> 标签中为 Amoxilin Fensan Pian。

存在问题：标签与标准的药品名称汉语拼音不一致。

审核后修改：标准和标签中皆应为 Amoxilin Fensanpian。

点评：应注意语言的规范性。

16.2.2　成分

案例 4

> 说明书中的【成分】，"本品主要成分：每瓶含 25mg 兔抗人胸腺细胞免疫球蛋白。辅料：甘氨酸、氯化钠、甘露醇。兔抗人胸腺细胞免疫球蛋白是从经人胸腺细胞免疫的家兔体内提取的经巴氏消毒提纯制成的免疫球蛋白，为多克隆抗体，即为多种抗体的混合物，可结合不同的抗原决定簇。"
>
> 然而，标签中的【成分】，"白色冻干粉：兔抗人胸腺免疫球蛋白 5mg/mL、甘氨酸 50mg、氯化钠 10mg、甘露醇 50mg，不含防腐剂。"

存在问题：①标签内容超出说明书，标签标明了各组分的含量，而说明书没有。②性状描述，标签与说明书不一致，说明书中的【性状】为"本品为白色疏松体粉剂。"

审核后修改：按照说明书的内容进行修订。

点评：标签显示成分的信息应与说明书内容一致。

案例 5

> 说明书中的【规格】，"①20mg；②40mg（以帕瑞昔布计）。"然而，标签中的【成分】，"每瓶含帕瑞昔布 20mg，相当于帕瑞昔布钠 21.18mg。"

存在问题：成分含量表达方式，标签与说明书不一致。

审核后修改：按照说明书的内容进行修订。

点评：标签显示成分的信息应与说明书内容一致。

16.2.3 性状

性状描述，标签与说明书或标准不一致，甚至三者各异。

案例 6

> 说明书中的【性状】，"本品为混悬颗粒；味甜。"然而，标签中的【性状】，"本品为类白色或微黄色混悬颗粒：味甜。"

存在问题：标签描述了颗粒的颜色；而说明书没有；标签内容超出了说明书。

审核后修改：按照说明书的内容进行修订。

点评：标签显示性状的信息应与说明书内容一致。

案例 7

> 说明书中的【性状】，"本品为白色或类白色冻干块状物。"但是，标签中的【性状】，"本品为白色至类白色粉末。"

存在问题：标签描述为粉末；而说明书则为冻干块状物，颜色描述也不同。标签和说明书中，性状的描述不一致。

审核后修改：按照说明书的内容进行修订。

点评：标签显示性状的信息应与说明书内容一致。

案例 8

> 说明书中的【性状】，"本品为白色或类白色片或薄膜衣片，薄膜衣片除去包衣后，显白色或类白色片。"然而，标签中的【性状】，"本品为白色或类白色片。"

存在问题：标签描述为素片；而说明书描述为素片或薄膜衣片。标签和说明书描述不一致。

　　审核后修改：按照说明书的内容进行修订。

　　点评：标签显示性状的信息应与说明书内容一致。

案例 9

　　标准中的【性状】，"本品为橙黄色至棕橙色、澄清至伴有轻微乳光的黏稠液体。"但是，标签中的【性状】，"本品为橙黄色的液体、芳香、味甜。由于本品中含有橘子香精，故呈橘子味。"

　　存在问题：标签描述的颜色和液体物理性状等，均与标准不一致。

　　审核后修改：按照标准的内容进行修订。

　　点评：标签显示性状的信息应与标准内容一致。

案例 10

　　标准中的【性状】，"本品 5mg 片为粉红色双凸的方形薄膜衣片，一面刻有'GS'，另一面刻有'K2C'，除去包衣后显白色；10mg 片为深粉红色双凸的椭圆形薄膜衣片，一面刻有'GS'，另一面刻有'KE3'，除去包衣后显白色。"但是，标签中的【性状】，"5mg 片为粉红色方形片；10mg 片为深粉红色椭圆形片。"

　　存在问题：标签描述的性状与标准不同。标签描述的片形与标准不完全一致，标签没有描述包衣和片面刻字情况。

　　审核后修改：按照标准的内容进行修订。

　　点评：标签显示性状的信息应与标准内容一致。

案例 11

　　标准中的【性状】，"本品为蓝色椭圆形薄膜衣片，除去包衣后显黄色。"但是，说明书中的【性状】，"本品为蓝色椭圆形薄膜衣片，双面文字，一面为'OLZ'，另一面为'5'（代表规格 5mg）或'10'（代表规格 10mg）。"另外，标签中的【性状】，"本品为蓝色椭圆形薄膜衣片。"

存在问题：标签没有描述片面印字和片芯颜色。标准、说明书和标签三者内容不完全一致。

审核后修改：按照标准的内容进行修订。

点评：标签显示性状的信息应与标准内容一致。

案例 12

标准中的【性状】，"本品为硬胶囊，内容物为白色颗粒和粉末。"但是，说明书中的【性状】，"本品内容物为白色或类白色颗粒和粉末。"另外，标签中的【性状】，"本品内容物为白色或类白色颗粒和粉末。"

存在问题：标签和说明书描述的内容物、颜色与标准不一致。

审核后修改：按照标准的内容进行修订。

点评：标签显示性状的信息应与标准内容一致。

16.2.4 适应证

案例 13

说明书的【适应证】中，"当有理由确信，感染由下列产生 β-内酰胺酶的细菌引起的：上呼吸道感染（咽喉炎）因产生 β-内酰胺酶而对青霉素无效的……"但是，标签中的【适应证】，"上呼吸道感染和下呼吸道感染，详见说明书。"

存在问题：标签没有说明用于产生 β-内酰胺酶的细菌引起的感染，与说明书不一致。

审核后修改：按照说明书的内容进行修订。

点评：标签适应证的信息应与说明书内容一致。

案例 14

标签中的【适应证】，"适用于眼疲劳等眼部不适症状。"

存在问题：适应证不封顶，有扩大适应证倾向。

审核后修改：按照说明书的内容进行修订。

点评：标签适应证的信息应与说明书内容一致。

16.2.5　规格

案例 15

> 说明书中的【规格】，"按 $C_{20}H_{20}N_6O_7S_4$ 计算，（1）0.25g，（2）1.0g。"但是，标签中的【规格】，"1.0g（按 $C_{20}H_{18}N_6Na_2O_7S_4$ 计算）。"

　　存在问题：说明书的规格，是按头孢地嗪（$C_{20}H_{20}N_6O_7S_4$）计算的；而标签的规格，是以头孢地嗪钠（$C_{20}H_{18}N_6Na_2O_7S_4$）计算，规格的计算方法不同。
　　审核后修改：按照说明书的内容进行修订。
　　点评：标签规格的信息应与说明书内容一致。

16.2.6　用法用量

案例 16

> 说明书中的【用法用量】，"①精神分裂症：建议起始剂量为 10mg/d，每日一次，与进食无关。在精神分裂症的治疗过程中，可以根据患者的临床状态，调整日剂量为 5~20mg/d。②躁狂发作：单独用药时，起始剂量为每日 15mg；若合并治疗时，每日 10mg。"但是，标签中的【用法用量】，"口服，每日 1 次，饭前或饭后服均可，一般起始剂量 5~10mg/d，最终剂量：精神分裂症 5~20mg/d，躁狂症 10~15mg/d。详见说明书。"

　　存在问题：标签的用法用量，描述有误。①标签的一般起始剂量 5~10mg/d，没有涵盖说明书中躁狂发作的起始剂量，每日 15mg。②标签中最终剂量：躁狂症 10~15mg/d；但在说明书中，并未提及。
　　审核后修改：按照说明书的内容进行修订。
　　点评：标签用法用量的信息应与说明书内容一致。

案例 17

> 说明书中的【规格】，"（1）1.0mg；（2）2.0mg。"但是，标签的【用法用量】，"剂量因人而异，以个人血糖而定。推荐起始剂量为 0.5mg（半片），以后如需要，可每周或每 2 周做调整。接受其他口服降血糖药治疗的患者，

可直接转用本品治疗。其推荐起始剂量为1mg（1片）。推荐最大的单次剂量为4mg（4片），进餐时服用。但最大日剂量不应超过16mg（16片）。"

存在问题：标签的用法用量，描述不清。说明书中有两个规格；而在标签中，用1mg规格的片数表示用量，易于混淆，特别是在规格2mg的标签中。

审核后修改："……其推荐起始剂量为1mg。推荐最大的单次剂量为4mg，进餐时服用。但最大日剂量不应超过16mg。"

点评：应严谨地描述用法用量。

案例18

说明书中的【用法用量】，"静脉滴注。一次30mg（2支），临用前，加入适量生理盐水中稀释后，静脉滴注，30min内滴完，每日2次，14天为一个疗程。尽可能在发病后24h内，开始给药。"但是，标签中的【用法用量】，"每天早晚各一次，每次30mg，详见说明书。"

存在问题：标签的用法用量，描述不清。标签明确了给药时间早晚各一次，而说明书没有，标签内容超出说明书。

审核后修改：按照说明书的内容进行修订。

点评：标签的用法用量应与说明书一致。

16.2.7　不良反应

案例19

说明书中的【不良反应】，"最常见的不良反应为：嗜睡和疲惫，某些患者还可出现体质量增加（和/或伴有食欲增加）。这些反应常为一过性。"但是，标签中的【不良反应】，"最常见的不良反应（常属一过性）为：困倦和/或乏力（20%），某些患者还可出现体质量增加（和/或食欲增加）（11%）。其他内容详见说明书。"

存在问题：说明书中并无不良反应发生率；而标签中增加发生率，超出说明书内容。

审核后修改：按照说明书的内容进行修订。

点评：标签不良反应的信息应与说明书内容一致。

16.2.8　禁忌

案例 20

> 说明书中的【禁忌】，"①重度肾功能衰竭的患者（有致肾功能衰竭加重的可能）。②既往对本品有过敏史的患者。"但是，标签中的【禁忌】，"对本品任何成分过敏的患者禁用。"

存在问题：标签内容不完全。

审核后修改：对本品任何成分过敏的患者禁用。详见说明书。

点评：标签的信息应与说明书内容一致。如果标签的信息不能完全包括说明书的信息，则应加注"详见说明书"字样。

16.2.9　注意事项

案例 21

> 【适应证】中，"下列疾病及症状的镇痛、消炎：关节炎、肩周炎……外伤所致肿胀、疼痛。"但是，【注意事项】中，"勿用于受损的皮肤及黏膜。"

存在问题："受损"应为"破损"。用词不当，影响临床应用。

审核后修改："……勿用于破损的皮肤及黏膜。"

点评：应严谨措辞，避免影响临床应用。

16.2.10　贮藏

标签的内容与质量标准（或说明书）不一致，标签降低或增加贮藏条件较为常见。甚至 2 个文件中，内容完全不同。

案例 22

> 质量标准中的【贮藏】，"遮光，密封保存。"但是，标签中的【贮藏】，"遮光，密闭保存。"

存在问题：标签降低贮藏条件。"密闭"系指将容器密闭，以防止尘土及异物进入。而"密封"系指将容器密封以防止风化、吸潮、挥发或异物进入。

审核后修改：按照质量标准修订。

点评：标签的信息应与质量标准一致。

案例 23

　　说明书中的【贮藏】，"密闭保存。配制后的药液仅供单次使用，不得冷冻或冷藏。"但是，标签中的【贮藏】，"配制前的药物无特别的储藏上要求。配制后的药业不得冷冻或冷藏；配制后的药业仅供单次使用。"

存在问题：①标签的贮藏要求与说明书不完全一致。②标签中有错别字，"药液"误作"药业"。

审核后修改：按照说明书内容修订并将错别字进行修订。

点评：标签的信息应与说明书一致并应使用标准的语言。

案例 24

　　说明书中的【贮藏】，"阴凉（不超过20℃）密闭保存。"但是，标签中的【贮藏】，"阴凉（不超20℃）密闭保存。置于儿童不易触及之处。"

存在问题：说明书中【贮藏】和其他各项，都没有"置于儿童不易触及之处"的描述。标签的内容超出说明书。

审核后修改：按照说明书内容修订。

点评：标签的信息应与说明书一致。

案例 25

　　标准中的【贮藏】，"遮光，密封保存。"但是，标签中的【贮藏】，"在15～30℃温度下保存。"

存在问题：贮存条件，标签与标准完全不同。

审核后修改：按照标准内容修订。

点评：标签的信息应与标准一致。

案例 26

说明书中的【贮藏】，"遮光、密闭、常温（10～30℃）下保存。"但是，标签中的【贮藏】，"遮光、密闭、室温（10～30℃）下保存。"

存在问题：标签用语（室温）不规范。

审核后修改：按照说明书内容修订。

点评：标签上显示的信息应采用规范的语言。

16.2.11　包装

《化学药品和治疗用生物制品说明书规范细则》规定[4]，说明书该项应包括直接接触药品的包装材料和容器及包装规格，并按该顺序表述。

案例 27

说明书中的【包装】，"铝塑包装，10 粒/板×2 板/盒。"但是，标签中的【包装】，"铝塑板：10 粒/2 板/盒。"

存在问题：标签所要表达的盒中药品粒数，不清楚。

审核后修改：按照说明书内容修订。

点评：标签上显示的信息应与说明书内容一致。

案例 28

说明书的【包装】中，"药用 PVC/PVDC 硬片、铝箔包装；10 片/板×1 板/盒；药用 PVC/PVDC 硬片、铝箔包装；10 片/板×3 板/盒。"但是，标签中的【包装】，"药用 PVC 硬片、铝箔包装；10 片/板×1 板/盒；药用 PVC 硬片、铝箔包装；10 片/板×3 板/盒。"

存在问题： 标签描述的药用包装材料与说明书不一致。

审核后修改： 按照说明书内容修订。

点评： 标签上显示的信息应与说明书内容一致。

案例 29

> 说明书中的【包装】，"每瓶 15 毫升，聚酯瓶。"但是，标签中的【包装】，"塑料瓶装，24 瓶装。"

存在问题： 描述的药用包装材料，标签与说明书不一致。

审核后修改： 按照说明书内容修订。

点评： 标签上显示的信息应与说明书内容一致。

案例 30

> 批件中的【包装规格】，聚乙烯袋包装，每袋 25kg。但是，标签的【包装规格】中，"25kg/桶。"

存在问题： 标签中容器为"桶"；而批件中为"袋"，两者不同。

审核后修改： 按照批件内容修订。

点评： 标签上显示的信息应与批件内容一致。

16.3 我国和美国的相关法规与指导原则

16.3.1 我国的相关法规与指导原则

根据目前国家的有关法规，对药品包装标签的一些基本要求可概括如下：①标签由药品注册申请人提出（《药品注册管理办法》[5]，以下简称《办法》，第一百四十三条），药品注册申请人应当对药品标签的科学性、规范性与准确性负责（《办法》第一百四十三条）。②药审中心根据申报资料，对其中除企业信息外的内容，进行审核；在批准药品生产时，由国家药品监督管理局予以核准（《办法》第一百四十三条）。③药品注册申请人应当按照国家药品监督管理局规定的格式和要求，并根据核准的内容印制标签（《办法》第一百四十五条）。④药品的标签应当以说明书为依据，其内容不得超出说明书的范围，不得印有暗示疗效、误导使用和不适当宣传产品的文字和标识（《药品说明书和标签管理规定》[2]，以下简称《规定》，第三条）。⑤标签的文字表述应当科学、规范、准确（《规定》第五条）。药品注册申请人应遵循这些基本要求，根据药品说明书起草和撰写标签。

其中，2006 年颁布的《药品说明书和标签管理规定》[2]中对于药品的标签有比较全面的要求，具体如下：

第三章　药品的标签

第十六条　药品的标签是指药品包装上印有或者贴有的内容，分为内标签和纸盒外标签。药品内标签指直接接触药品的包装的标签，纸盒外标签指内标签以外的其他包装的标签。

第十七条　药品的内标签应当包含药品通用名称、适应证或者功能主治、规格、用法用量、生产日期、产品批号、有效期、生产企业等内容。

包装尺寸过小无法全部标明上述内容的，至少应当标注药品通用名称、规格、产品批号、有效期等内容。

第十八条　药品纸盒外标签应当注明药品通用名称、成分、性状、适应证或者功能主治、规格、用法用量、不良反应、禁忌、注意事项、贮藏、生产日期、产品批号、有效期、批准文号、生产企业等内容。适应证或者功能主治、用法用量、不良反应、禁忌、注意事项不能全部注明的，应当标出主要内容并注明"详见说明书"字样。

第十九条　用于运输、储藏的包装的标签，至少应当注明药品通用名称、规格、贮藏、生产日期、产品批号、有效期、批准文号、生产企业，也可以根据需要注明包装数量、运输注意事项或者其他标记等必要内容。

第二十条　原料药的标签应当注明药品名称、贮藏、生产日期、产品批号、有效期、执行标准、批准文号、生产企业，同时还需注明包装数量以及运输注意事项等必要内容。

第二十一条　同一药品生产企业生产的同一药品，药品规格和包装规格均相同的，其标签的内容、格式及颜色必须一致；药品规格或者包装规格不同的，其标签应当明显区别或者规格项明显标注。

同一药品生产企业生产的同一药品，分别按处方药与非处方药管理的，两者的包装颜色应当明显区别。

第二十二条　对贮藏有特殊要求的药品，应当在标签的醒目位置注明。

第二十三条　药品标签中的有效期应当按照年、月、日的顺序标注，年份用四位数字表示，月、日用两位数表示。其具体标注格式为"有效期至××××年××月"或者"有效期至××××年××月××日"；也可以用数字和其他符号表示为"有效期至××××.××."或者"有效期至××××/××/××"等。

预防用生物制品有效期的标注按照国家食品药品监督管理局批准的注册标准执行，治疗用生物制品有效期的标注自分装日期计算，其他药品有效期的标注自生产日期计算。

有效期若标注到日，应当为起算日期对应年月日的前一天，若标注到月，应当为起算月份对应年月的前一月。

16.3.2　美国的指导原则

FDA 于 2013 年 4 月发布了《为把用药错误降到最低，内标签和纸盒外标签设计考虑的安全性问题的指导原则（草案）》[1]。FDA 该指导原则阐述了容器标签和纸盒标识设计的基本原则：在药品标签和标识设计阶段应做用药错误的风险评估，重要的产品信息置于主展示面，标签要足够大，字体易读较大，文字与背景颜色对比清晰以及避免拥挤和视觉混乱等。也提出了对容器标签和纸盒标识的许多具体而详细的建议，如产品规格、给药途径、危险信息描述、单剂量泡罩包装、大容量注射剂、双面标签和标识以及产品的重要变更等[7]。

参考文献

[1] FDA. Guidance for industry—Safety considerations for container labels and carton labeling design to minimize medication errors [EB/OL]. (2013-04-23)[2019-12-09]. https://www.fda.gov/regulatory-information/search-fda-guidance-documents/safety-considerations-container-labels-and-carton-labeling-design-minimize-medication-errors.

[2] 国家食品药品监督管理局. 药品说明书和标签管理规定 [EB/OL]. (2006-03-15)[2019-12-09]. http://samr.cfda.gov.cn/WS01/CL1031/24522.html.

[3] 萧惠来. 化学药品和生物制品标签中 34 例典型问题案例探讨 [J]. 中国临床药理学杂志, 2011, (27) 1: 75-78.

［4］ 国家食品药品监督管理局 . 化学药品和治疗用生物制品说明书规范细则 ［EB/OL］.（2006-05-10）［2019-12-09］http：//www. cde. org. cn/policy. do？method＝view&id＝274.

［5］ 国家食品药品监督管理局 . 药品注册管理办法［EB/OL］.（2007-07-10）［2019-12-09］. http：//www. cde. org. cn/policy. do？method＝view&id＝308.

［6］ 萧惠来 . FDA 对处方药容器标签和纸盒标识的要求 ［J］. 现代药物与临床，2014，（29）1：86-91.

（高丽丽 王玉珠）

第 17 章

抗菌药说明书有关微生物学内容的撰写

抗菌药是临床最广泛应用的一类药物，涉及临床各科。这类药物说明书是指导临床合理用药的重要信息来源。2018 年 5 月国家药品监督管理局发布了《抗菌药物说明书撰写技术指导原则》[1]。本章依据该指导原则，介绍对这类药说明书核心内容——有关微生物学内容的撰写要求。

17.1　撰写要点

抗菌药说明书有关微生物学内容主要集中在说明书【药理毒理】的微生物学小项中，其次是在【适应证】项目中，在【药代动力学】项目中也有涉及。下面分别介绍对该 3 个项目中有关微生物学内容的撰写要求。

17.1.1　【药理毒理】项目中的微生物学小项

在抗菌药说明书的【药理毒理】项目中应设"微生物学"小项。该小项可包括作用机制；耐药机制；微生物表（即，抗菌谱和抗菌活性）；敏感性试验；与其他抗菌药的相互作用；其他等部分。其中前 4 部分是必备的。

（1）作用机制　应描述目前公认的该药抑制或杀灭微生物的抗菌作用机制。应在微生物的分子、亚细胞和细胞的不同水平阐述抗菌药抑制或杀灭微生物的机制（如，抑制细胞壁合成、溶解细胞膜、影响蛋白质合成等）。

（2）耐药机制　应描述最新的耐药机制研究，首先描述是否已有病原菌对药物出现耐药以及发现的研究，详述耐药机制、相关耐药基因以及交叉耐药的机制。若尚未发现耐药菌株可描述为尚未在体外、动物感染模型以及临床研究中发现耐药菌株。也需对已知的或观察到的诱导耐药的情况或机制、药物引起细菌耐药的突变频率进行描述。

（3）抗菌谱　列入抗菌谱的微生物应与说明书中认可的适应证有关。抗菌谱须按下列两部分分别描述。

① 体外试验和临床都被证实的敏感菌。在列出具体微生物之前，固定的描

述用语为"×××（药品通用名）在体外和在×××（适应证）项目所述的临床感染中，已显示对下列大多数分离病原菌有抗菌活性"。

这些敏感菌按下列类别分别列出。各类中微生物按其名称的首个字母顺序排列。

需氧菌：

革兰阳性菌：球菌、杆菌

革兰阴性菌：球菌、杆菌

厌氧菌：

革兰阳性菌：球菌、杆菌

革兰阴性菌：球菌、杆菌

其他微生物

② 只是体外试验表明为敏感菌，而没有得到临床证实。其描述的具体要求如上，但固定用语为"以下是体外获得的资料，但其临床意义尚不清楚。下列细菌至少90%显示，体外最小抑菌浓度低于或等于×××（药品通用名）敏感折点。然而，×××（药品通用名）在治疗这些细菌所致临床感染中的效果，尚未在充分的对照良好的临床试验中确定。"

列人该部分的每种（或属）微生物的敏感性试验应为近年来典型临床分离菌。这些分离菌的绝大多数（>75%），应来自全国有代表性地理区域的患者，但不一定是新药上市申请（new drug application，NDA）临床试验的特定患者。因微生物敏感性特点在世界各地可能有明显差别。如果申请人提交来自我国之外的微生物学资料，有责任证实其在我国人群微生物学数据。

在某些情况下，体外资料允许比较两种药物体外抗菌活性，但不允许比较或暗示不同药物临床可能的有效性。如果体外资料没有抗菌药已知人体药动学特点和没有药品临床经验的背景，仅使用体外资料，而不兼顾参考人体药动学特点和临床有效性资料，在多数情况下会被认为是误导。

（4）敏感性试验　抗菌药说明书中敏感性试验资料应包括敏感性试验方法、敏感性试验结果解释标准和质量控制。

① 敏感性试验方法。应包括稀释法和纸片扩散法，具体参见《抗菌药物临床试验技术指导原则》《抗菌药物折点研究技术指导原则》[2]等。

② 敏感性试验结果解释标准。敏感性试验解释标准通常应以表17-1形式表示。

表 17-1　×××（药品通用名称）的敏感性试验解释标准

病原菌	最小抑菌浓度/(μg/mL)			扩散法的纸片直径/mm		
	S	SDD/I	R	S	SDD/I	R
病原菌 1	<×	×~×	>×	>×	×~×	<×
病原菌 2	<×	×~×	>×	>×	×~×	<×
……		……			……	

S—敏感（susceptible）；SDD—剂量依赖性敏感（susceptible-dose dependent）；I—中介（intermediate）；R—耐药（resistant）。

药敏报告"敏感"表示当一种细菌引起的感染，用某种药物常规剂量治疗有效，抗菌药在感染部位达到有效抑制或杀灭病原菌生长所需的浓度。报告"剂量依赖性敏感"，临床应提高给药方案，如更高剂量和/或更频繁给药，以达到临床疗效，但临床应考虑使用最大的允许剂量。报告"中介"，细菌引起的感染仅在应用高剂量抗菌药物时有效，或者细菌处于体内抗菌药物浓缩的部位或体液（如尿、胆汁、肠腔等）中时才被抑制，这种细菌对该药仅呈中度敏感。报告"耐药"表示抗菌药在感染部位浓度不可能抑制病原菌生长，应选择其他治疗方法。如果因为没有耐药微生物资料，而没有耐药标准，在说明书中应有下列描述："目前没有耐药分离菌株资料，不能定义除'敏感'外的类别。如果测出敏感外的 MIC，应将其提交给参考实验室，附加试验。"

③ 质量控制（quality control，QC）。标准敏感性试验方法要采用试验对照，质控和保证试验材料和试剂以及进行试验的个人技术的准确性和精确度。标准的药粉应提供表 17-2 的 MIC 值范围。扩散法使用×μg 的纸片，应达到表 17-2 的标准。

表 17-2　可接受的质量控制范围

QC	菌株最小抑菌浓度/(μg/mL)	扩散法的抑菌圈直径/mm
QC 菌株 1	×~×	×~×
QC 菌株 2	×~×	×~×
……	……	……

抗菌药品说明书敏感性试验资料的更新。抗菌药新药上市后，随着时间的延续，可获得有关细菌敏感性和治疗反应变化的资料。如果敏感性降低后，再使用过时的解释敏感性试验标准，指导治疗有感染指征的患者，可增加相关疗效或安全性不良事件的发生。为此，建议根据临床情况实时更新，并向 NMPA

提交药品说明书任何必要的变更。

17.1.2 适应证

抗菌药【适应证】项目包括适应证和使用限制两部分。其中抗菌药适应证的描述应包括感染性疾病及其敏感的病原菌，表述可如下：本品适用于治疗由对本品敏感的××××、××××和×××菌引起的×××病。例如"治疗由葡萄球菌属中金黄色葡萄球菌、链球菌属中肺炎链球菌和克雷伯菌属中肺炎克雷伯菌引起的社区获得性肺炎，同时应根据临床需要采取其他辅助治疗措施。如果已证明或怀疑是铜绿假单胞菌感染，建议联合应用抗假单胞菌 β-内酰胺类药物进行治疗"。对已获得我国批准的目标治疗的适应证逐一如此描述。

在选择或调整抗菌药物治疗方案时，应进行细菌培养和药敏试验以分离并鉴定感染病原菌，确定其对该抗菌药物的敏感性。如果没有这些试验的数据做参考，则应根据当地细菌耐药性和抗菌药物敏感性等流行病学情况进行经验性治疗。在获得以上药敏结果之前可以先使用该抗菌药物进行治疗，获得药敏结果后再选择进行针对性的病原治疗。

【适应证】项下的具体疾病，须有充分的、严格对照的临床试验数据支持，有效性数据必须充分和完整，不得含有或暗示本项不包括的适应证和应用。未进行临床试验的目标适应证一般不得纳入说明书【适应证】项（但炭疽感染等除外）。未经药品监管机构批准的适应证不得列入说明书。

抗菌药【适应证】应说明治疗（和/或预防）特定敏感微生物所致特定身体部位的感染。【适应证】过去采用宽泛的解释，例如下呼吸道或上呼吸道感染。而新近解释则较精细，例如，采用社区获得性肺炎或医院获得性肺炎。因为某些感染性疾病病理生理学并不相同，而且如果病理生理学或微生物学不同，不能把对一种疾病的有效性外推到另一种疾病。

对某一适应证应做下列具体说明：①如果该抗菌药物仅仅同主要治疗所用的抗菌药物联合用于该适应证，应说明需与哪种药物联合使用。②如果获得的证据仅仅支持用于较大人群的亚群（例如，疾病轻微的患者或特殊年龄组的患者）应予说明。③如果出于安全性考虑，保留某种药物用于特殊情况（例如，其他药物难以控制的病例），应予说明。④如果特殊试验（例如，微生物敏感性试验、特殊耐药现象的药物敏感性试验）对患者选择某药或监测是必要的，应明确这种试验。⑤如果有在长期用药之前必须满足的先决特殊条件（例如，患者在短期试验中对药物反应性的验证），应描述这种条件；或如果长期用药的适应证不同于短期使用的适应证，应描述每种用法用量的具体适应证。

抗菌药适应证项目除上述具体敏感菌引起的具体感染性疾病的描述外，还应包括使用限制的描述。例如，如果对批准年龄组以外的人群（如，年轻患者）的安全性或有效性担忧或不确定，则应列入对该人群的使用限制；如果应用限制或预期临床效益不确定，其同推荐的给药间隔、适当的治疗持续时间或任何剂量调整有关，应简要说明；如果适应证是根据替代终点批准的，应简洁说明有效性的局限性和任何预期临床效益的不确定性。

17.1.3　药代动力学

此项应简述总体的、有显著临床意义的抗菌药物原型药和其主要活性代谢产物或活性代谢产物的药动学特征以及药物特征，内容应包括单剂给药后药物暴露量、药物浓度达峰浓度及达峰时间、半衰期、分布容积、清除率等；多剂给药后稳态浓度及达稳态的时间、多剂的蓄积比例、代谢与原型药的暴露比例以及药动学变化。目前获得的测定的 PK 参数应当写在此项中。关于体内体外差异的信息，如果已知应当包含其中。药物是否受到多态酶或转运蛋白影响从而改变吸收、分布、代谢或排泄应该在相应的标题下陈述，如有药物基因组学相关内容可以在小标题中详细描述。

评价受试药人体临床药理学的研究和临床试验资料，根据可达到的暴露，可提供剂量选择和可能的活性抗菌谱资料。

感染时病原微生物可侵入各种解剖部位。这些解剖部位可作为不同药动学隔室存在，每种隔室有不同的抗菌药浓度。抗菌药以足够浓度和充分时间分布到感染部位，才能有效。药物对可能的感染是否有效取决于分布特点。因此，应注意描述药物分布特点。

某些抗菌药品，与蛋白质结合或谷浓度游离活性药不足时，可能无活性。因此，应描述人血浆蛋白和其他体液（例如，肺表面活性物质）对药品及其代谢物的体外和体内活性影响的特点。应评价人血浆蛋白和其他体液，对抗菌药品全部临床有关浓度范围的药品活性的影响。

同时陈述体外抗微生物活性和人体 PK 资料，可用于患者个体化用药指导。如果仅使用体外资料，而不兼顾参考人体 PK 特点、PK/PD 研究及临床有效性验证资料，在多数情况下会误导临床用药。

17.2 案例分析

国家药品监督管理局于 2018 年 5 月发布了《抗菌药说明书撰写技术指导原则》（以下简称《撰写技术指导原则》），这是我国第一份有关药品说明书要求的指导原则。该指导原则详细地说明了抗菌药说明书各个项目应包含的内容和撰写格式，为提高这类药品说明书的质量提供了保障。本节通过阿奇霉素片、注射用阿奇霉素、阿莫西林胶囊、头孢呋辛酯片说明书（简称"中文说明书"）4 个实例，以该指导原则为准绳，与美国食品药品管理局（FDA）核准的同品种药品说明书（简称"美国说明书"，直接从英文翻译过来）进行对比，分析我国抗菌药说明书存在的问题。期望对理解和落实该指导原则，起草或修订抗菌药说明书有帮助。下文的中、美两国药品说明书只是节选相关内容，而非全文。

案例 1 阿奇霉素片

（1）中文说明书

> **【适应证】**（注：原文为粗体字，下同）
>
> 本品适用于敏感细菌所引起的下列感染：
>
> 支气管炎、肺炎等下呼吸道感染；皮肤和软组织感染；急性中耳炎；鼻窦炎、咽炎、扁桃体炎等上呼吸道感染（青霉素是治疗化脓性链球菌咽炎的常用药，也是预防风湿热的常用药物。阿奇霉素可有效清除口咽部链球菌，但目前尚无阿奇霉素治疗和预防风湿热疗效的资料）。
>
> 阿奇霉素可用于男女性传播疾病中由沙眼衣原体所致的单纯性生殖器感染。阿奇霉素亦可用于由非多重耐药淋球菌所致的单纯性生殖器感染及由杜克嗜血杆菌引起的软下疳（需排除梅毒螺旋体的合并感染）。
>
> **【药理毒理】**
>
> *药理作用*
>
> 体外试验证明阿奇霉素对多种致病菌有效。包括：
>
> <u>革兰阳性需氧菌</u>：金黄色葡萄球菌、化脓性链球菌（A 组 β-溶血性链球菌）、肺炎链球菌、溶血性链球菌（草绿色链球菌组）、其他链球菌及白喉棒状杆菌。阿奇霉素对于耐红霉素的革兰阳性菌包括粪链球菌（肠球菌）以及

大多数耐甲氧西林的葡萄球菌菌株呈交叉耐药性。

革兰阴性需氧菌：流感嗜血杆菌、副流感嗜血杆菌、卡他莫拉菌、不动杆菌属、耶尔森菌属、嗜肺军团菌、百日咳杆菌、副百日咳杆菌、志贺菌属、巴斯德菌属、霍乱弧菌、副溶血性弧菌、类志贺毗邻单胞菌。对大肠杆菌、肠炎沙门菌、伤寒沙门菌、肠杆菌属、嗜水性气单胞菌属和克雷伯菌属的活性不尽相同，需进行敏感性试验。对变形杆菌属、沙雷菌属、摩根菌属和铜绿假单胞菌通常是耐药的。

厌氧菌：脆弱类杆菌、类杆菌属、产气荚膜杆菌、消化球菌属和消化链球菌属、坏死梭杆菌、痤疮丙酸杆菌。

性传播疾病微生物：沙眼衣原体、梅毒密螺旋体、淋球菌、杜克嗜血杆菌。

其他微生物：包柔螺旋体（Lyme 病原体）、肺炎衣原体、肺炎支原体、人型支原体、解脲支原体、弯曲菌属、单核细胞增多性李斯特菌。

与 HIV 感染相关的条件致病菌：乌-胞内分枝杆菌、卡氏肺孢菌和鼠弓形体。

敏感折点

推荐的阿奇霉素的 MIC 值（单位：$\mu g/mL$）的敏感折点为（NCCLS 的推荐标准）：

嗜血杆菌属：$S \leq 4$，没有关于耐药折点的推荐[*]

链球菌包括肺炎链球菌和化脓性链球菌：$S \leq 0.5$，$R \geq 2$

[*] 鉴于目前缺少耐药菌株的资料，故不能定义敏感以外的其他类型。如果菌株的 MIC 值不在敏感的范围内，应当送至参比实验室进行进一步的检测。

细菌的敏感性

特定菌株的获得性耐药的流行趋势可能是有地域性和时间差异的，当地耐药的信息是十分重要的，特别是对于严重感染的治疗。如果当地的耐药情况会使至少在一些感染中使用该药治疗产生顾虑，应当适时咨询专家的建议。

体外的敏感性数据并不总是和临床结果相一致。

通常敏感的菌株

革兰阳性需氧菌：金黄色葡萄球菌、无乳链球菌、链球菌（C 组、F 组和 G 组）和草绿色链球菌组。

<u>革兰阴性需氧菌</u>：百日咳杆菌、杜克雷嗜血杆菌、流感嗜血杆菌* $、副流感嗜血杆菌、嗜肺军团菌、卡他莫拉菌*和淋病奈瑟球菌。

其他：肺炎衣原体*、沙眼衣原体、肺炎支原体*和解脲支原体。

已报道有获得性耐药的菌株：

革兰阳性需氧菌：

肺炎链球菌*

化脓性链球菌*

注：阿奇霉素对于红霉素耐药的革兰阳性菌株有交叉耐药。

固有耐药的菌株：

肠杆菌科

假单胞菌属

* 对于该菌株的疗效已经在临床实验中证实。

$ 天然具有中介敏感性的菌株。

（2）美国说明书[3]

适应证（1）［注：（1）是美国药品说明书固有的编号，原文置于项目名称前，下同］

Zithromax（阿奇霉素）是一种大环内酯类抗菌药，用于治疗下列特定疾病中明确的微生物敏感菌株引起的轻、中度感染的患者。在这些指征中，推荐的成人和儿童患者群的治疗剂量和持续时间各不相同［见"用法用量"（2）］。

成人患者（1.1）

• 流感嗜血杆菌、卡他莫拉菌或肺炎链球菌引起的慢性支气管炎急性细菌加重。

• 流感嗜血杆菌、卡他莫拉菌或肺炎链球菌引起的急性细菌性鼻窦炎。

• 肺炎衣原体、流感嗜血杆菌、肺炎支原体或肺炎链球菌引起的适合口服治疗的社区获得性肺炎。

• 化脓性链球菌引起的咽炎或扁桃体炎作为不能用一线治疗方案个体的一线治疗替代方案。

• 金黄色葡萄球菌、化脓性链球菌或无乳链球引起的单纯性皮肤和皮肤软组织感染。

• 沙眼衣原体或淋病奈瑟菌引起的尿道炎和子宫颈炎。

• 杜克雷嗜血杆菌引起的男性生殖器溃疡性疾病（软下疳）。由于参与临床试验的妇女人数不多，Zithromax 治疗女性软下疳的疗效尚未确定。

儿科患者（1.2）［见"特殊人群用药"（8.4）和"临床研究"（14.2）］

• 流感嗜血杆菌、卡他莫拉菌、肺炎链球菌引起的急性中耳炎（＞6月龄）。

• 肺炎衣原体、流感嗜血杆菌、支原体肺炎或肺炎链球菌引起的社区获得性肺炎（＞6月龄）。

• 化脓性链球菌引起的咽炎/扁桃体炎（＞2 岁）作为不能使用一线治疗个体的一线治疗的替代方法。

使用限制（1.3）

Zithromax 不应该用于因中度至严重疾病或下列任何危险因素而被认为不适于口服治疗的肺炎患者：

• 囊性纤维化患者；

• 医院感染患者；

• 已知或疑似菌血症患者；

• 需要住院的患者；

• 老年或衰弱患者；

• 有严重潜在健康问题（可能损害他们对疾病的反应能力，包括免疫缺陷或功能性无脾）的患者。

应用（1.4）

为了减少耐药菌的产生，并保持 Zithromax 和其他抗菌药的有效性，Zithromax 应仅用于治疗经证实或高度怀疑由敏感菌引起的感染。当培养并获得敏感性资料时，应考虑选择或调整抗菌治疗。在缺乏这些数据的情况下，当地流行病学和敏感性模式可能有助于治疗的经验性选择。

药效学（12.2）

根据感染动物模型，阿奇霉素对某些病原菌（肺炎链球菌和金黄色葡萄球菌）的抗菌活性似乎与浓度-时间曲线下面积与最小抑菌浓度（AUC/MIC）的比值相关。阿奇霉素的临床试验尚未阐明，与临床和微生物治愈密切相关的主要药动学/药效学参数。

心脏电生理学

采用随机、安慰剂对照的平行试验，对 116 例健康受试者进行心脏电生理QTc 间期延长的研究，氯喹（1000mg）单用或与口服阿奇霉素（500mg、

1000mg、1500mg，每日 1 次）合用。与阿奇霉素合用可延长 QTc 间期，且呈剂量和浓度相关性。与单用纯氯喹相比，与 500mg、1000mg 和 1500mg 阿奇霉素合用的 QTcF 的最大均值（95％置信上限）增加，分别为 5ms（10ms）、7ms（12ms）和 9ms（14ms）。

微生物学（12.4）

抗菌活性

Zithromax 在体外和临床感染中对下列微生物大多数分离菌株都具有活性［见"适应证（1）"］。

革兰阳性菌

      金黄色葡萄球菌；

      无乳菌链球菌；

      肺炎链球菌；

      化脓链球菌。

革兰阴性菌

      杜克雷嗜血杆菌；

      流感嗜血杆菌；

      卡他莫拉菌；

      淋病奈瑟菌。

其他微生物

      肺炎衣原体；

      沙眼衣原体；

      肺炎支原体。

下列是获得的体外数据，但其临床意义尚不清楚。下列细菌至少 90％显示低于或等于阿奇霉素对相似属或菌群的分离菌株敏感折点的体外最小抑菌浓度（MIC）。然而，阿奇霉素治疗由这些细菌引起的临床感染的有效性，尚未在充分的良好对照的临床试验中确定。

革兰阳性菌

      β 溶血性链球菌（C 组、F 组、G 组）；

      草绿色链球菌。

革兰阴性菌

　　百日咳博德特菌；

　　嗜肺军团菌。

厌氧菌

　　二路普雷沃尔菌；

　　消化链球菌。

其他细菌

　　解脲支原体。

<u>敏感性试验方法</u>

　　如果有，临床微生物实验室应向医师提供当地医院和工作地区使用的抗菌药体外药敏试验结果的累积报告，作为描述医院和社区获得性病原体敏感性的定期报告。这些报告应有助于医生选择治疗用的抗菌药物。

　　稀释法

　　用定量方法确定抗菌药的 MIC。这些 MIC 提供细菌对抗菌化合物的敏感性的估计值。MIC 应该用标准试验方法 1、2、3、4［肉汤和（或）琼脂］测定。MIC 值应根据表 3 中提供的标准解释。

表 3　阿奇霉素敏感性试验解释标准

病原菌	最小抑菌浓度/(μg/mL)			圆纸片范围直径/mm		
	S	I	R	S	I	R
流感嗜血杆菌[a]	≤4	—	—	≥12		
金黄色葡萄球菌	≤2	4	≥8	≥18	14～17	≤13
链球菌,包括肺炎链球菌	≤0.5	1	≥2	≥18	14～17	≤13
卡他莫拉菌[a]	≤0.25	—	—	≥26	—	—

a 没有足够的信息确定中介或耐药的解释标准。

　　扩散法

　　要求测量抑菌圈直径的定量方法，也可以提供细菌对抗菌药敏感性的可重复的估计值。应该用标准方法 2、3、4 测定抑菌圈大小。本方法用 15μg 阿奇霉素浸渍圆纸片，检测细菌对阿奇霉素的敏感性。表 3（注：原说明书里编号为表 3）提供了圆纸片扩散折点。

　　敏感报告（S）表示，如果抗菌药在感染部位达到通常可达到的浓度，则该抗菌药可能抑制病原菌的生长。中介报告（I）表示，结果应该被认为是模棱两可，如果微生物对替代的、临床上可用的药物不完全敏感，则应重复测试。这一类别意味着，在药物生理浓缩的身体部位，或在药物可使用的高剂量情况下，临床可能适用。这一类别还提供了一个缓冲区，防止小的、没有控制的技术因素，造成解释的重大差异。耐药报告（R）表示，如果抗菌药在感染部位达到通常可达到的浓度，该抗菌药不太可能抑制病原菌的生长；应该选择其他治疗方法。

质量控制

标准的敏感性感试验方法要求，使用实验对照，监测和确保试验用品和试剂以及进行试验 1、2、3、4 的个人技术的准确性和精确度。标准的阿奇霉素粉，应提供下列表 4 中的 MIC 值范围。对于使用 $15\mu g$ 阿奇霉素圆纸片的扩散法，应达到表 4 所列的标准。

表4　可接受的敏感性试验质量控制范围

质量控制	最小抑菌浓度/(μg/mL)	圆纸片扩散范围直径/mm
金黄色葡萄球菌 ATCC* 25923	不适用	21～26
金黄色葡萄球菌 ATCC 29213	0.5～2	不适用
流感嗜血杆菌 ATCC 49247	1～4	13～21
肺炎链球菌 ATCC 49619	0.06～0.25	19～25
淋病奈瑟菌 ATCC 49226	0.25～1	不适用

* ATCC—美国菌种保藏中心。

对比讨论：

（1）【适应证】存在的问题

①《撰写技术指导原则》规定，适应证描述应包括感染性疾病和病原菌，即"本品适用于治疗由对本品敏感的××××、××××和××××菌引起的×××病。"阿奇霉素片的中文说明书不符合这一规定，仅笼统地描述"敏感细菌所引起的下列感染：支气管炎、肺炎等下呼吸道感染……"而美国说明书则符合这一规定。

②《撰写技术指导原则》规定"如果获得的证据仅仅支持用于较大人群的亚群（例如，疾病轻微的患者或特殊年龄组的患者）应予说明"。中文说明书

没有这种描述，而美国说明书则有"轻、中度感染的患者""＞6 月龄""＞2 岁"的描述。

③《撰写技术指导原则》规定，"在某些情况下有理由限制适应证，例如，建议药品不作为某种感染的一线治疗"应予描述。中文说明书没有这种描述，而美国说明书则有"作为不能用一线治疗方案个体的一线治疗替代方案"的描述。

④《撰写技术指导原则》规定，"该项应包括药物每一适应证的简要描述并简单说明主要限制。如置粗体圆点的形式展现这种资料。"中文说明书没有这种描述，而美国说明书则列有"使用限制"的专项描述。

⑤《撰写技术指导原则》有适用于各种抗菌药的下列描述，"在选择或调整抗菌药物治疗方案时，应进行细菌培养和药敏试验以分离并鉴定感染病原菌，确定其对该抗菌药物的敏感性。如果没有这些试验的数据做参考，则应根据当地细菌耐药性和抗菌药物敏感性等流行病学情况进行经验性治疗。在获得以上药敏结果之前可以先使用该抗菌药物进行治疗，获得药敏结果后再选择进行针对性的病原治疗。"中文说明书没有完整的这种描述，而美国说明书则有（见"适应证"项目的应用部分）。

（2）【药效学】存在的问题　《撰写技术指导原则》规定设【药效学】小项，并指出"药效学为对抗菌药物或其活性代谢产物与药物的有效性或相关的不良反应或毒性有关的任何生化生理和药理作用，包括对心脏的毒性。"中国的说明书缺少这部分内容，而美国说明书却有该小项内容，其中包括"心脏电生理学"的描述。

（3）抗菌谱存在的问题

①《撰写技术指导原则》规定，抗菌谱须按两部分分别描述具体见 17.1.1。

中文说明书没有完全遵循这种规定，而美国说明书基本符合这种规定。

②《撰写技术指导原则》规定，抗菌药说明书中应"提供抗菌药体外敏感性试验结果。敏感性试验资料应包括试验方法、敏感性试验结果解释标准和质量控制。"中文说明书没有提供这方面的完整资料，而美国说明书则较完善地提供了这方面的资料。

案例 2 注射用阿奇霉素

美国说明书[4]

药效学（12.2）（略）

心脏电生理学（略）

耐药性

阿奇霉素与红霉素有交叉耐药性。对阿奇霉素耐药最常见的机制是通过甲基化修饰 23S rRNA 靶点。核糖体修饰可能决定对其他大环内酯类、林可酰胺类和链阳菌素 B（MLS B 表型）的交叉耐药性。

对比讨论：中文说明书遗漏药效学和耐药性资料。《撰写技术指导原则》规定，在【药理毒理】项目中应设耐药机制小项，"此项应描述最新的耐药机制研究，首先描述是否已有病原菌对药物出现耐药以及发现的研究，详述耐药机制、相关耐药基因以及交叉耐药的机制。若尚未发现耐药菌株可描述为尚未在体外、动物感染模型以及临床研究中发现耐药菌株。也需对已知的或观察到的诱导耐药的情况或机制、药物引起细菌耐药的突变频率进行描述。"

案例 3 阿莫西林胶囊

（1）中文说明书

【药理毒理】 阿莫西林为青霉素类抗生素，对肺炎链球菌、溶血性链球菌等链球菌属、不产青霉素酶葡萄球菌、粪肠球菌等需氧革兰阳性球菌，大肠埃希菌、奇异变形杆菌、沙门菌属、流感嗜血杆菌、淋病奈瑟菌等需氧革兰阴性菌的不产 β-内酰胺酶菌株及幽门螺杆菌具有良好的抗菌活性。阿莫西林通过与细菌青霉素结合蛋白（PBP）结合，抑制细菌细胞壁合成而发挥杀菌作用，可使细菌迅速成为球状体而溶解、破裂。

（2）美国说明书[5]

临床药理学

微生物学：阿莫西林已被证明对下列微生物的大多数菌株具有活性，无论是在体外还是在临床感染中，如适应证和应用项目所述。

需氧革兰阳性微生物：

粪肠球菌；

葡萄球菌*（仅为 β-内酰胺酶阴性菌株）；

肺炎链球菌；

链球菌（仅 α-溶血性菌株和 β-溶血性菌株）。

* 对阿莫西林敏感但对甲氧西林/苯唑西林耐药的葡萄球菌应视为对阿莫西林耐药。

需氧革兰阴性菌：

大肠杆菌（仅 β-内酰胺酶阴性菌株）；

流感嗜血杆菌（仅 β-内酰胺酶阴性菌株）；

淋病奈瑟菌（仅 β-内酰胺酶阴性菌株）；

奇异变形杆菌（仅 β-内酰胺酶阴性菌株）。

螺杆菌：

幽门螺杆菌。

敏感性试验资料（略）

对比讨论：

①《撰写技术指导原则》要求，作用机制放在该项目的首位，而中文说明书却置于最后。

② 中文说明书抗菌谱没有明确抗菌活性是指体外，还是体外与体内都有活性，而美国说明书则有明确描述。

③ 中文说明书没有提供敏感性试验资料。而美国说明书有这种资料且非常详细。

案例 4　头孢呋辛酯片

（1）中文说明书

【**适应证**】　本品适用于治疗由敏感细菌引起的下列感染性疾病（头孢呋辛酯的敏感性存在差异，应该咨询可适用的地理、时间和当地敏感性数据，见【药理毒理】部分）。

1. 急性扁桃体炎、咽炎和急性细菌性鼻窦炎

由化脓性链球菌敏感菌株的轻至中度急性扁桃体炎、咽炎，以及由肺炎链球菌敏感菌株或流感嗜血杆菌（仅包括非产 β-内酰胺酶菌株）引起轻至中度急性细菌性上颌窦炎。

【药理毒理】（略）

（2）美国说明书[6]

适应证

咽炎/扁桃体炎（1.1）

Ceftin 片用于治疗由化脓性链球菌敏感菌株引起的成人和儿童（13 岁及以上）患者的轻-中度咽炎或扁桃体炎。

头孢呋辛酯口服混悬液用于治疗由化脓性链球菌敏感菌株引起的 3 个月至 12 岁的儿童患者的轻度至中度咽炎/扁桃体炎。

使用限制

临床试验未确定 Ceftin 预防风湿热的有效性。

- 在 12 项临床试验中，没有确定 Ceftin 预防风湿热的有效性。
- 临床试验尚未证实 Ceftin 治疗化脓性链球菌青霉素耐药株的有效性。

急性细菌性上颌窦炎（1.2）

Ceftin 片用于治疗由肺炎链球菌或流感嗜血杆菌（不产 β-内酰胺酶菌株）敏感株引起的成人和儿童患者（13 岁及以上）的轻到中度急性上颌窦炎。

Ceftin 口服悬液用于治疗由肺炎链球菌或流感嗜血杆菌（仅不产 β-内酰胺酶的）敏感株引起的 3 个月至 12 岁儿童患者轻度至中度急性上颌窦炎。

使用限制

Ceftin 在急性细菌性上颌窦炎患者，用于治疗由产 β-内酰胺酶的流感嗜血杆菌或卡他莫拉菌所致鼻窦感染的有效性尚未确定，因为临床试验中这些分离菌数量不足［见"临床研究（14.1）"］。

应用（1.10）

为减少耐药细菌的产生，维持 Ceftin 和其他抗菌药物的有效性，Ceftin 应仅用于治疗或预防经证实或高度怀疑由敏感细菌引起的感染。当获得培养和敏感性资料时，在选择或修改抗菌药物时应考虑这些结果。在缺乏这些数据的情况下，当地流行病学和敏感性模式可能有助于治疗的经验性选择。

微生物学（12.4）

耐药机制

头孢呋辛酯的耐药性主要是通过 β-内酰胺酶水解、青霉素结合蛋白（PBP）的改变、渗透性降低和细菌流出泵的存在。头孢呋辛酯的敏感性随地域和时间而变化，如果有，应查阅当地的敏感性数据。β-内酰胺酶阴性、耐氨苄西林（BLNAR）的流感嗜血杆菌分离株应被认为对头孢呋辛酯具有耐药性。

敏感性试验方法（略）

对比讨论：

（1）【适应证】存在的问题

① 中文说明书没有关于适用年龄组的描述，而美国说明书则有这种描述。

② 中文说明书没有关于使用限制的描述，而美国说明书则有这种专项描述。

（2）【药理毒理】存在的问题

① 中文说明书没有提供耐药机制的资料，而美国说明书则有。

② 中文说明书没有提供有关敏感性试验的资料，而美国说明书则有。

结语

抗菌药说明书【适应证】不符合《抗菌药说明书撰写技术指导原则》的主要表现有：适应证没有按照"本品适用于治疗由对本品敏感的×××、×××和×××菌引起的×××病"的规范描述；没有遵循"如果获得的证据仅仅支持用于较大人群的亚群（例如，疾病轻微的患者或特殊年龄组的患者）应予说明"的规定；没有遵循"在某些情况下有理由限制适应证，例如，建议药品不作为某种感染的一线治疗"应予描述的规定；遗漏使用限制的内容。

抗菌药说明书【药理毒理】不符合抗菌药说明书撰写技术指导原则的主要表现为：药效学项（包括电生理学）缺失；抗菌谱没有严格按照该指导原则规范的描述；敏感性试验方法和折点资料缺失；耐药机制资料缺失。建议抗菌药生产厂家认真学习和深刻理解《抗菌药说明书撰写技术指导原则》，根据该指导原则重新审视该指导原则发布前所制定的药品说明书，如有必要，予以修订；起草新说明书也应不折不扣地遵循该指导原则。期望本节揭示的实际问题对准确把握该指导原则要求有所启发，避免撰写说明书时犯类似的错误，并且有助于提高修订或起草抗菌药说明书的效率和质量，以更好地指导用药。

17.3 讨论

前面介绍了，我国 2018 年 5 月发布的《抗菌药物说明书撰写技术指导原则》对抗菌药说明书有关微生物学部分的要求并列举实例，说明不符合该指导原则要求的说明书的状况。希望对说明书起草和修订这部分内容有帮助。

近年来 FDA 发布了一系列有关说明书这部分撰写要求的指导原则，包括《供企业用全身用抗菌和抗真菌药物：NDA 和 ANDA 说明书敏感性试验解释标准指导原则》[7]《全身用抗菌药微生物数据—开发、分析和描述供企业用指导原则（草案）》[8]《开发抗菌药临床试验的一般考虑（草案）》[9]等。这些指导原则对起草和修订抗菌药说明书有关微生物学部分也有启示。这些指导原则多有中文介绍发表[10~12]，可查阅参考。

FDA 网站有关于微生物敏感性解释标准资料公布，在美国抗菌药说明书不必提供这部分具体内容，而可告知读者查阅 FDA 相关网站。期待我国药品监督管理部门不久将来也有类似的数据实时公布，满足用药者的需求并减轻药品生产许可持有人的负担。

参考文献

[1] 国家药品监督管理局. 抗菌药物说明书撰写技术指导原则 [EB/OL]. (2018-05-31)[2019-08-08]. http://cnda. cfda. gov. cn/WS04/CL2050/228234. html.

[2] 国家药品监督管理局. 抗菌药物折点研究技术指导原则 [EB/OL]. (2018-05-31)[2018-08-08]. http://www. cde. org. cn/zdyz. do? method＝largePage&id＝277.

[3] Pfizer Inc. Full prescribing information for ZITHROMAX [EB/OL]. (2017-03-30)[2019-08-08]. https://www. accessdata. fda. gov/drugsatfda＿docs/label/2017/050670s032，050710s046，050711s043，050784s030l bl. pdf.

[4] Pfizer Inc. ZITHROMAX（azithromycin）for IV infusiononly [EB/OL]. (2017-03-29)[2019-08-08]. https://www. accessdata. fda. gov/drugsatfda＿docs / label / 2017 / 050733s046lbl. pdf.

[5] West-ward Pharmaceutical Corp. AMOXICILLINamoxicillin capsule [EB/OL]. (2008-04-04)[2019-08-08]. https://dailymed. nlm. nih. gov / dailymed/drugInfo. cfm? setid＝de8990a6-f3b6-478f-acbe-eda961b6da4 b&audience＝consumer.

［6］　Glaxo Smith Kline. Fullprescribing information for CEFTIN［EB / OL］.（2017-10-13）［2019-08-08］. https：//
　　　www. accessdata. fda. gov/drugsatfda ＿ docs/label/2017/ 050605s050，050672s036lbl. pdf.

［7］　FDA. Systemic Antibacterial and Antifungal Drugs：Susceptibility Test Interpretive Criteria Labeling for
　　　NDAs and ANDAs Guidance forIndustry［EB/OL］.（2017-12-13）［2018-04-21］. https：//www. fda. gov/
　　　downloads/Drugs/GuidanceComplianceRegulatoryInformation/Guidances/UCM588747. pdf.

［8］　FDA. Guidance for Industry Microbiological Data for Systemic Antibacterial Drug Products — Develop-
　　　ment，Analysis，and Presentation（Draft）［EB/OL］.（2009-09-17）［2019-08-08］. http：//www. fda. gov/
　　　downloads/Drugs/GuidanceComplianceRegulatoryInformation/Guidances/UCM182288. pdf.

［9］　FDA. Guidance for Industry Developing Antimicrobial Drugs —General Considerations for Clinical Trials
　　　（Draft）［EB/OL］.（1998-07-22）［2019-08-08］. http：//www. fda. gov/downloads/Drugs/GuidanceCompli-
　　　anceRegulatoryInformation/Guidances/UCM070983. pdf.

［10］　孙昱，萧惠来. FDA 对全身用抗菌药说明书敏感性试验解释标准管理的新举措——互联网＋STIC
　　　［J］. 药物评价研究，2018，41（7）：1210-1214.

［11］　萧惠来. FDA 对全身用抗菌药微生物学研究和药品说明书的要求［J］. 药物评价研究，2017，40（2）：
　　　148-156.

［12］　萧惠来. FDA 对抗菌药说明书有关微生物学的要求［J］. 中国抗生素杂志，2014，39（11）：875-880.

（萧惠来）

第 18 章

缓释/长效阿片类镇痛药说明书的撰写

自 1987 年硫酸吗啡缓释片、1990 年芬太尼透皮贴剂及 1995 年羟考酮缓释片上市以来，疼痛控制的理念已经被广泛接受，特别是在癌痛领域。缓释/长效阿片类镇痛药物可使活性成分在 12 小时内维持需要的血药浓度，每天服用两次可控制疼痛，使患者不必经历 4～6 小时的疼痛-服药周期，可提高需长期使用药物控制疼痛的患者的生活质量。在早期的审评认知中，FDA 认为缓释制剂可降低滥用风险，因为缓释制剂中的活性成分缓慢释放、吸收，而不像即释制剂那样"快速冲击"导致易滥用。然而，盐酸羟考酮缓释片上市后，迅速使阿片类药物滥用成为焦点，从而引发了美国社会的"阿片危机"(opioid crisis)。美国为控制阿片类处方药物的滥用风险而开展的阿片类风险评估与管理计划（REMS）最初即是从缓释/长效制剂开始[1]；2014 年 FDA 公布了缓释/长效阿片类镇痛药物安全性信息更新要求[2,3]，强调了此类药物滥用、误用、成瘾的风险，对说明书警示语、适应证、用法用量、注意事项等多项内容的书写要求做了严格的限制。我国目前尚未针对缓释/长效阿片类镇痛药物说明书撰写提出具体技术要求，本章参考 FDA 的指南并结合我国此类药物说明书的现状，对缓释/长效阿片类镇痛药说明书的撰写提出建议。

18.1 撰写要点

本节对缓释/长效阿片类镇痛药说明书的"警示语"、【适应证】、【用法用量】、【注意事项】、【药物相互作用】和【孕妇及哺乳期妇女用药】6 个项目提出了撰写建议。

18.1.1 警示语

"警示语"部分应包括对药物的成瘾、滥用和误用，威胁生命的呼吸抑制，意外暴露，新生儿阿片类药物戒断综合征以及与酒精的相互作用的风险提示。各项均要求以具体药品名称标示其存在的风险，而非笼统概括为阿片类药物，强调可能接触到阿片类药品的人员的非医疗用途使用所面对的风险。具体包括：

（1）成瘾、滥用和误用　该药可使患者和其他用药者暴露于阿片类成瘾、滥用和误用的风险，导致过量和死亡。在处方前应评估每位患者的风险并且应定期监测患者的行为、状态的进展（见【注意事项】）。

（2）威胁生命的呼吸抑制　使用该药可出现严重的威胁生命或致命的呼吸抑制。应监测呼吸抑制，尤其在用药初期或剂量增加后。应告知患者吞服整个制剂（片剂或胶囊）；压碎、咀嚼或溶解制剂，可使药物迅速释放，从而导致威胁生命的过量药物吸收（见【注意事项】）。

（3）意外暴露　意外暴露于处方剂量，特别是儿童，可能导致致命的过量（见【注意事项】）。

（4）新生儿阿片类药物戒断综合征　对妊娠期间需要阿片类药物治疗的患者，要意识到她的婴儿可能发生需要治疗的新生儿阿片类药物戒断综合征。妊娠期间母亲长期使用，可导致威胁生命的新生儿戒断综合征，需要按照新生儿医学专家制定的方案处理（见【注意事项】）。

（5）与酒精的相互作用（只有与酒精有相互作用的产品，该小标题和文字才包括在"警示语"中）　告诉患者在服用本品时，勿饮用含酒精的饮料或使用含酒精的处方或非处方药。本品与酒精同服可导致本品血浆药物浓度升高和致命的药物过量（见【注意事项】）。

18.1.2　适应证

本品适用于严重疼痛的处理，这种疼痛需要每天、持续不断的长期阿片类药物治疗而不能选择替代治疗。

使用限制　因为阿片类药物有成瘾、滥用和误用的风险，即使在推荐剂量缓释阿片类药物制剂也有过量和死亡的较大风险，仅可用于替代治疗方案（如非阿片类镇痛药或速释阿片类药物）无效或不耐受的患者、或替代治疗不足以提供足够的疼痛治疗的情况。

本品不用作按需使用的（prn）镇痛药。

18.1.3　用法用量

18.1.3.1　初始给药

本品（制剂名称）必须每次用足够的水服用完整的制剂，确保放入口中后即刻整个吞服。压碎、咀嚼或溶解本制剂可导致无法控制的活性阿片类药物的快速释放并可导致过量或死亡（见【注意事项】）。

（1）本品作为首个阿片类镇痛药使用　每次×mg，每×小时 1 次，口服。

（2）非耐受阿片类镇痛药的患者使用　非耐受阿片类镇痛药的患者初始剂量是每次×mg，每×小时 1 次，口服。患者耐受阿片类药物的标准（以下药物按以下剂量使用持续 1 周或更长的时间）：吗啡，每天至少 60mg，口服；芬太尼透皮贴剂，每小时 25μg；羟考酮，每天 30mg，口服；氢吗啡酮，每天 8mg，口服；羟吗啡酮，每天 25mg，口服；或等效剂量镇痛作用的其他阿片类药物。非耐受阿片类镇痛药的患者使用更高的初始剂量可能引起致命的呼吸抑制。

（3）从其他口服阿片类药物转换为本品　在开始本品治疗时，应停用所有其他持续使用的阿片类药物。

（4）有换算数据的产品应包括下列资料　虽然口服和注射等值表易于获得，但不同阿片类药物及其产品相对效力在患者间变异很大。因此，低估患者 24h 口服活性阿片类药物的需要量、必要时提供解救药物（如即刻释放的阿片类药物）的方案要好于高估 24h 口服活性阿片类药物的需要量而处理不良反应的方案。在本品开放标记的剂量调整期间，患者从先前的阿片类药物转换为使用本品，可使用表 18-1 作为本品初始剂量的指南。使用表 18-1 资料时应考虑下列事项：这不是等效镇痛剂量表；该表的换算系数只用于用于从其他阿片药物换算为本品，而不能用于从本品换算为另一种阿片类药物，因为这样会导致高估新的阿片类药物的剂量并可能导致致命的过量。

（5）用表 18-1 计算估计的本品剂量　对使用单一阿片类药物的患者，应计算阿片类药物当前的每日总量，然后每日总剂量乘以换算系数，计算出近似的口服活性阿片类药物的每日剂量。如果分次给予每日总量，应紧接上面的句子立即给予说明（每日剂量应每 12h 各半）。对于服用一种以上阿片类药物的患者，计算每种阿片类药物近似的口服活性阿片类药物剂量并计算总量，获得大约总的活性阿片类药物每日剂量。如果每日总剂量分次给予，应紧接上面的句子立即说明（每日剂量应每 12h 各半）。对给予固定比例的阿片类药物/非阿片类复方镇痛药的患者，仅换算这些产品的阿片类药物组分。剂量总是四舍五入，

表 18-1　本品的换算系数

先前口服的阿片类药物	近似的口服转换系数
……	……

如果必要应提供本品规格。

从单一阿片类药物换算为某药的举例。

步骤 1：计算阿片类药物的每日总量（在这种情况下，列出以前阿片类药物的名称和剂量方案）以前的阿片类药物 X mg×每天次数：以前阿片类药物每日总剂量 Y mg。

步骤 2：根据现有阿片类药物每日总剂量，参照表 18-1 计算近似的口服活性阿片类药物的等效剂量：以前的阿片类药物每日总剂量（Y mg）×换算系数＝每日口服活性阿片类药物（x mg）。

步骤 3：计算每 m 小时给予的近似的本品初始剂量。四舍五入，如必要提供合适的本品制剂规格。每 m 小时 x mg 本品。应保证密切观察和频繁剂量调整，直至新阿片类药物疼痛处理稳定。在患者转换用本品后，应监测患者的阿片戒断体征和症状或过度镇静/毒性。对于以前服用换算表中未列出的产品的患者，则应说明：从其他阿片类药物转换或切换为本产品，从最低剂量开始调整。

（6）从美沙酮转换为本品　从美沙酮转换为其他阿片受体激动剂时，密切监测特别重要。美沙酮和其他阿片受体激动剂之间的换算比例可能在较宽的范围波动，这与美沙酮之前的暴露量有关。美沙酮半衰期长，在血浆中可蓄积。

如需提供任何其他产品的具体转换说明，应在此处添加。

18.1.3.2　剂量调整和维持治疗

单独剂量调整本品达到充分镇痛而不良反应最低的剂量。不断重复评估接受本品的患者，评价其疼痛控制和不良反应相对发生率的维持，以及动态监测成瘾、滥用或误用。在调整镇痛需要量期间（包括最初的剂量调整），处方者、医疗团队的其他成员、患者和护理人员或家属之间的频繁沟通是重要的。长期治疗过程中，应定期重复评估所需阿片类镇痛药的维持量。

如果能提供剂量调整方案的具体建议，可添加在此处（如每×小时增加×mg，每×～×天 1 次，使本品剂量达到充分镇痛的需要）。疼痛加重的患者可能需要增加本品剂量或可能需要使用即刻释放镇痛药的适当剂量作为急救。如果剂量稳定后疼痛加重，应在增加本品剂量之前，尝试确定疼痛加重的原因。

如果观察到不能接受的阿片类药物相关不良反应可降低剂量。应调整剂量，达到疼痛控制和阿片类药物相关不良反应之间的合理平衡。

18.1.4　注意事项

18.1.4.1　成瘾、滥用和误用

本品含有活性阿片类药物属于管制药品。作为阿片类药物，本品使用者面临成瘾、滥用和误用的风险。作为缓释产品，本品可在较长的一段时间释放阿片类药物，由于存在较大量的活性阿片类药物，过量和死亡风险就更大。虽然任意个体成瘾的风险未知，但在合理处方本品的患者以及非法获得该药物的人均可出现。成瘾可能发生在推荐的剂量以及该药被误用或滥用时。

处方本品前应评估每位患者的阿片类药物成瘾、滥用或误用风险，并监测所有接受本品的患者，这些行为或状态的进展。风险增加见于有滥用（包括药物或酒精成瘾或者滥用）或精神疾病（如重度抑郁症）个人或家族史的患者。然而，这些风险的可能性不应妨碍对任何患者合理处理疼痛的本品处方。可给风险增加的患者开处方。但是，如缓释阿片类药物制剂用于这些患者必须加强对本品风险和合理使用的指导，同时加强对成瘾、滥用和误用体征的监测。

通过压碎、咀嚼、鼻吸入或注射溶解的产品，滥用或误用可导致活性阿片类药物释放失去控制，并可导致过量和死亡（见【药物过量】）。

18.1.4.2　威胁生命的呼吸抑制

即使按照建议使用，也有缓释阿片类药物造成严重的、威胁生命的或致命的呼吸抑制的报告。使用阿片类药物所致呼吸抑制，若没有立即诊断和处理可导致呼吸骤停和死亡。呼吸抑制的处理可包括密切观察、支持治疗和阿片受体拮抗剂的使用，这取决于患者的临床状态（见【药物过量】）。阿片类药物呼吸抑制所致二氧化碳（CO_2）潴留，可加重该药的镇静作用。

虽然严重的、威胁生命的或致命的呼吸抑制可发生在使用本品过程中的任何时间，但在治疗之初和增加剂量之后这种风险最大。在本品开始治疗和增加剂量后应密切监测患者呼吸抑制。为降低呼吸抑制的风险，本品合理的剂量和剂量调整至关重要（见【用法用量】）。患者从另一种阿片类产品转换为本品时，高估本品剂量可导致致命的首剂过量。

本品意外服用，甚至一次给药，尤其是儿童，可导致活性阿片类药物的呼吸抑制和死亡。

18.1.4.3　新生儿阿片类药物戒断综合征

妊娠期需要阿片类药物治疗的患者，应知道婴儿可能需要新生儿阿片类药

物戒断综合征的治疗。妊娠期母亲长时间使用本品，可导致新生儿戒断体征。新生儿戒断综合征与成人阿片类戒断综合征不同，可能威胁生命并需要根据儿科专家制定的方案处理。

新生儿阿片类药物戒断综合征表现为烦躁、活动过度和异常睡眠模式，高声哭叫、震颤、呕吐、腹泻和增重不足。新生儿阿片类药物戒断综合征发作、持续时间和严重程度取决于使用的具体阿片类药物、用药持续时间、母亲最后用药时间和数量以及新生儿药物消除速率。

18.1.4.4　与中枢神经系统抑制药的相互作用

本节仅包括与酒精相互作用的产品。在本品治疗期间，患者不得饮用含酒精的饮料或服用含酒精的处方或非处方药品。酒精与本品同服可导致活性阿片类药物血药浓度升高和潜在致命的药物过量（见【药理毒理】）。

如果本品与酒精或其他中枢神经系统（CNS）抑制药（镇静药、抗焦虑药、催眠药、抗精神病药、其他阿片类药物）合用的结果可产生低血压、深度镇静、昏迷、呼吸抑制和死亡。

服用 CNS 抑制药的患者使用本品时，应评估 CNS 抑制药使用持续时间和患者反应，包括发展到 CNS 抑制的耐受程度。此外，应评价患者使用酒精或引起 CNS 抑制的违禁药品。如果决定开始使用本品，本品用量为每次×mg，每×小时 1 次，应监测患者的镇静和呼吸抑制体征并考虑合用的 CNS 抑制药使用低剂量（见【药物相互作用】）。

18.1.4.5　老年人、恶病质和虚弱患者用药

老年人、恶病质或虚弱的患者更易发生威胁生命的呼吸抑制，因为与较年轻或较健康的患者相比，他们的药动学和清除率可能有改变。应密切监测这类患者，特别是当开始使用、剂量调整以及与抑制呼吸的其他药物合用时（见【注意事项】）。

18.1.5　药物相互作用

18.1.5.1　酒精（与酒精相互作用的产品包括在本小节内）

酒精与本品同时使用可导致活性阿片类药物血药浓度升高和致命的过量。应指导患者在本品治疗期间不要同饮酒精饮料或同服含酒精的处方药或者非处方药（见【药理毒理】）。

18.1.5.2　中枢神经系统抑制药

本品与其他中枢神经系统抑制药，包括镇静药、催眠药、安定药、全身麻醉药、吩噻嗪类药物、其他阿片类药物以及酒精同时使用，可增加呼吸抑制、深度镇静、昏迷和死亡的风险。接受 CNS 抑制药和本品的患者应监测呼吸抑制、镇静和低血压。当考虑与上述任何药物联合治疗时应减少一种或两种药物的剂量（见【用法用量】和【注意事项】）。

18.1.5.3　影响细胞色素 P450 同工酶的药物（本小项仅包括对细胞色素 P450 同工酶有影响的产品）

（1）CYP 3A4 和 CYP 2D6 抑制剂　因为 CYP3A4 同工酶在活性阿片类药物代谢中起重要作用，抑制 CYP3A4 活性的药物可使活性阿片类药物清除减少，这可能导致活性阿片类药物血药浓度升高和效应增强或延长。如果与 CYP 2D6 和 CYP 3A4 抑制剂同时使用，这些作用可更加明显。如果有必要与本品合用，应频繁监测患者呼吸抑制和镇静效应并考虑调整剂量，直至达到稳定的药物效应（见【药理毒理】）。

（2）CYP 3A4 诱导剂　CYP 3A4 诱导剂可以诱导活性阿片类药物的代谢，因此可使该类药清除减少，这可能导致活性阿片类药物血药浓度降低、疗效减弱，在对活性阿片类药物已产生生理依赖性的患者还可发生戒断综合征。如果有必要与本品合用，应监测阿片类药物戒断体征并考虑调整剂量，直至达到稳定的药物效应（见【药理毒理】）。

18.1.6　孕妇及哺乳期妇女用药

孕妇在妊娠期间长期使用阿片类镇痛药可导致新生儿戒断综合征（见【注意事项】）。

在孕妇没有足够和良好对照的研究。只有当可能的效益超过对胎儿可能的风险时，才在妊娠期使用本品。接下来是具体药物的非临床资料。

建议本节参照 FDA 供企业用的《人用药品和生物制品说明书妊娠、哺乳期和生殖潜能的内容和形式指导原则》的要求撰写。

18.2　案例分析

在格式方面，我国对阿片类镇痛药物说明书的要求与一般药物相同，均需按照《药品说明书和标签管理规定》的要求撰写。我国目前尚未出台针对缓释/长效阿片类镇痛药物涉及安全有效各项内容撰写要求的技术要求，因而此类药物的说明书随申请人对品种的认识不同差异较大，某些安全性信息在说明书中哪些具体的项下进行描述往往不统一，因而造成一些共性要求往往不能完整地在说明书中体现。本节以硫酸吗啡缓释片中文说明书[4]（下面简称"中文说明书"）与 FDA 核准的 MS Contin®[5]（一种硫酸吗啡缓释片）说明书（下面简称"美国说明书"）对比，对我国这类说明书的起草或修订提出建议。

18.2.1 中文说明书应设"警示语"项

在中文说明书无"警示语"项。而美国说明书有如下"黑框警告"。

警告 成瘾、滥用和误用；风险评估和缓解策略（REMS）；危及生命的呼吸抑制；意外摄入；新生儿阿片类药物戒断综合征；以及与苯二氮䓬类或其他中枢神经系统抑制药合用的风险。

成瘾、滥用和误用

MS Contin® 可使患者和其他用药者暴露于阿片成瘾、滥用和误用的风险，这可能导致用药过量和死亡。在处方 MS Contin 前评估每个患者的风险，并定期监测所有患者这些行为和状态的发展（见"警告和注意事项（5.1）"）。

阿片类镇痛药风险评估和降低策略（REMS）：

为了确保阿片类镇痛药的效益大于成瘾、滥用和误用的风险，美国食品药品管理局（FDA）要求这些产品的 REMS（见"警告和注意事项（5.2）"）。根据 REMS 的要求，被批准阿片类镇痛药产品的制药公司必须向医疗保健提供者，提供符合 REMS 的教育方案。特别鼓励医疗保健提供者：

- 完成符合 REMS 的教育方案；
- 每次处方时，均向患者或其护理者提供安全使用、严重风险、贮存和处置这些产品的建议；
- 向患者及其护理者强调阅读每次药师提供的用药指南的重要性；
- 考虑改善患者、家属和社区安全的其他方法。

威胁生命的呼吸抑制

使用 MS Contin® 可导致严重的、威胁生命的或致命的呼吸抑制。监测

呼吸抑制，特别是在开始使用 MS Contin® 或在剂量增加后。指导患者吞咽整片 MS Contin®；压碎、嚼碎或溶解 MS Contin® 片可导致快速释放和吸收可能致命剂量的吗啡（见"警告和注意事项（5.3）"）。

意外摄入

意外摄入甚至一剂 MS Contin®，尤其是儿童，可能导致吗啡过量致死（见"警告和注意事项（5.3）"）。

新生儿阿片类药物戒断综合征

怀孕期间长期使用 MS Contin® 可导致新生儿阿片类药物戒断综合征，如果没有被识别和治疗，可能危及生命并需要根据新生儿专家制定的方案处理。如果孕妇需要长时间使用阿片类药物，告知患者新生儿阿片类药物戒断综合征的风险，并确保提供适当的治疗（见"警告和注意事项（5.4）"）。

与苯二氮䓬类药物或其他中枢神经系统抑制药同时使用的风险

阿片类药物与苯二氮䓬类药物或其他中枢神经系统抑制药（包括乙醇）同时使用可能导致深度镇静、呼吸抑制、昏迷和死亡（见"警告和注意事项（5.5）""药物相互作用（7）"）。

- 保留 MS Contin® 和苯二氮䓬类药物或其他中枢神经系统抑制药的合用处方，用于替代治疗方案不足的患者；
- 将剂量和持续时间限制在最低要求；
- 跟踪患者呼吸抑制和镇静的体征和症状。

　　对比分析：中文说明书无"警示语"。而美国说明书"黑框警告"包括 6 项内容；表达形式醒目：题目用大写粗体；各项内容用粗体；各项小标题用粗体下划线。这一类药物说明书均应设"警示语"项。

18.2.2　中文说明书【适应证】应充分描述使用限制

（1）中文说明书

　　【适应证】　根据世界卫生组织提出的癌痛治疗三阶梯方案，吗啡是治疗重度癌痛的代表性药物。硫酸吗啡缓释片为强效镇痛药，主要适用于重度癌痛患者镇痛。

（2）美国说明书

适应证

MS Contin® 用于严重到需要每天、24 小时、长期的阿片类药物治疗而其替代治疗方案又不足的疼痛治疗。

使用限制

• 由于使用阿片类药物成瘾、滥用和误用的风险，甚至在推荐剂量，而且缓释阿片类药物制剂过量和死亡的风险更大见［"警告和注意事项（5.1）"］，保留 MS Contin® 用于替代治疗方案（例如，非阿片类镇痛药或速释阿片类药物）无效、不能耐受，或否则不足以提供足够疼痛管理的情况。

• MS Contin® 不用作按需（prn）的镇痛药。

对比分析：中文说明书该项未强调缓释片仅在替代治疗不足的情况下使用以及不作为按需使用这两种缓释阿片类药物的使用限制，在后续的【用法用量】、【注意事项】等项中均未作出必要的说明，对滥用的风险防控不足；而美国说明书则采用"使用限制"的方式强调了阿片类、缓释制剂的风险和控制措施。

18.2.3　中文说明书【用法用量】应描述更全面

（1）中文说明书　【用法用量】项原文为"本品必须整片吞服，不可掰开或嚼碎。成人每隔 12 小时按时服用一次，用量应根据疼痛的严重程度、年龄及服用镇痛药史决定用药剂量，个体间可存在较大差异。最初应用本品者，宜从每 12 小时服用 X mg 开始，根据镇痛效果调整剂量，以及随时增加剂量，达到缓解疼痛的目的。"

（2）美国说明书　"用法用量"写作格式及内容要求参见 18.1.3 节。

对比分析：中文说明书仅对初始剂量做了要求，对剂量调整无明确方案，对于阿片类初始给药和患者和经由其他阿片类药物转换为本品的差异没有说明，也未提供转换的方案。

18.2.4　中文说明书【注意事项】应注意内容全面、格式清晰简明

中文说明书中【注意事项】对成瘾、滥用的描述为：

不经胃肠途径滥用口服药物有可能导致严重的不良反应，甚至致死。

长期使用患者会产生对药物的耐受性并需要逐渐提高服用剂量以控制疼痛。长期使用该产品可导致生理依赖性，而且当治疗突然停止时就会发生戒断综合征。当患者不再需要××××治疗时，最好逐渐减小用药剂量以防止戒断综合征的发生。

如其他强阿片激动剂一样，××××有滥用可能。××××可能被患有隐性或显性成瘾性的人寻求和滥用。在经过适当治疗的疼痛患者中，极少有对阿片类止痛剂产生心理依赖性的报道。然而，没有资料可用来确证慢性疼痛患者产生真实的心理依赖的发生率。有酒精和药物滥用史的患者使用本品要特别注意。

点评：对于最重要的注意事项——成瘾、滥用和误用，没有置于【注意事项】首位，以醒目标题集中描述，没有说明风险因素和防范措施。对于误用风险未加提示。对于"新生儿戒断综合征""与酒精合用风险"等在中文说明书中均无明确提示。

18.3　讨论

迄今为止，阿片类药物仍然是中、重度疼痛最重要的治疗药物。但是，此类药物也存在滥用、流弊的严峻风险。阿片类药物的监管是全球药品监管机构面对的共同问题。据报道，2013～2015 年，美国人均使用阿片类药物的时间为17.4 天，远高于其他发达国家。每天有 40 名美国人死于阿片类处方药物过量。在此背景下，FDA 对阿片类药物发布了一系列文件以规范阿片类药物的开发和使用，如：要求进行防滥用处方设计、针对缓释/长效和速释[6]阿片类药物要求开展风险评估与管理计划、公布说明书模板等。FDA 公开的阿片类药物的说明书模板强调了对误服、滥用、流弊的风险控制。

FDA 对缓释/长效阿片类镇痛药安全性资料更新的要求，对我国相应产品的生产企业更新说明书有直接参考价值，也应引起我国生产企业和监管部门的足够重视。我国阿片类处方药生产许可持有人应关注、借鉴美国的相关法规和指导原则，结合我国的经验，在起草和修订缓释/长效阿片类镇痛药说明书时，要充分收集国内外信息，特别是公认的信息，重要信息不能遗漏。要特别注意："警示语"与患者的用药安全甚至生命密切相关不能缺失。【适应证】描述要注意精准，不能丢失"使用限制"，以免扩大适应证。【用法用量】要尽可能满足实际需要。【注意事项】应与"警示语"相互呼应，警示语是重要的注意事项，应列在【注意事项】前列，说明书该两项目的小项先后次序应一致。【注意事项】内容应能指导用药者识别、预防和处理相应的不良反应。不能过于简单。

参考文献

［1］ FDA. Letter to ER/LA opioid application holders-ER/LA Opioid Analgesic Class Labeling Supplement Approval［S/OL］.（2014-04-16）［2014-05-02］. https：//www. fda. gov/media/86875/download.

［2］ 萧惠来. FDA 对阿片类镇痛药说明书的两则新要求［J］. 药物评价研究，2014，（37）4：289-294.

［3］ 王玉珠，萧惠来. FDA 对防滥用阿片类药物研究的要求［J］. 现代药物与临床，2004，（29）11：1311-1317.

［4］ Purdue Pharma LP. MS Contin Label［EB/OL］.（2019-10-07）［2019-12-25］. https：//www. accessdata. fda. gov/drugsatfda _ docs/label/2019/019516s055lbl. pdf.

［5］ FDA. Example IR opioid labeling template.（2016-03-22）［2019-12-25］. https：//www. fda. gov/media/96712/download.

［6］ FDA. New Safety Measures Announced for Immediate Release（IR）Opioids.（2018-09-18）［2019-12-25］. https：//www. fda. gov/drugs/information-drug-class/new-safety-measures-announced-immediate-release-ir-opioids.

（李　强）

第 19 章

复方激素类避孕药说明书的撰写

本章讨论的复方激素类避孕药（CHC）是指由雌激素和孕激素组成的女用避孕药。其中包括口服制剂（口服复方避孕药，COC）和非口服制剂（如，透皮制剂和阴道节育环等）。本章对这类药物的说明书提出撰写建议。

19.1 撰写要点

本节按照我国《化学药品和治疗用生物制品说明书规范细则》[1]规定的说明书项目，对主要项目依次逐项提出撰写建议。这些建议主要参考 FDA 发布的《复方激素类避孕药说明书指导原则》[2,3]，结合我国实际而提出的。

19.1.1 警示语

该项目应列入下列内容。

警告：吸烟和严重的心血管事件

吸烟增加使用复方激素类避孕药（CHC）所致严重心血管事件的风险。这种风险随着年龄（特别是 35 岁以上妇女）以及吸烟数量的增加而增加。为此，包括×××（药名）的 CHC 禁用于 35 岁以上并吸烟的妇女［见【禁忌】和【注意事项】］。

19.1.2 适应证

适应证可描述为"×××（药名）适用于具有生育潜能的妇女，防止妊娠"。

任何重要的使用限制应加在标题"使用限制"项下。如果临床试验中有将超过某一体重或体重指数（BMI）的妇女排除在外的纳入标准，应增加下列用语："使用限制：体重或体重指数超过 X 的妇女的有效性尚未评估。"

如果产品有多个适应证，则应使用小项编号（例如1、2）格式化该项目。下面提供针对具体次级适应证建议的用语。

- 痤疮：×××（药名）适用于选择使用复方激素类避孕药作为其避孕方法妇女的中度寻常痤疮。

- 经前焦虑性障碍（PMDD）：×××（药名）适用于治疗选择使用复方激素类避孕药作为避孕方法妇女的 PMDD 症状。当该适应证的使用时间超过临床试验时间时，应插入：×××（药名）的有效性尚未评估。使用限制：×××（药名）不适用于治疗经前期综合征（PMS）。

19.1.3　用法用量

可分为下列 4 个小项描述。

19.1.3.1　如何开始和服用

表 19-1 是以表格形式提供的这种资料的 COC 模板。具体产品应根据需要做适当修改。

表 19-1　给药方法说明

给药方式	给药方法
在最近没有使用激素类避孕药的妇女开始×××（药名） （第 1 天开始或周日开始的使用说明）	第 1 天开始 　在月经第 1 天服用第 1 片,而不考虑进餐 　每天在同一时间服用 1 次后续片剂 　如同第 1 个周期包装,在 1 周的同一天(即在服用最后 1 片后的第 2 天)开始每个后续的包装 周日开始 　在月经开始后的第 1 个周日服用第 1 片,而不考虑进餐 　每天在同一时间服用 1 次后续药片 　在产品使用的前 7 天使用额外的非激素避孕 　如同第 1 个周期包装,在 1 周的同一天(即,在服用最后 1 片的第 2 天),开始每后续的包装
从另一种避孕方法转换为 COC	开始×××（药名）： 在上 1 次 COC 新包装开始的那天
透皮贴片	计划下 1 次使用的那天
阴道环	计划下 1 次插入那天
注射剂	计划下 1 次注射的那天
子宫内避孕器	取出的当天
植入剂	取出的当天

19.1.3.2　剂量

告知患者每天同一时间口服一片。为了达到最大的避孕效果，患者必须按规定（按泡罩包装规定的顺序）服用×××（药名）（如果使用不同的分装，应根据需要予以修订）。如果漏服或错服，失败率可增加。对非口服 CHC 应酌情修订。应说明产品是否要用水服或与进食的关系（如果有关）。

19.1.3.3　漏服

指导患者处理漏服的剂量（如，尽快服用单次漏服的药）。

应提供处理漏服的剂量和需要备用避孕药具的具体说明。如表 19-2 所示，可能有所帮助，但具体建议应基于临床试验中使用的说明。

表 19-2　漏服说明

漏服情况	给药方法
如果在第 1、2、3 周漏服 1 片活性片	尽快服那一种药片。每天继续服用 1 片，直至服完那个包装
如果在第 1 或第 2 周漏服 2 片活性片	尽快服用 2 片漏服的药片，第二天服用 2 片活性片。每天继续服用 1 片，直到服完那个包装。如果患者在漏服药片后 7 天内发生性行为，则应使用备用的额外的非激素类避孕药具(如，避孕套和杀精剂)作为后援
如果第 3 周漏服 2 片活性片，或者在第 1、2 或 3 周连续漏服 3 片或更多的活性片	第 1 天开始：丢掉那包剩余部分，并在同一天开始新的 1 包。周日开始：继续每天服用 1 片，直到周日，然后丢掉那包剩余部分，并在同一天开始新的 1 包。**如果在漏服药片后 7 天内发生性行为，则应使用备用的额外的非激素类避孕药具(如，避孕套和杀精剂)**

非口服制剂则应根据需要修订。

19.1.3.4　对胃肠紊乱的建议

（本节仅供 COC 用。）

一般而言，此处提供的指导，应反映临床试验中给受试者的说明。

如果在服用×××（药名）后 X 小时内发生呕吐（如果该产品的药动学曲线显示吸收较快或较慢，则可将其个体化），患者就像漏服 1 片药一样，应继续服用。

19.1.4　不良反应

下列使用 CHC 的严重不良反应，在说明书的其他部分讨论：严重心血管事件（见"警示语"和【注意事项】）；血管事件（见【注意事项】）；肝病（见【注意事项】）。

19.1.4.1 临床试验经验

由于临床试验在广泛变化的条件下进行，因此在一种产品的临床试验中观察到的不良反应率不能直接与另一种产品的临床试验反应率比较，并且不能反映实际观察到的反应率。

临床试验经验：应提供以下内容：①常见不良反应；②导致停止研究的不良反应；③严重不良反应，按频率递减顺序排列在文字清单或多个表格中。应注意频率临界值并应适合安全数据库。在计算频率前应将可能代表相同现象的术语（如月经频率/量失调、恶心/呕吐）分类。

19.1.4.2 上市后经验

下列不良反应是在批准后使用×××（药名）时发现的。由于这些反应根据规模不确定的人群自愿报告，因此并不总是能可靠地估计其频率或确定与产品暴露的因果关系。

上市后经验：一般在说明书其他部分已描述的不良反应不应在本小项中重复。然而，如果严重的不良反应（如肺栓塞）应在 CHC 的类说明书中描述，并且在该产品临床试验中没有出现这类事件，但这些事件在产品上市后的环境中出现，那么这些上市后事件应该包括在这里。

19.1.5 禁忌

该项可做如下描述：

×××（药名）禁用于已知有下列情况的妇女：

① 动脉或静脉血栓性疾病的高风险。例如包括下列妇女：吸烟，如果超过 35 岁（见"警示语"和【注意事项】）；目前有深静脉血栓或肺栓塞或有其病史（见"警示语"和【注意事项】）；有脑血管病（见"警示语"和【注意事项】）；有冠心病（见"警示语"和【注意事项】）；有血栓形成性心瓣膜病或血栓形成性心律失常（如，亚急性细菌性心内膜炎合并瓣膜病或心房颤动）（见"警示语"和【注意事项】）；有遗传性或获得性高凝病（见"警示语"和【注意事项】）；有未控制的高血压或高血压伴血管疾病（见"警示语"和【注意事项】）；有糖尿病并且年龄超过 35 岁、糖尿病伴高血压或血管疾病或其他靶器官损害，或超过 20 年的糖尿病（见"警示语"和【注意事项】）；头痛伴有局灶性神经症状、有先兆的偏头痛或 35 岁以上有偏头痛（见"警示语"和【注意

事项】)。

② 现患有乳腺癌或其他雌激素或孕激素敏感癌或者曾有其病史。

③ 肝脏肿瘤、急性病毒性肝炎或严重的（失代偿的）肝硬化（见"警示语"和【注意事项】)。

④ 未确诊的异常子宫出血（见"警示语"和【注意事项】)。

⑤ 妊娠，因为没有理由在妊娠期间使用 CHC（见【孕妇及哺乳期妇女用药】)。

⑥ 对×××（药名）的任何成分过敏。（只有存在过敏反应的证据时，而不是假设担心的情况下；应加下列描述："观察到的反应包括……"）

19.1.6　注意事项

建议该项目包括下列 13 个小项。

19.1.6.1　血栓栓塞性疾病和其他血管病

①如果发生动脉或静脉血栓/血栓栓塞事件，应停用×××（药名）。②如果有不明原因的视力下降、眼球突出、复视、视盘水肿或视网膜血管病变，应停用×××（药名）并立即评估视网膜静脉血栓形成。③在长期固定期间，应停用×××（药名）。如果可行，至少在大手术或其他已知有增加血栓栓塞风险的手术前 4 周和手术后 2 周，停用×××（药名）。④非哺乳妇女，在分娩后 4 周内开始×××（药名）。产后第 3 周后发生产后血栓栓塞的风险降低，而在产后第 3 周后排卵的可能性增加。⑤在开始×××（药名）之前，评估任何过去的病史或血栓性或血栓栓塞性疾病的过去病史和家族史，并考虑其病史是否提示是遗传性或后天性高凝病。×××（药名）禁用于有高风险的动脉或静脉血栓性/血栓栓塞性疾病的妇女（见【禁忌】)。

（1）动脉事件　CHC 增加心血管事件和脑血管事件的风险，如心肌梗死和卒中。年龄较大妇女（>35 岁）、吸烟者和患有高血压、血脂异常、糖尿病或肥胖的女性患者的风险更大。

×××（药名）禁用于 35 岁以上吸烟妇女（见【禁忌】)。吸烟增加使用 CHC 所致严重心血管事件的风险。这种风险随着年龄（特别是 35 岁以上妇女）和吸烟数量的增加而增加。

（2）静脉事件　使用 CHC 可增加静脉血栓栓塞事件（VTE）的风险，如，深静脉血栓形成和肺栓塞。VTE 的危险因素包括吸烟、肥胖和 VTE 家族史，以及其他禁用 CHC 因素（见【禁忌】）。虽然与使用 CHC 相关的 VTE 风险增加是公认的，但在妊娠期间，尤其是产后期间，VTE 的比率更高。估计使用COC（或 CHC）妇女的 VTE 比率有下列两种方法：应根据该产品是 COC 还是非口服 CHC 采用适当的风险评估；或 COC 每 10000 妇女年 3～9 例，或非口服 CHC 每 10000 妇女年 3～12 例。

在使用 COC 的第一年，以及在中断四周或更长时间后重新开始激素避孕时，VTE 的风险最高。根据少数研究的结果，有一些证据表明，非口服产品也是如此。CHC 停用后，CHC 所致的血栓栓塞性疾病的风险逐渐消失。

对于长周期的 COC，如果年激素暴露量大于含有同样强度的雌激素和孕激素的常规每月 COC，则应提供说明。

19.1.6.2　肝病

（1）肝酶升高　×××（药名）禁用于急性病毒性肝炎或严重（失代偿性）肝硬化的妇女（见【禁忌】）。如果发生黄疸，应停用×××（药名）。急性肝功能检查异常可能需要停用 CHC，直到肝脏功能检查恢复正常，并要排除CHC 的原因。

（2）肝肿瘤　×××（药名）禁用于良性或恶性肝脏肿瘤的妇女（见【禁忌】）。CHC 增加肝腺瘤的风险。据估计其所致风险为 3.3/100000 例 CHC 使用者，肝腺瘤破裂可导致腹腔出血死亡。

研究表明，长期（＞8 年）CHC 使用者发生肝细胞癌的风险增加，CHC使用者肝癌的风险低于百万分之一。

19.1.6.3　高血压

×××（药名）禁用于没有控制的高血压或高血压伴血管疾病的妇女（见【禁忌】）。对于所有妇女（包括那些控制良好的高血压），如果血压明显升高，则应常规跟踪监测血压并停用×××（药名）。

已有报道，使用 CHC 的妇女血压升高，长期使用的老年妇女，更有可能出现这种升高。CHC 对血压的影响可能因 CHC 中孕激素的不同而异。

19.1.6.4　与年龄相关的因素

心血管疾病的风险和心血管疾病危险因素的发生率，随着年龄的增长而增加。某些情况，如，吸烟和无先兆的偏头痛（这不妨碍年轻妇女使用 CHC），禁用于超过 35 岁的妇女（见【禁忌】和【注意事项】）。应考虑是否存在可能增加心血管疾病或 VTE 风险的潜在风险因素（例如，高血压、糖尿病、血脂异常和肥胖），特别是在为超过 35 岁妇女开始用之前。

19.1.6.5　胆囊疾病

研究表明，CHC 使用者发生胆囊疾病的风险增加。使用 CHC 也可使现有的胆囊疾病恶化。

CHC 相关胆汁淤积既往史预示，随后使用 CHC 的风险增加。有妊娠相关胆汁淤积史的妇女，可增加与 CHC 相关的胆汁淤积症的风险。

19.1.6.6　对碳水化合物和脂质代谢不良影响

（1）高血糖症　×××（药名）禁用于超过 35 岁的糖尿病妇女、伴有高血压、肾病、视网膜病、神经病、其他血管疾病的糖尿病妇女或病程超过 20 年的糖尿病妇女（见【禁忌】）。×××（药名）可降低糖耐量。应仔细监测使用×××（药名）的糖尿病前期和糖尿病妇女。如果有对碳水化合物代谢影响的特定产品的信息，申请人应在此概述。

（2）血脂异常　对未控制的血脂异常妇女，应考虑替代避孕方法。×××（药名）可引起脂质的不良变化。如果有对脂质影响的具体产品的信息，申请人应在此概述。

高甘油三酯血症的妇女（或有其家族史），使用×××（药名）时，可有血清甘油三酯浓度升高。这可增加胰腺炎的风险。

19.1.6.7　头痛

×××（药名）禁用于有局灶性神经症状头痛或有先兆偏头痛的妇女以及超过 35 岁有先兆或无先兆的偏头痛妇女（见【禁忌】）。

如果使用×××（药名）的妇女出现复发、持续或严重的新的头痛，应评估病因，如果有提示，应停用×××（药名）。如果使用 CHC 期间偏头痛的频率或严重程度增加（这可能是脑血管事件的前兆），应考虑停用×××（药名）。

19.1.6.8　不规则出血和闭经

（1）不定期出血和点滴出血　使用×××（药名）的妇女可经历不定期（突破性或周期内）出血和点滴出血，特别是在使用的前三个月。不规则出血可随着时间的推移或通过更换不同的避孕药而被消除。如果出血持续或发生在以前规律的周期之后，应评估原因，如妊娠或恶性肿瘤。

［下列各节应概述来自特定产品临床试验的数据，这些试验描述出现不定期（突破性）出血、闭经频率和无定期（撤退）出血。应提供出血主诉所致停用的频率。建议提供如下用语。］

"根据×××（药名）的［数目］临床试验的受试者日记，则每28天周期不定期出血妇女［应给出按受测者百分比计算的频率范围］，［应酌情改为长周期产品］。由于月经失调而导致［占总样本量数］百分比的总数的受试者停用，包括［应指定首选项目］。"

（2）闭经和月经过少　使用×××（药名）的妇女可能无定期（撤退性）出血，即使她们没有妊娠。根据多达××（数目）周期的临床试验的受试者日记，×％女性经历无定期出血的周期。

如果未发生定期出血，应考虑怀孕的可能性。如果患者没有遵守规定的给药方案（漏服一两片活性药片，或比她应有的时间晚1天开始服用这些药片）［应根据多相方案或非口服制剂的需要而修改］，应考虑在第1个错过月经的时间怀孕的可能性并应采取适当的诊断措施。如果患者遵守了规定的给药方案，并错过两次连续月经，则可排除妊娠。［应根据需要对长周期产品和/或半衰期较短的产品予以修改。］

停用CHC后，可能会发生闭经或月经过少，特别是如果这些情况预先存在。

19.1.6.9　抑郁症

仔细观察有抑郁症史的妇女，如果抑郁症复发到严重程度，应停用×××（药名）。CHC与抑郁症发作或现有抑郁症恶化相关的数据是有限的。

19.1.6.10　子宫颈癌

一些研究表明，CHC与子宫颈癌或上皮内瘤变的风险增加有关。这些发现在多大程度上是由于性行为和其他因素的差异引起的，存在争议。

19.1.6.11　对结合球蛋白的影响

×××（药名）的雌激素组分可提高血清甲状腺素结合球蛋白、性激素结合球蛋白和皮质醇结合球蛋白的浓度，替代甲状腺激素或皮质醇治疗的剂量可能需要增加。

19.1.6.12　遗传性血管水肿

在遗传性血管水肿的妇女，外源性雌激素可诱发或加重血管水肿的症状。

19.1.6.13　黄褐斑

黄褐斑可能在使用×××（药名）时出现，尤其是有妊娠黄褐斑史的妇女。建议有黄褐斑病史的妇女，在使用［名称］期间，避免暴露于太阳或紫外线辐射下。

19.1.7　孕妇及哺乳期妇女用药

19.1.7.1　妊娠

（1）风险摘要　本项应概述人、动物和药理学数据，并说明数据来源。如果该产品含有新的孕激素或雌激素，申请人应提供，根据所有相关的人体数据、动物数据和药物的药理学，说明该药物不良发育结果风险的风险描述。如果没有人体数据，则必须在风险摘要中说明没有人体数据，并且不应包括人体数据项。如果进行了胚胎/胎儿研究，那么在此应该包括概述这些研究的语句，并且在"动物数据"项下有详细信息。如果没有进行研究，则应在风险摘要中做出说明，并且不应包括动物数据项。

如果该产品含有突出特点的孕激素和雌激素，则应使用下列类别语句：

×××（药名）禁用于妊娠，因为妊娠时没有理由使用 CHC。如果妊娠，应停用×××（药名）。流行病学研究和荟萃分析还没有发现，妊娠前或妊娠早期暴露于 CHC 后，生殖器官或非生殖器官出生缺陷（包括心脏异常和短肢缺陷）的风险增加。在××动物生殖研究中应概述结果。或说明没有评价胚胎/胎儿毒性的动物研究。

（2）数据

① 人体数据。申请者应说明有关不良发育结果、不良反应和其他不良影响的数据，包括关于数据来源、受试者人数、研究持续时间、暴露时间和数据局限性的信息。

② 动物数据。应在此报告胚胎/胎儿（第二段和第三段）的研究。如果没有进行研究，则不应列入这一标题。

19.1.7.2　哺乳期

（1）风险摘要　避孕激素和（或）代谢物出现在人乳中。应说明母乳中的浓度、实际或估计的婴儿剂量（如果有的话），以及对母乳喂养婴儿的影响。CHC 可减少母乳喂养妇女的乳量。这种减少可以在任何时候发生，然而一旦建立母乳喂养，则不太可能发生。在可能的情况下，建议哺乳妇女在停止母乳喂养之前，使用其他避孕方法。母乳喂养对发育和健康的益处应与母亲的临床需要×××（药名）以及因×××（药名）或潜在的母亲状况对母乳喂养儿童的任何潜在不良影响一并考虑。

（2）数据　如果有，应在此加入关于产后妇女母乳中该产品百分比的具体药理学数据。

19.1.8　儿童用药

×××（药名）的安全性和有效性在有生殖潜力的妇女中已经确立。此处应提供与 18 岁以下患者有关的独特的有效性或安全性信息。不适于月经初潮前使用×××（药名）。

19.1.9　老年用药

×××（药名）没有在绝经后妇女中研究过，并且不适用于这种人群。

19.1.10　药物相互作用

下面提供有关药物与 CHC 相互作用数据的资料。但几乎没有大多数药物相互作用可影响 CHC 临床效果的资料。然而，根据这些药物已知的药动学效应，应提出对避孕效果或安全性的任何潜在不良影响降到最低的临床策略。

应查阅所有同时使用药物的已批准的产品说明书，以获得与 CHC 相互作用或代谢酶或转运体系统改变的可能性的进一步信息。

如果没有对该产品进行研究，这一事实应该如下所示；下面所提供的一般类别说明书也应将其包括在内。

没有进行×××（药名）的药物-药物相互作用的研究。

19.1.10.1　其他药物对复方激素类避孕药的影响

（1）降低 CHC 血药浓度并可能降低 CHC 效应的物质　表 19-3 包括已证实与 CHC 有重要药物相互作用的物质。

表 19-3　与影响 CHC 的物质有关的重要药物相互作用

药物类别或名称	临床效应	预防或处理方法	实例
代谢酶诱导剂	同时使用 CHC 和代谢酶诱导剂可降低 CHC 中雌激素和/或孕激素的血药浓度［见"临床药理学"］。降低 CHC 雌激素和/或孕激素组分的暴露，可降低 CHC 的有效性，并可导致避孕失败或增加突破性出血	当 CHC 与酶诱导剂同时使用时，建议妇女使用替代避孕方法或备用方法。在停止酶诱导剂后 28 天内应继续备用避孕，以保持避孕可靠性	阿瑞吡坦、巴比妥类、波生坦、卡马西平、依法韦仑、非氨酯、灰黄霉素、奥卡西平、苯妥英、利福平、利法布丁、卢非酰胺、托吡酯、含有圣约翰草的产品①和某些蛋白酶抑制剂（见下文蛋白酶抑制剂）
考来维仑	同时使用 CHC 和考来维仑，显著减少炔雌醇的全身暴露［见"临床药理学"］。降低 CHC 雌激素组分的暴露，可降低避孕药效或导致突破性出血增加，这取决于 CHC 中乙炔雌二醇的强度	隔 4 小时或更长时间给药，以减轻这种药物的相互作用	

① 圣约翰草的诱导效力可因制备而有很大差异。

（2）增加 CHC 全身暴露的物质　阿托伐他汀或罗舒伐他汀与含有炔雌醇的 CHC 合用，可使炔雌醇全身暴露增加约 20%～25%。抗坏血酸和对乙酰氨基酚，可能通过抑制共轭作用而增加炔雌醇的全身暴露。CYP3A 抑制剂（如，伊曲康唑、伏立康唑、氟康唑、葡萄柚汁或酮康唑）可增加 CHC 中雌激素和（或）孕激素组分的全身暴露。

（3）人免疫缺陷病毒（HIV）/丙型肝炎病毒（HCV）蛋白酶抑制剂和非核苷类逆转录酶抑制剂　已注意到当 CHC 与一些 HIV 蛋白酶抑制剂［如，奈非那韦、利托那韦、达芦那韦/利托那韦、安普那韦/利托那韦（FOS）、洛匹那韦/利托那韦、利托那韦、替拉那韦/利托那韦］，一些 HCV 蛋白酶抑制剂（如，波西普韦和波普瑞韦）以及一些非核苷类逆转录酶抑制剂（如，奈韦拉平）合用时，雌激素和（或）孕激素的全身暴露显著减少。

相反，已注意到当 CHC 与某些其他 HIV 蛋白酶抑制剂（如，茚地那韦和阿扎那韦/利托那韦）以及其他非核苷逆转录酶抑制剂（如，依曲韦林）合用时，雌激素和/或孕激素全身暴露显著增加。

19.1.10.2　复方激素类避孕药对其他药物的影响

表 19-4 提供了与 CHC 合用药物的重要药物相互作用信息。

表 19-4　与 CHC 合用药物的重要药物相互作用信息

药品名称	临床效应	预防或处理
拉莫三嗪	CHC 与拉莫三嗪合用可显著降低诱导拉莫三嗪葡萄糖醛酸化所致的拉莫三嗪全身暴露(见【药理毒理】)。降低拉莫三嗪全身暴露,可降低对癫痫的控制	可能有必要调整剂量。请查阅批准的拉莫三嗪产品说明书
甲状腺激素替代疗法或皮质激替代疗法	CHC 与甲状腺激素替代疗法或皮质激素替代疗法合用,可增加甲状腺结合球蛋白和皮质醇结合球蛋白的全身暴露(见【注意事项】)	替代甲状腺激素或皮质醇治疗的剂量可能需要增加。在使用中,请查阅批准的产品说明书(见【注意事项】)

如果有,应在此加入关于该产品临床相关浓度对人 CYP 酶的影响的具体临床药理学数据。

19.1.10.3　对实验室检测的影响

CHC 的使用可能影响某些实验室检测的结果,如凝血因子、脂质、糖耐量和结合蛋白。

19.1.11　药物过量

没有 CHC 过量(包括儿童摄入)严重不良后果的报告。过量可导致妇女子宫出血和恶心。

如果有数据,则应加入与该标题有关的任何药动学或临床描述;此外,还应说明该产品过量时应监测什么。

19.1.12　临床试验

避孕药有效性按 1 年珀尔指数和 95％可信区间(点估计)报告。如果在不同地理区域进行研究,则全球和中国的珀尔指数均应列明。

在这种信息之前,应描述临床试验疗效数据库,包括总体暴露、人口统计学、试验设计,以及临床试验数据库中排除超激素避孕药禁忌证的使用。如果有,应在此提供停用该产品后恢复生育的资料。

如果有,应在此提供停用该产品后恢复生育的资料。

19.1.13　药理毒理

19.1.13.1　作用机制

CHC 主要通过抑制排卵防止妊娠。

如果研究确定该药防止妊娠的其他机制，则应在此说明其他机制。但不应包括未经检验的作用机制的推测性描述。

不应为了一些看法，而增加受体结合研究，除非这些看法事先已与有关部门达成共识，并得到临床研究数据的充分支持。

19.1.13.2　药效学

如果没有相关的药效学数据，该小项必须载有一份说明，表明缺乏这种资料。

19.1.13.3　毒理学

毒理学部分指与临床应用相关，有助于判断药物临床安全性的非临床毒理研究结果。其应当描述动物种属类型，给药方法（剂量、给药周期、给药途径）和主要毒性表现等重要信息并应包括这些在动研究中发现的对临床相关的建议。一般按以下顺序呈现毒理研究信息：遗传毒性、生殖毒性、幼龄动物毒性（若适用）、致癌性和其他毒性（若适用）。

19.1.14　药代动力学

应提供现有资料，包括下列小项：吸收（包括食物作用）、分布、消除（代谢、排泄）、特定人群（如，老年患者、儿科患者、种族或族群、肾功能不全患者、肝功能不全患者）和药物相互作用研究。

19.2　案例分析

本节以复方左炔诺孕酮片中国说明书[4]（下文简称"中文说明书"）与美国 Balcoltra 片说明书[5]（下文简称"美国说明书"）对比方式，分析我国复方激素类避孕药说明书存在的问题，目的是改进我国这类药说明书的起草和修订。复方左炔诺孕酮片的活性片为淡黄色，每片含左炔诺孕酮 0.15mg 和炔雌醇 0.03mg。其无活性片为淡粉色药片。Balcoltra 片的活性片为橙黄色，每片含左炔诺孕酮 0.10mg 和炔雌醇 0.02mg。其无活性片为蓝色。中、美该两复方活性成分及其比例相同，只是前者每片含量较后者多。下面按照中文说明书项目，依次分析各项存在的问题。

19.2.1 警示语

中文说明书没有"警示语"，而美国说明书则有下列"黑框警告"。

警告：吸烟和严重心血管事件

吸烟可增加口服避孕药（COC）合用的严重心血管事件的风险。这种风险随着年龄的增长和吸烟数量的增加而增加，特别是 35 岁以上的妇女。因此，COC 禁用于 35 岁以上吸烟的妇女（见【禁忌证（4)】)。

19.2.2 用法用量

中文说明书【用法用量】全文如下："在月经来潮的第一天，服用标有相同日期的淡黄色药片。如：月经来潮的第一天为星期三，则服用周三日期下的淡黄色药片。并按箭头方向每天服用一片。服完 21 片淡黄色药片后，再服用淡粉色药片。服完所有的淡黄、淡粉色药片（共 28 片），不管是否还在出血，第二天应开始服用新的一盒复方左炔诺孕酮片标有相应日期的淡黄色药片。如果按上述规定服用，从初次服药的第 14 天起就有避孕效果。最好在每天同一时间服用本品，如晚饭后或睡前服用。"

中文说明书只说明最近没有使用激素类避孕药的服用方法，而美国说明书除此之外，还说明从另一种避孕方法转换为本品的服用方法；漏服和胃肠紊乱的处理以及流产和产后的服用方法。

中文说明书【用法用量】与美国说明书的相比内容单一。

19.2.3 不良反应

中文说明书【不良反应】全文如下："1. 类早孕反应：表现为恶心、呕吐、困倦、头晕、食欲减退。2. 突破性出血（多发生在漏服药时，必要时可每晚加服炔雌醇 0.01mg），闭经。3. 精神压抑、头痛、疲乏、体重增加、面部色素沉着、乳腺囊性增生。4. 肝功能损害，或使肝良性腺瘤相对危险性增高。5. 35 岁以上的吸烟妇女，服用本品患缺血性心脏病危险性增加。6. 可能引起高血压。"

美国说明书将不良反应分为严重不良反应、临床试验发现的不良反应（分为常见不良反应、导致停止研究的不良反应并报告发生率）和上市后发现的不良反应。

中文说明书【不良反应】与美国说明书相比内容少而不详细。

19.2.4　禁忌

中文说明书【禁忌】全文如下："乳腺癌、生殖器官癌、阴道有不规则出血者、肝功能异常或近期有肝病或黄疸史、深部静脉血栓、脑血管意外、高血压、心血管疾病、糖尿病、高脂血症、精神抑郁症及 40 岁以上妇女。"

美国说明书囊括了"19.1.5　禁忌"所要求的内容。而中文说明书【禁忌】比美国说明书少而不严格。

19.2.5　注意事项

中文说明书【注意事项】全文如下："1. 对本品中任一成分过敏者禁用。2. 服药期间应定期体检，发现异常应及时停药就医。3. 下列情况应禁用：乳腺癌、生殖器官癌、肝功能异常或近期有肝病或黄疸史、深部静脉血栓病、脑血管意外、高血压、心血管病、糖尿病、高脂血病、精神抑郁症及 40 岁以上妇女。4. 出现下列症状时应停药：怀疑妊娠、血栓栓塞病、视觉障碍、高血压、肝功能异常、精神抑郁、缺血性心脏病等。5. 按规定方法服药，漏服药不仅可发生突破性出血，还可导致避孕失败。一旦发生漏服。除按常规服药外，应在 24 小时内加服一片。6. 哺乳期妇女应于产后半年开始服用。7. 如需生育，应停药并采取其他避孕措施，半年后再怀孕。8. 如服用过量或出现严重不良反应，应立即就医。9. 本品性状发生改变时禁止服用。10. 请将此药品放在儿童不能接触的地方。"

美国说明书除包括"19.1.6　注意事项"中的内容外，还增加了伴随丙型肝炎治疗的肝酶升高风险的注意事项。

中文说明书与美国说明书相比，【注意事项】项目少，如没有头痛、不规则出血和闭经、对结合球蛋白的影响等。

19.2.6　孕妇及哺乳期妇女用药

中文说明书该项目全文如下："哺乳期妇女应于产后半年开始服用。"

美国说明书该项目不仅包括哺乳期安全性信息，还有妊娠安全性信息。

中文说明书该项目与美国说明书相比，安全性信息少。

19.2.7 药物相互作用

中文说明书该项目全文如下："1. 可使避孕效果降低的药物：抗菌药，尤其是口服广谱抗菌药；药酶诱导剂，如利福平、苯巴比妥、苯妥英等，应避免同时服用。2. 本品影响其他药物的疗效，使其作用减弱的有抗高血压药、抗凝血药以及降血糖药。使其疗效增强的有三环类抗抑郁药。3. 如您正在服用其他药品。使用本品前请咨询医师或药师。"

美国说明书该项目不仅列举了可降低这类避孕药血药浓度的药物（并与中文说明书不尽相同，而且更多），还列举了增加其血药浓度的药物。同时也列举了对其他药物血药浓度的影响（但与中文说明书所列药物不同）。还指出对实验室检测的影响。

中文说明书该项目与美国说明书相比，信息量少。

19.2.8 药理毒理

中文说明书该项目全文如下："本品中的左炔诺孕酮能阻止孕卵着床，并使子宫颈黏液稠度增加，阻止精子穿透。炔雌醇能抑制促性腺激素分泌，从而抑制卵巢排卵。两种成分配伍，既增强避孕作用，又减少了不良反应。"

美国说明书该项目强调其作用机制主要是抑制排卵。

中文说明书该项目与美国说明书相比，没有强调主要作用机制是抑制排卵。

总之，中国复方左炔诺孕酮片说明书与美国 Balcoltra 片说明书对比表明，中文说明书信息量太少。从中文说明书仅有 1 页，而美国说明书正文多达 17 页，也可反映两者信息量的差别。尤其不能容忍的是中文说明书中 35 岁以上吸烟妇女禁用的"警示语"、【禁忌】及与此相关的【注意事项】重要信息的缺失。

19.3 讨论

上述左炔诺孕酮和炔雌醇的中、美复方激素类口服避孕药说明书的差距很有代表性。比如，复方醋酸甲地孕酮片、复方醋酸环丙孕酮片、复方甲地孕酮注射液和复方庚酸炔诺酮注射液等说明书[6]都有类似的问题。这样的说明书会造成使用不当，避孕失败和因不良反应而损害用药者的健康。

　　建议复方激素类避孕药上市许可持有人参考 FDA 指导原则和本章的建议，起草这类药物的说明书以及尽快收集信息、修订和完善已上市的这类药品的说明书。在起草和修订这类药物说明书时要特别注意：应将"复方激素类避孕药禁用于 35 岁以上吸烟妇女"列入"警示语"，因为使用这类药物可使这些妇女的严重心血管事件风险增加；【用法用量】应该内容丰富，可满足临床各种实际需求，而不仅限于常规用法；【不良反应】应尽可能多地搜集不良反应信息，并分为严重不良反应、临床试验发现的不良反应和上市后发现的不良反应，较详细地描述；【禁忌】不应少于本章所列的内容；【注意事项】不应少于本章所列举的 13 项，每项的描述不能只是一个小标题，而没有实质内容，尤其是重要的注意事项；【孕妇及哺乳期妇女用药】要参照 FDA《人用药品和生物制品说明书妊娠、哺乳期和生殖潜能的内容和形式指导原则》[7,8]的要求撰写；【药物相互作用】应包括其他药物对复方激素类避孕药的影响（降低和增加复方激素类避孕药血药浓度）、复方激素类避孕药对其他药物的影响以及对实验室检测的影响；【药理毒理】应强调主要作用机制是抑制排卵。

　　期望我国药政管理部门总结我国研究成果，结合国外经验，制定符合我国国情的复方激素类避孕药说明书指导原则，并加强这类药物说明书的监管，使这类药物说明书与对这类药物科学评价的进展保持一致，以便更好地保证这类药物安全有效地使用。

参考文献

[1]　国家食品药品监督管理局 . 化学药品和治疗用生物制品说明书规范细则 [EB/OL]. (2006-05-10)[2019-12-24]. http://www. cde. org. cn/policy. do? method＝view&id＝274.

[2]　FDA. Labeling for Combined Hormonal Contraceptives Guidance for Industry [EB/OL]. (2017-12-29) [2019-12-24]. https://www. fda. gov/downloads/Drugs/Guidance ComplianceRegulatoryInformation/ Guidances/UCM590673. pdf.

[3]　萧惠来 . FDA 对复方激素类避孕药说明书的要求 [J]. 药物评价研究，2018，41 (8)：1415-1424.

[4]　北京紫竹药业有限公司 . 复方左炔诺孕酮片说明书 [EB/OL]. [2019-12-24]. https://www. jianke. com/product/159678. html.

[5]　Neuvosyn Laboratories，LLC. Label for Balcoltra™ [EB/OL]. (2018-01-09)[2019-12-24]. https:// www. accessdata. fda. gov/drugsatfda _ docs/label/2018/208612s000lbl. pdf.

[6] 百度文库. 避孕药具说明书 [EB/OL]. (2012-07-20) [2019-12-24]. https://wenku. baidu. com/view/ bb737fc158f5f61fb73666a5. html.

[7] FDA. Content and Format of Labeling for Human Prescription Drug and Biological Products; Requirements for Pregnancy and Lactation Labeling [EB/OL]. (2014-12-04) [2019-12-24]. https://www. fda. gov/media/92565/download.

[8] 萧惠来. FDA 对处方药说明书妊娠、哺乳期和生殖潜能的新要求 [J]. 药物评价研究, 2015, 38 (2): 128-134.

（萧惠来）

第 20 章

生物类似药说明书的撰写

在原研生物药专利即将到期及降低社会医疗费用需求的双重驱动下，生物类似药近年来成为药品研发领域的热点。据报道，我国目前已批准一个生物类似药上市，7 个已提交上市申请，另有 20 余个产品处于临床Ⅲ期研究。随着生物类似药的不断上市，该类药品的说明书撰写要求也成为制药厂商和监管机构面临的紧迫问题。FDA 于 2018 年 7 月发布了《生物类似药说明书技术指导原则（供企业用）》，我国尚未出台针对生物类似药说明书撰写的技术指导文件。本章介绍美国对生物类似药说明书撰写的要求，以及国内外对此类药物研发、说明书撰写的一些要求，为我国的生物类似药说明书的撰写要求提供建议[1]。

20.1 撰写要点

相对于小分子，生物药的分子大而复杂，难以完全表征，对外部条件敏感，即使原研药，批间也可能存在差异。因此，生物类似药与小分子仿制药的评价逻辑存在显著的差异：大部分监管机构对于生物类似药的评价遵循整体证据的原则，采用逐步递进的方法证明其与所参照的生物药的相似性，进而合理推论该生物类似药与参照药具有相同的安全性和有效性。由于开发过程中所开展的临床研究的主要目的与仿制药不完全一致，生物类似药说明书中安全性、有效性内容撰写的要求与仿制药也有所差别。

20.1.1 一般原则

（1）应包含参照药说明书的相关数据和信息 生物类似药开发方案的目的是证明生物类似药与参照药之间的生物相似性，而不是独立地证实生物类似药的安全性和有效性。FDA 认为，证明生物相似性是指确定生物类似药和参照药之间在安全性、纯度和有效性方面无具备临床意义的差异。这样，FDA 可通过向医务人员提供所需的必要科学信息以及对参照药的安全性和有效性的观点，来帮助医务人员在生物类似药获得批准的使用范围内做出处方决定。因此，FDA 建议生物类似药说明书包含参照药说明书的相关数据和信息。

我国 CDE 对于生物类似药开发策略的理解与 FDA 基本一致，即："（生物）类似药研发的总体思路是以比对试验证明其与参照药的相似性为基础"。

（2）不应包括支持生物相似性的临床研究的描述或数据　一般来说，FDA 观点是为支持生物类似药注册所开展的临床研究的信息和数据，只有在必要时才应在说明书中描述，以告知医疗人员安全和有效的使用。这是因为这些研究一般并非为独立支持生物类似药的安全性或有效性而设计，通常不期望其促进对生物类似药安全性和有效性的理解。例如，这类为证明无临床意义的差异而进行的研究与独立证实有效性和安全性研究的临床终点通常不同，并且因此不能告知有关安全性和有效性的处方决定；患者群也可能不同，例如，可以是健康志愿者，或参照药未获批准的适应证和/或适用人群，或者尽管生物类似药的申请人不寻求使用许可，但充分的数据表明该人群或使用条件对检测产品之间的临床意义的差异足够敏感。我国 CDE 的观点与 FDA 基本一致，即生物类似药的说明书与原研药高度一致。

（3）不应包括独立地论证生物类似药安全性或有效性的研究资料　FDA 认为，由于一般不为支持独立地论证安全性或有效性，而设计支持证明生物相似性所进行的临床研究。为独立地支持安全性或有效性的研究，可能在药物说明书的背景下被误解，从而导致对生物类似药风险-效益的不正确理解。因此，生物类似药说明书不应包括独立地论证生物类似药安全性或有效性的研究资料。

（4）格式必须符合关于说明书的法规要求　FDA 要求生物类似药说明书应符合《医生说明书（PLR）规则》的内容和格式要求、妊娠和哺乳期说明书最终规则（PLLR）。

我国生物类似药的说明书的撰写格式也应符合《药品说明书和标签管理规定》要求。

20.1.2　具体项目的撰写建议

FDA 建议，参照药的相关数据和信息是否应纳入生物类似药说明书将取决于申请人是为生物类似药寻求参照药所有使用条件（如，适应证、给药方案）的许可，还是寻求少于参照药的所有使用条件。生物类似药说明书的一些项目，应与参照药说明书的相应文本相似，但不必与参照药说明书完全相同，并应反映安全和有效使用该生物类似药所需的现有信息。生物类似药和参照药说明书之间的某些差异可能是适当的。例如，符合 PLR 和/或 PLLR 的生物类似药说明书可能与参照药说明书不同，因为参照药说明书可能不需要符合生物类似药许可时的那些要求。此外，生物类似药说明书可包括涉及其安全有效的使用所必需的信息（包括给药方法、制剂、贮存或安全性信息）。这类信息可与参照药说明书不一致，因为它反映了生物类似药和参照药之间的差异。

20.1.2.1　产品名称

FDA 认为，为了准确传达信息，说明书中可能需要采用多种方法标识产品，何时使用通用名称或专利名称、商品名等应依据情况而定。生物类似药说明书所有文本，即使基于参照药的部分，都应仔细评估，以确定最合适的产品标识方法。

说明书中可以适当使用生物类似药的商品名。如果生物类似药没有商品名，或在药物成分项下，可使用生物类似药的通用名称。注意，此处通用名称的表达方法是 INN＋BQ（INN—国际非专利名，International Nonproprietary Name；BQ—生物识别码，Biological Qualifier）。

下列项可使用生物类似药商品名（在没有商品名称时使用其专利名称）：适应证和用途、用法用量、处方信息及规格/包装/贮存和处理。

在用于预防、监测、处理或降低风险的指令性描述和建议项中应使用商品名。如【不良反应】项中说明患者停用"×××（商品名）"——所述项目包括但不限于警示语、禁忌、注意事项以及药物相互作用。

当提及原料药时，应使用生物类似药的通用名称。

当在生物类似药说明书中描述来自参照药临床研究或数据时，应使用参照药的商品名。这些信息通常包括在不良反应（临床试验经验小节）和临床研究中，但不限于这些项目。

参照药的总体风险-效益评估信息与生物类似药密切相关。当参照药说明书中包含特别严重不良反应或其他风险时，即使候选的生物类似药并未报告过相同的风险，也应在说明书中描述该风险。这种情况下，可使用不带 BQ 后缀的核心名称＋产品（product），一般见于：警示语、禁忌、注意事项、不良反应（上市后经验小节）中。例如，在注意事项中，参照药说明书描述为"'商品名'治疗增加各种器官系统和部位严重感染的风险，可导致住院或死亡"，生物类似药说明书则描述为"'通用名'产品治疗增加各种器官系统和部位严重感染的风险，可导致住院或死亡。"

20.1.2.2 可互换性

FDA要求生物类似药与参照药具有生物相似性的描述应如下："［生物类似药的商品名称（生物类似药专利名称）］与［参照药的商品名称（参照药专利名称）］具有生物相似性*。"此星号为"生物相似性"一词的脚注符号。脚注应出现在要点部分的末尾（而在修订日期之上），其具体内容如下："*生物相似指的是，根据证明与FDA批准的生物制品（称为参照药）高度相似的数据批准的生物制品，并且生物类似药与参照药之间没有临床意义的差别。已证明［生物类似药商品称］的生物相似性，适用于完整处方资料中所描述的使用条件（如，适应证、给药方案）、规格、剂型和给药途径。"

我国首个批准的生物类似药（利妥昔单抗注射液）的说明书也有对"生物类似药"概念的描述。在核准日期项下增加一行说明"商品名B（通用名）是商品名A（通用名）的生物类似药[1]"，首页的脚注对生物类似药的概念进行了解释："1 生物类似药是指支持此生物制品获得上市批准的数据已证明该生物制品与国家药品监督管理局批准的参照药高度相似，并且没有临床意义上的差异。本品说明书与原研产品说明书保持一致"。

生物相似性的概念与可互换性之间存在一定差异，如拟在说明书中描述生物类似药与参照药之间具有可互换性（interchangeability），还需要更多的研究数据。FDA在2019年5月9日发布了供工业界参考的《关于生物类似药与参照药的可互换性的证据的考虑》[2]。在该指南中，FDA引述了"公共健康服务法案（PHS，Public Health Service Act）"第351（k）节对可互换性的要求：①与参照药生物相似；②在任意患者中可预期产生与参照药同样的临床结果；③对于需要使用超过一剂生物药的患者，生物类似药与参照药之间的替换或转换的安全性或疗效减退风险不超过持续使用参照药而不替换或转换的风险。即，生物产品可在不需处方参照药的医师干预的情况下替换参照药。该指南中，FDA对于证明可互换性的研究数据提出了较为具体的建议，如"转换研究"的终点、设计与分析、研究人群、适应证选择、给药方法以及数据外推的考虑等。

20.1.2.3 适应证

FDA建议生物类似药说明书的适应证应限定于其被许可的范围，并应与先前批准的参照药的资料一致，应包括参照药说明书中与生物类似药适应证相关的使用限制信息。

20.1.2.4　免疫原性

FDA 要求，治疗性蛋白质产品的免疫原性资料置于不良反应项下，小标题为免疫原性。为了帮助医疗人员理解该信息的意义，应在基于参照药说明书的免疫原性数据之前，列入下列或类似的描述，作为该小节的第一段："与所有治疗性蛋白质一样，本品可能有免疫原性。抗体形成的检测特别依赖于检测的敏感性和特异性。此外，在检测中所观察到的抗体（包括中和抗体）阳性检出率可能受数种因素影响，包括检测方法、样本处理、样本收集时间、合用药物以及潜在疾病。鉴于这些原因，在下述研究中抗体检出率与其他研究或其他［核心名称］产品比较可能产生误导。"

20.1.2.5　安全性信息

生物类似药说明书应纳入参照药说明书中与本品拟申请的适应证和用法用量相关的数据和信息。基于参照药的说明书文本不必与参照药说明书完全相同，但应反映安全和有效使用该生物类似药所需的现有信息。此外，生物类似药说明书可包括其特有的安全有效信息，如给药方法、制剂、贮存或安全性信息。这些信息可与参照药说明书的信息不同，因为它反映了生物类似药和参照药之间的差异。

当生物类似药申请获得少于参照药已批准的适应证、给药方案时，其说明书中可不包括参照药说明书所含的其未申请适应证或用法用量的相关信息。然而，在某些情况下，可能有必要包括有关该生物类似药未经许可的适应证的资料。例如，参照药说明书中的安全性资料与其产品的使用有关而非针对某一特别许可的适应证，或者当仅针对该生物类似药适应证的资料不易提取时。在撰写这些信息（可能受到影响的说明书的具体项目包括黑框警告、禁忌证、警告和注意事项、不良反应、药物相互作用及特殊人群用药）时应注意，内容不能暗示该生物类似药可用于其本身并未获得许可的、参照药说明书收载的适应证或使用人群。

例如，参照药说明书中【注意事项】以及【不良反应】项可能对其所有适应证的所有临床试验的事件汇总和分适应证/人群说明，如果生物类似药申请少于参照药的适应证，则参照药说明书所描述的汇总数据，应以非特定适应证的方式，列入生物类似药说明书中，而针对生物类似药未获批准的适应证的相关信息则应避免列入。

20.1.3 撰写注意事项[3~5]

20.1.3.1 产品名称

由于产品命名各国尚未形成统一的协调意见，为描述方便，先对我国和WHO、美国、欧洲生物药命名系统进行简略介绍。我国生物类似药的说明书在格式上与普通化学药品基本一致。

2014 年，WHO 发布了《生物识别码（BQ，Biological Qualifier）试点方案》，建议将四个随机字母编码的 BQ 用于包括原研生物药和生物类似药在内的所有生物物质，但明确 BQ 不是国际非专利名 INN 的一部分，目的是区分原研药与生物类似药及多个生物类似药之间相互区分。

FDA 于 2017 年 1 月发布了《生物制品通用名命名原则指南》，要求对于目前已获批和未来的生物类似药、新生物制品和相关产品的非专利名称后添加不具意义的可区分后缀，对于未添加 BQ 后缀的 INN 名称，又称为核心名称（core name）；欧盟则未强制要求生物类似药非专利名称与原研药 INN 予以区分[5]。

20.1.3.2 安全性、有效性信息的更新

在生物制品的生命周期中，可能需要修改说明书，以提供安全和有效使用所需的最新信息。

（1）扩大适应证或使用人群 FDA 认为，在下列情况下，生物类似药的持证商可关注在产品获得许可后寻求追加使用条件的许可，包括：生物类似药申请人最初获得的适应证和/或适用人群的范围少于参照药，拟增加参照药已被批准的其他适应证和/或适用人群范围；参照药在原使用条件基础上又获得了新的使用范围许可。FDA 建议，在以上两种情况下，生物类似药持证商可提交优先批准的、包含必要的数据和信息的补充资料以及修订的说明书草案。我国CDE 对于扩大适应证外推的观点为："参照药已在国内获批多个适应证的，如果候选药通过比对研究证实了与参照药临床相似，可以考虑外推至参照药的其他适应证。适应证外推需根据品种特点和相似性研究数据的充分性个案化考虑。外推的适应证，应当是临床相关的病理机制和/或有关受体相同，且作用

机理以及靶点相同的；临床比对试验中，选择了合适的适应证，并对外推适应证的安全性和免疫原性进行了充分的评估。申请人须提供充分的科学证据以支持适应证外推的申请。"

（2）安全性信息的更新　随着参照药和生物类似药更加广泛或在不同条件下使用，可能出现新的信息，包括新的风险信息或已知风险的新信息。FDA 要求生物类似药的持证商或生产商必须遵守有关不良反应记录、评价和报告的相关法规和技术指导原则的要求。当出现新的安全性信息需要对说明书进行修订时，持证商或生产商应当及时向药监部门提出修订说明书的补充申请。

20.2　案例分析

我国目前仅批准一个生物类似药上市，其撰写内容基本与 FDA 发布的技术指导原则的观点一致，格式和项目要求则符合我国说明书的通用格式要求。关于生物相似性说明是通过在核准日期项下增加一行进行说明，内容为："商品名 B（通用名）是商品名 A（通用名）的生物类似药[1]"，首页的脚注对生物类似药的概念进行了解释："生物类似药是指支持此生物制品获得上市批准的数据已证明该生物制品与国家药品监督管理局批准的参照药高度相似，并且没有临床意义上的差异。本品说明书与原研产品说明书保持一致"。在其【不良反应】、【临床试验】等项中，未纳入该生物类似物在国内开展的临床研究数据。

20.3　我国和欧美的相关法规与指导原则[6～8]

我国有作者对欧、美、日、加拿大和我国监管机构对生物类似物的说明书要求进行了汇总比较。

20.3.1　我国的相关技术要求

我国 2015 年 2 月发布了《生物类似药研发与评价技术指导原则（试行）》，其中对说明书要求为：

应符合国家相关规定的要求，原则上内容应与参照药相同，包括适应证、用法用量、安全性信息等。当批准的适应证少于参照药时，可省略相关信息。说明书中应描述候选药所开展的临床试验的关键数据。

2019 年 7 月 31 日，CDE 公开发布《生物类似药研发相关问题问与答》，其中对此类药物的说明书撰写做了如下要求：

生物类似药说明书的撰写应当以不影响临床使用和有利于上市后安全性监测为基本考虑。

目前，建议在说明书首页页眉添加，例如："类似药商品名（×××单抗）是参照药商品名（×××单抗）的生物类似药"；首页页脚添加生物类似药的定义："生物类似药是指支持此生物制品获得上市批准的数据已证明该生物制品与国家药品监督管理局批准的参照药高度相似，并且没有临床意义上的差异。本品说明书与原研产品说明书保持一致。"

生物类似药说明书中的临床试验数据应体现有效性和安全性，而不是体现相似性。生物类似药说明书中名称的使用需注意参照药商品名、类似药商品名与通用名的差别。在引用参照药临床研究数据时，建议使用参照药的通用名而非商品名。"

我国国家药典委 2018 年 11 月 21 日发布了《生物用品通用名称命名指南（上网公示稿）》，建议治疗性生物制品的通用名称原则上应采用 WHO INN，不再采用传统的机构/功能描述性通用名称。现阶段对国内上市的原研生物制品以及具有相同活性成分结构和相同作用机理的非原研生物制品，均采用相同的通用名称，在符合国家相关法规的前提下，可通过申请不同的商品名作为进一步区分；为指导临床用药，对于非原研生物制品（包括生物类似药）需要在说明书中注明与原研药进行相似性比较的研究情况以及药物替换风险的说明。由此可见，我国拟采用与欧盟相同的策略，即不在 INN 名后加 BQ，而是通过在生物类似药的说明书中给予说明的方式。

20.3.2 欧盟的法规与指导原则

欧盟对生物类似药说明书的处理方法与仿制药相同，即完全复制参照药的说明书，不包括与参照药相比的头对头临床研究数据。EMA 要求在 SmPC 的临床试验部分包含一条声明，指出产品是一种生物类似药。

20.3.3　美国的相关法规与指导原则

2018 年 7 月美国 FDA 颁布了《生物类似药说明书技术指导原则（供企业用）》[2]。一般来说，FDA 观点是生物类似药说明书不应包括支持证明生物相似性所进行的临床研究的描述或数据。FDA 建议生物类似药说明书包含参照药说明书的相关数据和信息并作适当修改。生物类似药的临床研究的信息和数据，只有在必要时才应在说明书中描述，以告知医疗人员安全和有效的使用。

FDA 对生物类似药的说明书的要求与其对该类药品评价的理解一致。生物类似药一般不为支持安全性或有效性进行独立研究，而是设计支持证明生物相似性而进行的临床研究。例如，为支持证明无临床意义的差异而进行的临床研究所使用的终点，可能与评价支持参照药许可的终点不同，并且因此不能获得支持有关安全性和有效性的处方决定的信息。同样，其患者群可不同于为支持确定参照药的安全性和有效性的临床试验的患者群。

20.4　结语

近年来，生物类似药的研发在我国成为热点，可以预期未来会有越来越多的生物类似药进入市场，该类药品的说明书撰写也将成为企业和监管机构共同面对的课题。借鉴欧洲、美国等生物类似药研究比较先进的地区或国家的经验，将对我国生物类似药的说明书有所裨益。

参考文献

[1]　孙昱，萧惠来. FDA 对生物类似药说明书的要求 [J]. 药物评价研究，2019，42（1）：18-22.

[2]　FDA. Considerations in Demonstrating Interchangeability with a Reference Product Guidance for Industry. (2017-01-17)[2019-05-10]. https://www.fda.gov/media/102592/download.

[3]　WHO. Biological Qualifier an INN Proposal [EB/OL]. (2015-10)[2019-05-10]. https://www.who.int/medicines/services/inn/WHO_INN_BQ_proposal_2015.pdf? ua=1.

[4]　FDA. Nonproprietary Naming of Biological Products：Update Guidance for Industry. (2017-01-12)[2019-05-10]. https://www.fda.gov/media/93218/download.

[5]　王冲，周耘，杨建红，等. 各国生物类似药命名原则的比对研究及完善我国生物类似药命名原则的建

议 [J]. 现代药物与临床. 2019，34（4），911-915.

[6] CDE. 生物类似药研发与评价技术指导原则（试行）. (2015-02-28)[2019-05-10]. http://www.cde. org. cn/zdyz. do? method＝largePage&id＝243.

[7] 陈宇，王海彬，余美，等. 各国生物类似药说明书管理的比对研究及完善我国生物类似药说明书管理的建议 [J]. 现代药物与临床. 2019，34（4），900-903.

[8] CDE. 生物类似药研发相关问题问与答.（2019-07-31）[2019-12-10]. http://www.cde. org. cn/news. do? method＝largeInfo&id＝314906.

（李 强 孙 昱）

致　谢

回顾这本书的编写和出版过程，深感艰难。幸得众多热心人的帮助和鼎力支持才得以完成。为此，我由衷地感谢为本书做出贡献的合作伙伴。

首先感谢我的老领导、原药审中心曹立亚主任，她自始至终热情支持、具体参与策划、组织本书的撰写与出版。

感谢中国医药质量管理协会黄志禄副会长为本书出版付出的心血与努力。

感谢中国中医药大学徐敢老师积极参与本书的筹备与具体编写工作。

感谢药审中心退休的程鲁榕、赵德恒老师，他们不仅一直鼓励我主编本书，而且参与了前期的筹备，提出了许多中肯的建议。

感谢药审中心所有年轻的编者，不辞辛苦地利用休息时间赶写书稿，不厌其烦地反复修改。尤其要感谢承担部分组稿和审稿工作的黄芳华、王玉珠二位老师。

感谢化学工业出版社的编辑对本书的精心修改和编辑，使其得以升华。

萧惠来

2020 年 7 月